Ulrike Bron & Gunnar Brand

Genuss trotz Verzicht

Lecker essen bei Lebensmittelunverträglichkeiten

100 %
RECYCLINGPAPIER

Ulrike **Gunnar**
BRON&BRAND

GENUSS TROTZ VERZICHT

Lecker essen bei Lebensmittelunverträglichkeiten

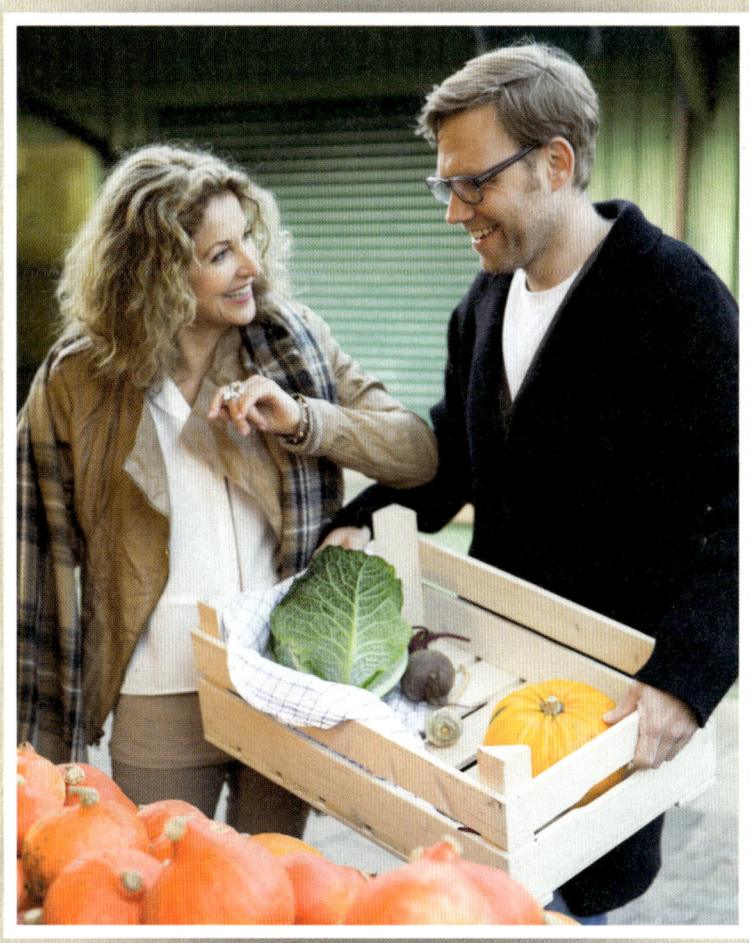

Mit 60
Rezepten

AURUM

Ulrike Bron & Gunnar Brand

Genuss trotz Verzicht

Lecker essen bei Lebensmittelunverträglichkeiten

© AURUM in J. Kamphausen Mediengruppe GmbH, Bielefeld

ISBN 978-3-89901-969-8

Lektorat: Anne Petersen
Fotos: Lina Loos | www.loos-gehts.de,
Lutz Geißler (Seite 73, 75, 77),
ingimage.com (Seite 16, 26, 27, 28, 37, 39)
Gestaltung: Kerstin Fiebig | www.ad-department.de
Druck & Verarbeitung: Westermann Druck, Zwickau

www.weltinnenraum.de

1. Auflage 2015

Bibliografische Information der Deutschen Nationalbibliothek:
Die Deutsche Nationalbibliothek verzeichnet diese Publikation in der Deutschen Nationalbibliografie;
detaillierte bibliografische Daten sind im Internet über http://dnb.d-nb.de abrufbar.

Dieses Buch wurde auf 100 % Altpapier gedruckt und ist alterungsbeständig.
Weitere Informationen hierzu finden Sie unter www.weltinnenraum.de.

Für Sigrid

Inhaltsverzeichnis

Vorwort 9

Theorieteil
Einleitung 12
Allergie und Unverträglichkeit 14
Die Auslass- bzw. Rotationsdiät 15
Die Ernährungsbausteine und ihr Platz in der Rotationsdiät 18
Was im Verlauf der Rotationsdiät wichtig ist 20
Lebensmittelgruppen im Hinblick auf Nahrungsmittelunverträglichkeit ... 22
Der Darm – Organ mit Tiefgang 42
Symptome und Beschwerden im Zusammenhang mit Nahrungsmittelunverträglichkeiten ... 45
The Dirty Dozen und ein Plädoyer für Bio 52

Praxisteil
Einleitung 55

Frühstück
Süße Hirse mit Datteln und Cashew 58
Milchreis mit Obst 60
Rührei Sisman 62
Haferbrei mit Mango und Hafer-Crunchies 64
Joghurtgenuss mit Beeren 66
Pancakes al gusto 68
Brotvielfalt 70
Glutenfreies Brot 72
Roggenbrot 74
Dinkel-Kartoffelbrot 76

Aufstrich & Pesto
Kürbisaufstrich 80
Exotischer Linsenaufstrich 82
Auberginencreme 83
Rote Beete Aufstrich 84
Basilikum- und Rucolapesto 86
Hummus 88
Kalt gerührte Beerenmarmelade 90
Carob-Erdmandel-Aufstrich 92
Maroni-Aufstrich 94

Suppen
Kokos–Süßkartoffel-Suppe mit Einlage 98
Gemüse-Linsensuppe 100
Kräftige Hühnerbrühe und klare Gemüsessuppe 102
Kürbissuppe 104

Frische Salate

Vogerlsalat mit Fenchel, Avocado und weißen Bohnen 108
Gurkensalat Spezial 110
Krautsalat 112
Brechbohnensalat mit schwarzen Bohnen 114
Blumenkohl-Kichererbsensalat 116
Käferbohnensalat ‚Stermetzberg' mit Roastbeef und Ei 118

Hauptgerichte mit Fleisch & Fisch

Wiener Schnitzel mit Erdäpfel-Vogerlsalat 122
Putenroulade mit Blumenkohl und Pastinakenpüree 124
Hirtenfrikadelle mit gegrilltem Gemüse und Kartoffelbrei 126
Reisnudeln mit Gemüse und Putenbruststreifen oder Tofu 128
Lammkotelett mit Maiskolben und grünem Spargel 130
Entrecôte mit Rosenkohl und Pommes Frites 132
Zander mit gedämpftem Brokkoli und Polentacréme 134
Saibling im Mangoldmantel mit jungen Kartoffeln 136

Vegetarische Hauptgerichte

Gemüse-Hirse-Pfanne 140
Maroni-Krautfleckerl Spezial 142
Quinoa-Wirsing-Roulade 144
Mangoldtarte 146
Tarte mit Schafscreme und gebackenem Kürbis 148
Rote Beete Risotto mit karamellisierten Walnüssen 150
Kürbiscarbonara 152
Pasta al Riso 154
Pasta Genovese 156
Gnocchi mit Spinat und Ziegenkäse 158
Pizza mit Gemüse und Büffelmozarella 160
Quinoa-Bratlinge mit Kohlrabi 162
Zucchinischiffchen 164
Kartoffelküchlein mit Kürbischutney 166
Buchweizentorte mit Gemüse und Ziegenfrischkäse 168

To Go – Gerichte zum Mitnehmen

Hirsesalat mit gebratenem Gemüse 172
Quinoasalat Yoman 174
Tex Mex Salat 176
Entspannter Gemüsesalat mit Kichererbsen 177
Linsen-Kokossuppe 178

Desserts & Kuchen

Mousse au Chocolat à la Tofu 182
Kokos-Wackelpudding mit Papaya 184
Bananenkuchen 186
Tropischer Energiegenuss 188
Mango Tarte Tartin 190

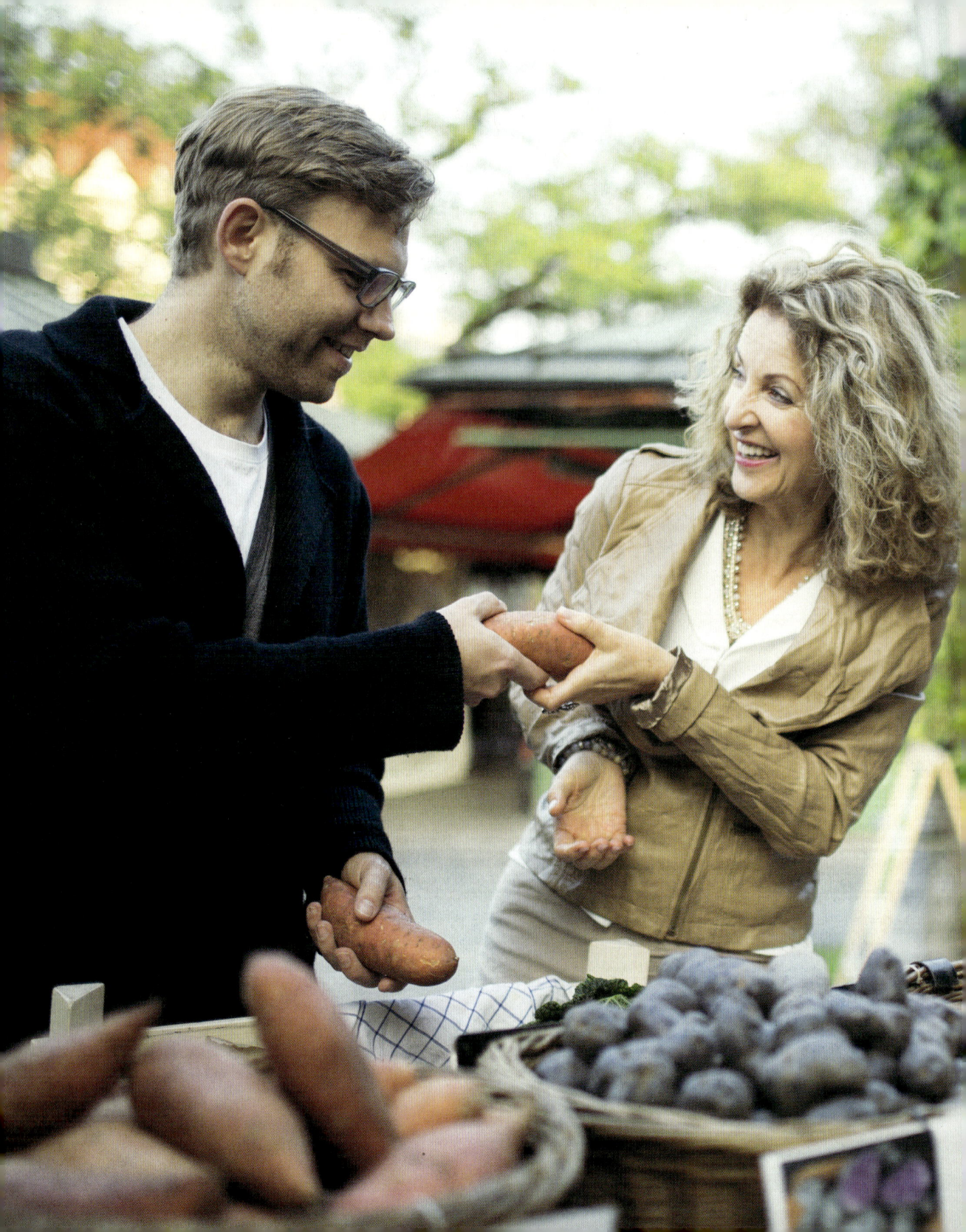

VORWORT

Projekte entstehen schon lange im Kopf, ehe sie Realität werden, aber manchmal bedarf es einer Initialzündung, damit es auch wirklich zur Umsetzung kommt. Die Initialzündung für dieses Buch war die Begegnung einer Therapeutin mit einem Patienten. Als Gunnar vor gut einem Jahr zum ersten Mal in meine Praxis kam, ging es ihm nicht wirklich gut: Müdigkeit, Erschöpfung, Schmerzen, Verdauungsprobleme und auch ein paar Kilos zu viel für sein jugendliches Alter waren die Hauptbeschwerden. Als bei der Testung jede Menge der bis dato konsumierten Lebensmittel wegfielen, schien er – anders als viele meiner Patienten – wenig schockiert. Ich sprach ihn auf diese erstaunliche Gelassenheit an und er erzählte mir von seiner großen Leidenschaft fürs Kochen. Das Wegfallen der gewohnten Zutaten wäre für ihn eher eine kreative Herausforderung als ein großer Verlust, vor allem wenn die Veränderung seiner Ernährungsgewohnheiten eine Verbesserung seines gesundheitlichen Zustandes mit sich brächte!

Als er dann nach sechs Wochen erneut in die Praxis kam, staunte ich: Nicht so sehr über die deutlich sicht- und spürbaren Veränderungen in seinem Befinden (denn das hatte ich erfahrungsgemäß ja erwartet!), sondern über die Begeisterung, mit der er über diverse Kochexperimente berichtete und die kulinarischen Ideen, mit denen er seinen Speiseplan trotz des Verzichtes auf die üblichen Nahrungsmittel bereichert hatte. Und so kam es zu dem Satz: „Herr Brand, wir sollten zusammen ein Buch schreiben…", der nun tatsächlich wahr geworden ist.

Aber dieses Buch wäre nicht entstanden, wenn ich nicht vor vielen Jahren eine andere Begegnung gehabt hätte – mit Frau Dr. Sigrid Flade, einer großartigen Ärztin, die ich getrost eine Pionierin auf dem Gebiet der Nahrungsmittelunverträglichkeit nennen darf. Sie war mir eine wunderbare Mentorin, die in mir die Leidenschaft für dieses Thema erweckt und mir das therapeutische Handwerkszeug vermittelt hat, um das Werk in ihrem Sinne fortzusetzen: Patienten dabei zu unterstützen und dazu zu inspirieren, sich durch die Aufnahme der für sie verträglichen Nahrungsmittel selbst zu heilen.

Ernährung ist eine hochwirksame Medizin, mit der man Krankheiten therapieren kann. Diese Erkenntnis können auch Sie hautnah erfahren, wenn Sie bereit sind, Ihre festgefahrenen Ernährungsmuster zu vergessen und neue Wege zu beschreiten. Dabei soll Ihnen dieses Buch ein treuer Begleiter sein!

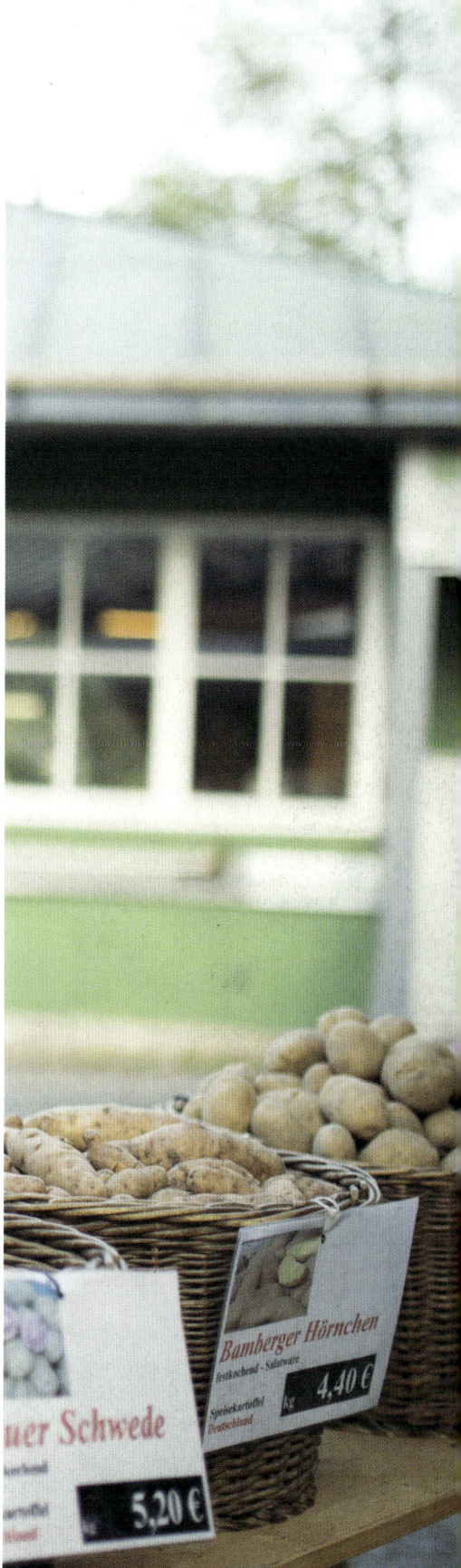

THEORIETEIL

Wir möchten Ihnen – bevor es mit den Rezepten los geht – ein paar wichtige Informationen an die Hand geben.

EINLEITUNG

Nahrungsmittelunverträglichkeit – Genuss trotz Verzicht

Drei Fragen zu Beginn: 1. *Schließt Verzicht Genuss aus?*

2. *Braucht die Welt noch ein Kochbuch?*

3. *Ist Nahrungsmittelunverträglichkeit bloß hypochondrischer Hype unserer körperfixierten Gesellschaft?*

Drei Antworten dazu: 1. Nein – im Gegenteil. Denn erst durch den Verzicht wird Genuss wieder möglich, sobald das Thema Nahrungsmittelunverträglichkeit im Raum steht.

2. Ja, dieses. In all der Fülle, die sich in den letzten Jahren auf dem Kochbuchsektor breit gemacht hat, in all den Grundsatzdiskussionen um vegetarisch, vegan, Mischkost, Rohkost, GlyX-Diät & Co wird oft nicht bedacht, dass, egal welche Ernährungsrichtung – und sei sie auch noch so „gesund" – für Menschen mit Nahrungsmittelunverträglichkeiten, im wahrsten Sinne des Wortes „unverträglich" werden kann. Denn vieles, was gemeinhin als gesund gilt, ist für die Betroffenen in einem hohen Maße problematisch.

3. Nein, definitiv nicht. Das sprunghafte Ansteigen der Nahrungsmittelunverträglichkeiten in den letzten Jahren ist alarmierend und erklärt sich teilweise durch Fehlernährung, Umweltbelastung, Stressbelastung (ja, auch diese schlägt sehr zu Buche!), Medikamenteneinnahme, einem ausufernden Süßigkeitenkonsum, der die Darmflora schädigt und damit die Stabilität des Immunsystems beeinträchtigt. Oft ist eine familiäre Disposition zu erkennen, aber zunehmend treten die Probleme „wie aus heiterem Himmel" auf.

Seit Jahren beschäftige ich mich therapeutisch mit diesem Thema. Immer wieder sehe ich in der täglichen Praxis, was einem Menschen alles passieren kann, der im Grunde nur das eine oder andere Nahrungsmittel nicht verträgt. Die Bandbreite reicht von Magen-/ Darmbeschwerden über Atemwegserkrankungen, Hautprobleme (Neurodermitis, juckende Ekzeme, Akne, Psoriasis, etc.), Kopfschmerzen/Migräne, Herzrasen, Müdigkeit, Gedächtnis- und Konzentrationsstörungen, Hyperaktivität bis hin zu seelischen und psychischen Beschwerden. Die Liste ist wirklich lang.

Ich habe viele Patienten, die einen jahrelangen Leidensweg hinter sich haben und häufig, weil schulmedizinisch nichts zu finden ist, mit der lapidaren Aussage „da stecken psychische Ursachen dahinter, suchen Sie einen Psychotherapeuten auf" abgespeist wurden. Dass die Psyche nach einer solchen Odyssee natürlich auch in Mitleidenschaft gezogen wird, ist verständlich, aber die wirkliche Ursache liegt woanders.

Erschwert wird die Ursachenfindung oft dadurch, dass Beschwerden nicht unbedingt im Verdauungsapparat im Vordergrund stehen, sondern sehr unspezifisch auftreten können. Auch ein zeitlicher Zusammenhang muss nicht zwingend vorliegen, denn zwischen dem Genuss eines bestimmten Nahrungsmittels und dem Auftreten von Symptomen können zwischen einem und bis drei Tagen vergehen, besonders, wenn dieses häufig oder täglich gegessen wird.

Dieses Buch dient zwei Zielen: Zunächst einer umfassenden Einführung in das Thema der Nahrungsmittelunverträglichkeit und wie man dieser Problematik durch die sogenannte Rotationsdiät im besten Sinne des Wortes „zu Leibe rückt".

Im zweiten Teil soll durch eine Vielzahl von Rezepten anschaulich gemacht werden, wie die vermeintliche Einschränkung letztlich zu einer kulinarischen Bereicherung führt. Und diese kulinarische Bereicherung wirkt sich nicht nur im Sinne einer Symptombesserung, sondern auch in Hinblick auf Vitalität und Lebensfreude aus. Ein Blick über den Tellerrand des Gewohnten schadet bekanntlich nie.

Jene Leserinnen und Leser, die (noch) nicht von einer Nahrungsmittelunverträglichkeit betroffen sind, bietet dieses Buch umfangreiche Tipps und Informationen, wie sie ihren Speiseplan gesund erweitern können. Denn wenn es einen Satz gibt, dem ich voll und ganz zustimme, dann diesem: **„DU BIST, WAS DU ISST!"**

ALLERGIE UND UNVERTRÄGLICHKEIT

Es besteht ein grundsätzlicher Unterschied zwischen einer Allergie und einer Unverträglichkeit, doch werden sie in der Umgangssprache häufig gleichbedeutend verwendet. Bei den meisten Patienten ist eine Unverträglichkeit bzw. Nahrungsmittel-Intoleranz das Problem. Was bedeutet, dass der Patient gute Chancen hat, Lebensmittel, auf die er unverträglich reagiert, wieder essen zu können, wenn er z.B. die in diesem Buch beschriebene Rotationsdiät anwendet.

Auch wenn die Symptome, die bei einer Unverträglichkeit auftreten, durchaus eine allergische Reaktion vermuten lassen, laufen bei der Allergie im Körper andere Prozesse. Eine Allergie ist eine Überreaktion bzw. Fehlsteuerung des Immunsystems, in deren Folge vermehrt Antikörpern gebildet werden. Bei einer Allergie auf Erdnüsse zum Beispiel genügen bereits geringe Spuren, um bei einem Nahrungsmittelallergiker teils schwere allergische Reaktionen bis hin zu einem anaphylaktischen Schock hervorzurufen. Daher müssen Nahrungsmittelallergiker in der Regel penibel genau darauf achten, ob in ihrem Essen das entsprechende Allergen verwendet wurde oder nicht.

Menschen mit Nahrungsmittelunverträglichkeiten hingegen leben risikofreier, wenn man so will. Sie leiden zwar, sind aber nicht akut gefährdet. Was bei dieser Thematik passiert, ist noch nicht vollständig geklärt. Vermutlich stimulieren bestimmte Substanzen in der Nahrung Botenstoffe im Körper, so dass diese eine Reaktion auslösen, die einer Allergie ähnelt. Tatsächlich ist das Immunsystem aber nicht beteiligt und es bildet keine Antikörper. Man spricht deshalb von einer „Pseudo-Allergie". Es treten Symptome wie Pickelchen, unreine Haut, Ekzeme, Juckreiz, Rötungen, Kopfschmerzen, laufende oder verstopfte Nase, Lidödeme, Übelkeit, Bauchkrämpfe, Durchfälle auf.

Die einen klagen bereits bei kleineren Mengen über Symptome – bei anderen macht sich die Unverträglichkeit erst nach einer größeren verzehrten Menge bemerkbar. Die Reaktion erfolgt nicht über die Immunkaskade, sondern über eine direkte Einwirkung des Nahrungsmittels auf die Mastzelle, die dann Histamin ausschüttet, was die oben beschriebenen Folgen nach sich zieht. Manchmal sind Unverträglichkeiten auf einen Mangel an bestimmten Enzymen, die Bestandteil der Nahrung im Körper abbauen sollen, zurückzuführen.

DIE AUSLASS-
BZW. ROTATIONSDIÄT

Wenn Patienten mit Symptomen der Nahrungsmittelunverträglichkeit in meine Praxis kommen, steht als erster Schritt die Austestung der einzelnen Nahrungsmittel an. Dabei werden ca. 160 Nahrungsmittel getestet. Das Resultat dieses ersten Tests bestimmt die Ernährungsgrundlage der nächsten 6 bis 7 Wochen für den Patienten. In den meisten Fällen fallen beim ersten Test viele Nahrungsmittel, die gewohnheitsmäßig gegessen werden, weg. Dieses betrifft vor allem Kuhmilchprodukte, Weizenerzeugnisse (Brot, Nudeln, etc.), beliebte Obstsorten wie Äpfel, Erdbeeren, Zitrusfrüchte oder Gemüse-favoriten wie Tomaten, Zwiebeln, Knoblauch, etc.

Das ist oft ein großer Schock, der zunächst die Frage „Was soll ich denn jetzt überhaupt noch essen?" aufwirft. Ich mache meine Patienten dann darauf aufmerksam, dass sie im Grunde aus dieser großen Palette der getesteten Nahrungsmittel ohnehin nur 10 bis 15 unterschiedliche Lebensmittel immer wieder kaufen und essen und dass die kulinarische Welt noch einiges mehr bietet, was sich lohnt, ausprobiert zu werden.

Die größte Einschränkung, die entsteht, ergibt sich daraus, dass man nun erst einmal nicht mehr ins nächstbeste Geschäft gehen kann um unbedarft einzukaufen. Die Produkte für den neue Speiseplan sind nämlich nicht unbedingt im Laden an der Ecke vorrätig. Denn in den Supermärkten, den Imbissläden, den Bäckereien, den Restaurants sind Weizen, Kuhmilch-produkte, Zucker & Co die Hauptbestandteile der angebotenen Waren bzw. Speisen. Es gilt also, bereits beim Einkaufen Neuland zu entdecken.

Hinter dem Titel „Rotationsdiät" verbergen sich zwei wichtige Prinzipien, auf denen ihr Erfolg basiert: Dem Weglassen aller im Moment unverträglichen Nahrungsmittel und dem nicht täglichen Verzehr der erlaubten Nahrungs-mittel nach einem 3-Tages-Prinzip. Dies bedeutet, dass auch gut verträgliche Nahrungsmittel nur alle drei Tage auf dem Speiseplan auftauchen dürfen.

Ziel des Ganzen ist, sich auf Dauer mit der 80/20 Regel zu ernähren, d.h. zu 80% die Dinge zu essen, die gut verträglich sind (und auch schmecken, wie Sie bald merken werden!) und sich zu 20% der kulinarischen Sünde hinzu-geben, wenn Sie das möchten. Dann werden auch diese 20% Prozent nicht mehr schaden.

> *Exkurs: Diät*
>
> *Das Wort Diät kommt aus dem griechischen „diaita" und bedeutet im eigentlichen Wortsinn „Lebens-kunst, Lebensführung". Diät hatte also ursprünglich nichts mit Kasteiung oder Verzicht zu tun, sondern vielmehr mit einer klugen Lebens-weise, deren wichtigste Säule die Ernährung ist.*

Speiseplan			
	Tag 1	Tag 2	Tag 3
Getreide	Hirse	Amaranth	Quinoa
Samen	Gerste	Roggen	Hafer
Flockiges	Mais	Reis	Buchweizen
	Erdmandel	Kokosflocken	Chia-Samen
	Sonnenblumenkerne	Kürbiskerne	Leinsamen
Fleisch	Pute	Lamm	Rind
	Huhn	Wild	Kalb
	Strauß	Pute	Huhn
Gemüse	Avocado	Aubergine	Brokkoli
	Fenchel	Champignons	Gurke
	Pastinake	Grüne Bohnen	Spinat
	Spargel	Kohlrabi	Rot- Weißkohl
	Blumenkohl	Zuchini	Erbsen
	Kürbis	Rosenkohl	Rote Beete
	Linsen	Kartoffel	Austernpilze
	Kichererbsen	Süßkartoffel	Zuckerschoten
	grüner Salat immer!		
Öl	Sonnenblumenöl	Kürbiskernöl	Distelöl / Hanföl
	Olivenöl	Leinöl	Rapsöl
Milch / Käse Getreide-milchsorten	Ziegenmilch-produkte Hirsemilch	Büffelmozzarella, Reismilch, Kokosmilch	Schafmilch-produkte Hafermilch
	Sauerrahmbutter kann täglich verwendet werden		
Obst	Banane	Birne	Himbeere
	Papaya	Datteln	Holunder
	Brombeere	Blaubeere	Honigmelone
	Mango	schw. Johannisbeere	Feigen
Gewürze	Meersalz, Himbeeressig, Basilikum, Dill, Majoran, Rosmarin, Thymian, Pfeffer, Stevia, Oregano dürfen täglich verwendet werden		
	kein		
	chem. Zusatzstoffe., Salz, Zucker jeder Art, Honig, Zitrusfrüchte, Curry, Zwiebeln, Knoblauch, Lauch.		
Getränke	Wasser täglich (am besten zimmerwarm, ohne Kohlensäure) Espresso meistens gut verträglich		
	Gut verträgliche Teesorten: Fenchel, Holunder, Roibuschtee, Melisse, Schafga...		
	kein		
	Alkohol, Filterkaffee, Pfefferminz-, Hagebutten-,Kamillen- oder schwarzen Tee!		
Süßmittel	Ahornsirup	Agavendicksaft	Ursüße
	Stevia	Birnendicksaft	Reissirup
	(Wenn eine Pilzthematik vorliegt, ist für einige Zeit keines dieser		
	Süßmittel außer Stevia erlaubt)		

Beispiel für einen Rotationsplan

Wenn die erste, strenge Phase der Rotation gut gemeistert ist, haben sich meine Patienten so viele neue, interessante und wohltuende Erkenntnisse und Genüsse angeeignet, dass sie den roten Faden dieser Ernährungsweise gar nicht mehr missen wollen.

Es ist mir bewusst, dass viele Mediziner dem Thema Nahrungsmittelunverträglichkeit mit großer oder zumindest deutlicher Skepsis gegenüberstehen. Oft liegt es daran, dass keinerlei Wirkung eintritt, wenn aus dem gesamten Spektrum der für einen Patienten unverträglichen Nahrungsmittel nur zwei oder drei weggelassen werden. Die übrigen werden die Symptome weiter aufrechterhalten. Nur wenn alle unverträglichen Nahrungsmittel komplett vom Speisezettel gestrichen sind, stellt sich schon nach kurzer Zeit eine deutlich spürbare Verbesserung ein.

Warum Rotation?

Rotieren bedeutet abwechseln. Der Grund dafür: Ein gut getestetes und verträgliches Lebensmittel kann durchaus kippen und unverträglich werden, wenn es zu oft gegessen wird. Um dies zu verhindern, ist eine Pause von mindestens zwei Tagen erforderlich, ehe es wieder auf dem Speisezettel steht.

Grundsätzlich sollte man den Rotationsgedanken (mit den jeweiligen Erweiterungen, die sich durch 'die nachfolgenden Testungen ergeben) durchaus ein halbes Jahr relativ konsequent einhalten. Danach genügt ein abwechslungsreicher Speiseplan.

Wie lange muss eine solche Rotationsdiät eingehalten werden?

Sie müssen nicht befürchten, sich oder Ihre mit verschiedenen Symptomen der Nahrungsmittelunverträglichkeit geplagten Familienmitglieder nun ein Leben lang mit einer stark eingeschränkten Lebensmittelauswahl herumschlagen zu müssen. Je exakter Sie die ersten Runden der Rotationsdiät mitmachen und einhalten, desto eher wird sich Ihr Organismus erholen und Sie werden auch wieder Lebensmittel vertragen, die früher Unverträglichkeitsreaktionen ausgelöst haben.

Es gibt Grund- und sogenannte Nebenallergene. Zur ersten Gruppe gehören zum Beispiel Kuhmilch, Weizen, Eier, Fisch bzw. Meeresfrüchte. Deren Unverträglichkeit basiert oft auf einer familiär vererbten Disposition. Wenn dies nicht erkannt wird und Kuhmilchprodukte täglich konsumiert werden, wird das Unverträglichkeitsspektrum immer größer. Bald werden auch Soja, verschiedene Obst- und Gemüsesorten, Mais, Sesam, die gesamte Nusspalette, u.v.m. nicht mehr vertragen. Wenn dann noch ungünstige Umweltfaktoren dazu kommen, weitet sich das Ganze immer mehr aus. Manch extrem sensibler Patient reagiert selbst auf Wasser und sämtliche Umgebungsmaterialien unverträglich.

Entlastet man den Körper von den Nahrungsmitteln, die Unverträglichkeitsreaktionen auslösen, so können sich die Empfindlichkeiten Schritt für Schritt zurückbilden und der Speiseplan erweitert sich wieder. Zuerst werden die harmloseren Nebenallergene wieder verträglich, wie z.B. Birnen, Bananen, rote Beete, Spinat, etc. Hauptallergene, wie Fisch, Eier, Zitrusfrüchte, Nüsse, Kuhmilchprodukte dauern jedoch länger, bis man sie wieder in kleinen Mengen konsumieren kann. Durch Kontrolltestungen, die im Abstand von 6 bis 8 Wochen stattfinden, wird dies überprüft und Nahrungsmittel, die wieder gut verträglich sind, zum Verzehr „freigegeben" – das kann manchmal ein Gefühl wie Weihnachten sein!

Thema „Mangelerscheinungen"

Oft fragen mich die Patienten, ob nicht Mangelerscheinungen auftreten können, wenn sie bestimmte Dinge nicht mehr essen. Besonders präsent scheint eine gewisse Angst vor Kalziummangel in der breiten Bevölkerung zu sein, wenn die Kuhmilchprodukte wegfallen. Ich darf Sie diesbezüglich beruhigen. Unsere Nahrungsmittelpalette bietet viele Möglichkeiten, den Körper mit Kalzium zu versorgen. Ganz davon abgesehen, essen die meisten meiner Patienten innerhalb der Rotationsdiät wesentlich gesünder als sie es je zuvor getan haben. Fertigprodukte, Süßigkeiten, Weißmehlprodukte, Colagetränke, Alkohol fallen in jedem Fall weg und dies ist ein Riesenbonus. Viele beginnen zum ersten Mal in ihrem Leben zu kochen, gehen zum ersten Mal in einen Bioladen, beginnen sich mit den vielen problematischen Zusätzen, mit denen die Nahrungsmittelindustrie uns vergiftet, auseinanderzusetzen. Der Satz „Du bist, was du isst" wird oft erstmalig in seinem ureigenen Sinn verstanden und gefühlt.

DIE ERNÄHRUNGSBAUSTEINE UND IHR PLATZ IN DER ROTATIONSDIÄT

Kohlenhydrate: Weizen und auch die zur Weizenfamilie gehörigen Getreide wie Dinkel, Grünkern, Kamut fallen meist weg. Aber in den meisten Fällen bleiben die glutenfreien und äußerst wertvollen Getreide wie Hirse, Amaranth, Quinoa, Reis erhalten. Auch der Roggen erweist sich als erstaunlich stabil. Hafer und Gerste sind ebenfalls meist gut verträglich. Mais ist wiederum häufig problematisch.

Fette: Die meisten Patienten vertragen die mit ihren ungesättigten Fettsäuren ernährungsphysiologisch positiv zu Buche schlagenden Ölsorten wie Olivenöl, Leinöl, Rapsöl, Distelöl und Sonnenblumenkernöl gut. Auch Sauerrahmbutter ist oft gut verträglich, da sie zum größten Teil aus reinem Fett besteht und kaum mehr Proteinbestandteile des problematischen Milcheiweißes (Casein) enthält.

Eiweiß: Fleisch hat wenig Unverträglichkeitspotenzial und ist in den meisten Fällen gut verträglich. Häufig sind auch Schaf- und Ziegenmilchprodukte verträglich. Soja dagegen ist problematisch. Ebenso Fisch und noch mehr die Meeresfrüchte. Süßwasserfisch ist eher verträglich als Meeresfisch.

Auch bestimmte Getreidesorten wie Quinoa oder Amaranth enthalten einen hohen Anteil an pflanzlichem Eiweiß und nicht zu vergessen die Hülsenfrüchte, die von ihrer Verträglichkeit her gut zu Buche schlagen. Wenn Sie noch Leinsamen/-mehl, Hanfsamen/-mehl, Sonnenblumenkerne, Chia-Samen mit in Ihren Ernährungsplan aufnehmen, haben Sie genügend Eiweißquellen auch als Vegetarier oder Veganer zur Verfügung.

Vitamine/Mineralien/Spurenelemente: In den meisten Fällen ist nicht mit einer Unterversorgung an den wichtigen Vitalstoffen zu rechnen, wenn man bereit ist, Neues und Gesünderes auszuprobieren – ganz im Gegenteil. Nur in Fällen, wo die Verträglichkeit extrem eingeschränkt ist, müssen zusätzlich Präparate eingenommen werden. Oft stelle ich fest, dass eine Unterversorgung an Vitalstoffen nicht infolge einer strengen Diät entsteht, sondern durch die mangelhafte Aufnahmefähigkeit des Organismus. Bei vielen Betroffenen ist der Darm beeinträchtigt, da die für die Verdauung wichtigen Darmbakterien gestört und die Darmwand gereizt ist, so dass eine gute Resorption der wichtigen Nährstoffe nur reduziert stattfinden kann. Typisch ist eine zu rasche Passage des Nahrungsbreis. Häufig besteht deshalb bei Betroffenen schon vor der Diät ein Mangel an wichtigen Vitalstoffen, wie B-Vitaminen, Zink, Mangan, Magnesium, Selen und bei vielen Patienten ein Mangel an Vitamin D, weshalb es manchmal notwendig sein kann, sie über entsprechende Präparate zuzuführen.

Ich empfehle, zunächst eine erste Runde der Rotationsdiät zu machen, ehe zusätzliche Präparate eingenommen werden. Dies hat zwei Gründe: Zunächst ist nach einer solchen Erstrunde, der Darm schon aufnahmefähiger für die Vitalstoffe geworden. Und zweitens enthalten viele Vitalstoffpräparate Zusatz- bzw. Hilfsstoffe, die zu Beginn noch nicht so gut verträglich sind. Natürlich sollten sie ebenso wie die Nahrungsmittel hinsichtlich ihrer Verträglichkeit ausgetestet werden.

Sie werden sich in den ersten Tagen der Diät vermutlich schlecht, gereizt, müde, schwunglos fühlen, was bestätigt, dass Sie an einer Unverträglichkeit leiden, denn Ihr Körper hat sich, auch wenn das paradox klingt, an die unverträglichen Nahrungsmittel gewöhnt. Bekommt er sie plötzlich nicht mehr, reagiert er mit Entzugserscheinungen. Es liegt hier ein ähnlicher Mechanismus vor, der den Körper eines Alkoholikers nach Alkohol verlangen lässt, obwohl dieser ihm schadet. Nach einigen Tagen sollte dieses „Katerstadium" jedoch überwunden sein.

WAS IM VERLAUF DER ROTATIONSDIÄT WICHTIG IST

Ausnahmen ja oder nein? Bitte bedenken Sie, dass auch ein kleines Stückchen Schokolade, ein Schluck Milch, ein Bissen von einer knusprigen Weizensemmel ihre Wirkung haben wird. Wenn Sie immer wieder Ausnahmen machen, stehen Sie letztlich ständig unter einem negativen Einfluss, denn ein Allergen kann bis zu drei Tage lang wirken.

Es kann von den gut verträglichen Lebensmitteln ruhig mehrmals täglich gegessen werden. Bitte keine Riesenmengen, da manchmal ein Nahrungsmittel, das gut getestet wurde, in größeren Mengen konsumiert Probleme bereiten kann. Sie werden jedoch schnell ein Gefühl dafür bekommen, wie viel von welchem Lebensmittel Ihrem Körper gut tut.

Bei kleinen Rückfällen: Sollte während der Rotationsdiät eine Unverträglichkeitsreaktion auftreten, so können Sie unterstützend Histamin D30 einnehmen: Fünf Kügelchen unter der Zunge zergehen lassen. Auch Okubaka in einer D30 oder C 30 Potenz ist in solchen Fällen hilfreich, vor allem, wenn eine Reaktion im Magen-Darmbereich erfolgt. Oder Sie nehmen ½ Teelöffel Speisenatron (Kaiser Natron) in einem Glas Wasser ein – dies hilft den Säure-Basen-Haushalt auszugleichen. Betroffene sind häufig übersäuert. In den ersten Tagen des Entgiftungsprozesses kann sich der Säureüberschuss erhöhen, vor allem dann, wenn zusätzlich eine Pilzkur vonnöten ist. Calciumcarbonat hilft, das Säure-Basen-Gleichgewicht mehr zur basischen Seite hin zu verschieben (1 Tl. in einem Glas Wasser auflösen und trinken).

Gründe für Rückfälle

Sie haben nicht sorgfältig die Etiketten mit den Zutaten gelesen und es war etwas dabei, das nicht verträglich ist. Konventionellem Roggenbrot ist z.B. oft ein geringer Weizenanteil beigemischt (10% müssen nicht deklariert werden). Aber auch im Bioladen besser nachfragen!

Wenn Sie z.B. Hühnerfleisch eigentlich vertragen und trotzdem darauf reagieren, könnte eine Fischmehlfütterung an der Unverträglichkeit schuld sein.

Es liegt gar nicht an den Lebensmitteln, sondern ein weiterer Unverträglichkeitsfaktor macht sich bemerkbar: Kleidung aus Wolle oder Kunstfasern kann Reaktionen hervorrufen. Meiden Sie schwarze Kleidungsstücke, wenn Sie an Neurodermitis oder einer anderen Hautthematik leiden. Die in diesen Kleidungsstücken verwendeten Farbstoffe rufen häufig Unverträglichkeiten hervor. Kosmetika/Parfums können ebenfalls Reaktionen hervorrufen. Setzen Sie ggf. für einige Zeit bestimmte Pflegemittel ab. Wandfarben oder feuchte Wände, die Schimmelpilz fördern und Pflanzen in der Wohnung, deren Blumenerde mit Schimmelpilz belastet ist, sind häufig Auslöser allergischer Reaktonen. Auch Jahreszeitenfaktoren wie Pollenflug und Sommerhitze können die Quelle einer Reaktion sein.

Sie haben schlicht und ergreifend einen schlechten Tag! Es gibt Tage, an denen ist man so gut drauf, dass auch problematische oder „halbverträgliche" Nahrungsmittel ohne Probleme gegessen werden können. Dann gibt es wiederum Tage, an denen reagiert man plötzlich auf etwas, das normalerweise einwandfrei funktioniert. Auslöser sind oft: großer Stress, Ärger, Frust, körperliche Überanstrengung, Föhntage oder eine beginnende Grippe.

Wenn ein Kind die Rotationsdiät macht, können Großeltern die Verursacher sein, weil sie dem armen Kleinen heimlich etwas Süßes zustecken („ein Stückchen Schokolade hat noch niemandem geschadet und das arme Kind braucht auch mal was Süßes", etc.). Machen Sie ihnen klar, dass sie damit den Therapieerfolg grundlegend gefährden und dass ein Buch, Buntstifte oder kleine Spielzeugautos im Moment die besseren Alternativen sind.

Oder sie tricksen sich selber aus und mogeln etwas ins Essen in der Annahme „das Bisschen wird schon nicht schaden". Doch, es schadet. Bleiben Sie vor allem im ersten Durchgang der Rotation möglichst konsequent. Sie werden sehen – es lohnt sich.

LEBENSMITTELGRUPPEN IM HINBLICK AUF NAHRUNGSMITTELUNVERTRÄGLICHKEIT

Essgewohnheiten sind tief verwurzelt, ebenso die Gewohnheiten beim Einkaufen und Kochen. Weshalb auch die Diagnose Nahrungsmittelunverträglichkeit und die damit verbundene Notwendigkeit die Ernährung umzustellen, ein großes Fragezeichen aufwirft: „Wie soll ich das jetzt hinkriegen?"

Bei den meisten Menschen stehen Kuhmilch- und Weizenerzeugnisse an erster Stelle des Speisezettels.Und gerade diese beiden Kategorien, die in der Beliebtheitsskala ganz oben stehen, fallen nun erst einmal weg. Trösten Sie sich – Sie werden auf Ihre sechswöchigen Reise durch das Reich der Lebensmittel genügend Alternativen kennenlernen und ich wette, dass Sie sich mit zahlreichen dieser Alternativen auf Dauer anfreunden können.Der Blick über den Tellerrand wird Sie um einiges reicher an Erfahrung, neuen Geschmackserlebnissen und einem neuen Vitalitäts- und Lebensgefühl machen.

Fertignahrungsmittel sind zwar bequem, aber für Sie in den kommenden Wochen ein Tabu! Später werden Sie ohnehin keine Lust mehr drauf haben. Sie enthalten viele Zusatzstoffe, die Reaktionen hervorrufen können und haben keinen biologischen Wert mehr, d.h. es fehlen ihnen jegliche Vitamine, Mineralstoffe und Spurenelemente. Meiden Sie bitte auch alle mit E-Nummern gekennzeichneten Nahrungsmittelzusätze. Kaufen Sie möglichst in Bioläden und Reformhäusern ein. Fleisch sollte aus biologischer, artgerechter Tierhaltung stammen, Obst, Gemüse und Getreide aus biologischem Anbau.

Im folgenden Abschnitt möchte ich Ihnen die einzelnen Gruppen vorstellen und beim Thema Getreide bei den unbekannteren Getreidesorten einfache Grundrezepte mit einfügen, die schnell und problemlos nachgekocht werden können. Damit hoffentlich auch der Getreideküchen-Neuling schnell seine Scheu vor einem ihm bis dato unbekannten Nahrungsmittel verliert!

Milchprodukte

Kuhmilch ist das häufigste und stärkste Allergen und muss deshalb strikt weggelassen werden. Bitte beachten Sie, dass Kuhmilch – oft in versteckter Form – allen möglichen Nahrungsmitteln zugesetzt sein kann. Auch gesäuerte Kuhmilchprodukte sind problematisch, selbst wenn sie etwas besser verträglich sind, als reine Kuhmilch. Es dauert sehr lange, bis Kuhmilch bzw. Kuhmilchprodukte wieder vertragen werden. Und wenn dies dann der Fall ist, rate ich sehr dazu, diese Produkte nur selten zu genießen. Keinesfalls sollten sie wieder regelmäßig auf den Speiseplan gesetzt werden, denn: Rückfälle sind garantiert.

Da Kuhmilch in irgendeiner Form von den meisten Menschen mehrmals täglich konsumiert wird, tritt die Milcheiweiß-Unverträglichkeit hinsichtlich des Kuhmilchcaseins erheblich häufiger auf, als allgemein angenommen. Unabhängig vom Beschwerdebild ist die wichtigste Maßnahme, Kuhmilchprodukte eine gewisse Zeit lang völlig zu meiden. Bei sehr ausgeprägter Unverträglichkeit, wie sie beispielsweise häufig bei einer Neurodermitis vorliegt, müssen auch kleinste Spuren in der Nahrung gemieden werden.

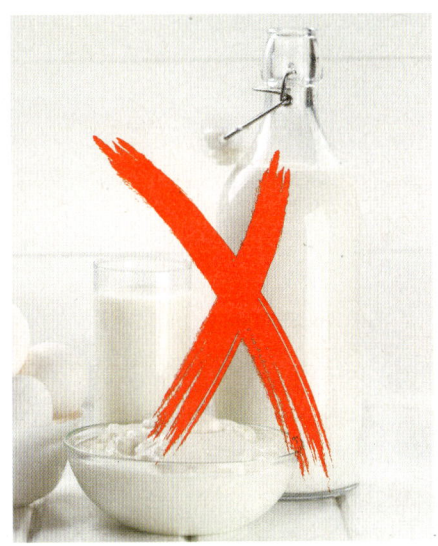

Kuhmilch: ein absolutes No Go!

*Kuhmilcheiweiß ist **immer** enthalten:*

Kuhmilch – in roher, gekochter oder haltbar gemachter Form, auch konzentriert, kondensiert oder als Pulvermilch (Magermilchpulver ist ein beliebter Zusatz in vielen Fertig- und Halbfertignahrungsmitteln). Babynahrung ist häufig auf Magermilchbasis hergestellt, ebenso viele Heilnahrungen,

Molkereiprodukte – Quark, Joghurt, Kefir, Sauermilch, Creme Fraîche, Schmand, Molke, Käse und Sahne. Butter dagegen ist häufig verträglich, da sie hauptsächlich aus Fett besteht.

Süßigkeiten – Schokolade, Riegel, Speiseeis, auch Softeis und Halbgefrorenes, Konditoreiwaren wie Kuchen, Torten Kekse.

Backwaren mit Milchanteil – Fertigbackmischungen, Knabbergebäck, Pumpernickel.

Margarine – Die meisten Margarinesorten enthalten Milcheiweiß.

Kuhmilchweiweiß **kann** enthalten sein:

„Kuhmilchfreie" Käsesorten – Viele der im Handel angebotenen Ziegen- oder Schafskäse enthalten Anteile von Kuhmilcheiweiß, worüber das Verkaufspersonal oft nicht Bescheid weiß. Diese Käsesorten sollten möglichst im Bioladen oder direkt bei einem Produzenten besorgt werden, der die Reinheit des Produktes garantieren kann oder es auf dem Zutatenetikett ausdrücklich so ausgewiesen hat.

Brot- und Backwaren – Diesen sollte allgemein misstraut werden. Die Ursache liegt vorwiegend in den vom Bäcker verwendeten Backtriebmitteln, die häufig auf Milchbasis hergestellt werden und über die häufig auch der Bäcker nicht Bescheid weiß. Auch verschiedene Weißbrotsorten enthalten Milcheiweiß. Teigwaren enthalten häufig nicht deklarierte Spuren von Milcheiweiß. Dies gilt insbesondere für italienische Pasta.

Wurst- und Fleischwaren – Hier sind Beimengungen von Milcheiweiß ebenfalls möglich. Fragen Sie am besten Ihren Metzger.

Getreideflockenpräparate – Diese enthalten ebenfalls häufig Spuren von Milcheiweiß. Das gilt auch für Reisflocken, Haferschleime, etc. Verwenden Sie daher am besten Flocken, Reis oder Gries im Naturzustand.

Suppen- und Soßenkonzentrate – Hier finden sich sehr häufig kleine Mengen von Milcheiweiß. Daher im Zweifelsfall testen.

Ketchup, Senf, Mayonnaise etc. – Vorläufig weglassen.

Sauerkraut – Wird häufig mit Molke eingestampft. Daher immer testen lassen oder darauf verzichten.

Sahne – enthält zwar weniger Kuhmilcheiweiß (Casein) und mehr vom besser verträglichen Milchfett, aber es dauert mindestens ein halbes Jahr, bis sie wieder besser verträglich ist und dann auch nur in kleinen Mengen.

Schaf- und Ziegenmilchprodukte – sind wesentlich besser verträglich als Kuhmilchprodukte. Ziegenmilch enthält im Vergleich zu Kuhmilch weniger Casein und mehr Albumine (Eiweißkomponenten, die viele Aminosäuren enthalten und leichter verdaulich als Caseine sind). Die Fettkügelchen sind kleiner, sodass die Oberfläche von Lipasen – Enzyme zur Fettverdauung – schneller angegriffen und verdaut werden können. Die Eiweiß- und Fettstruktur der Schafmilch ist der Ziegenmilch sehr ähnlich, auch sie lässt sich besser verdauen als die Kuhmilch. Außerdem hat sie einen sehr hohen Anteil an essentielle Fettsäuren und ist sehr vitaminreich (vor allem: B-Vitamine).

Stutenmilch – steht im Sinne der Verträglichkeit ebenfalls hoch im Kurs, sie eignet sich in manchen Fällen auch als Säuglingsnahrung. Denn keine andere Milch ist der menschlichen Muttermilch so ähnlich wie die Stutenmilch. Sie enthält viele wertvolle Bestandteile und Mineralien, doch ist sie ziemlich teuer und der Geschmack, na ja – ist selbst für mich äußerst gewöhnungsbedürftig.

Und außerdem – Fischgerichte in Fertigpackungen, gehärtete Fette, Kaugummi, Aromat … Milch wird zudem oft als Binde- und Dickmittel eingesetzt (in Saucen, Gemüse, Suppen, Fleischspeisen, Bratwurst).

Pflanzliche Milchersatzprodukte

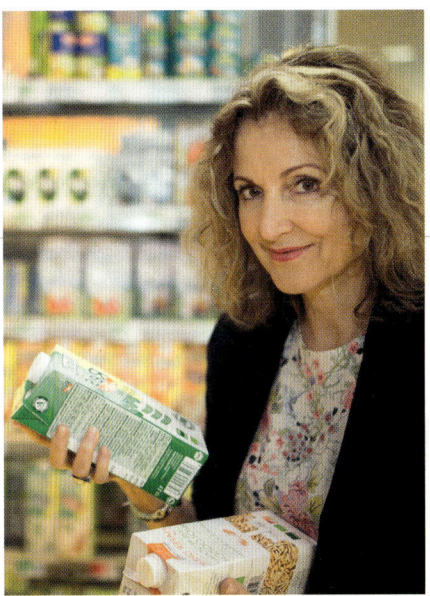

Hafer-/Hirse-/Reismilch – sind Extrakte aus den entsprechenden Getreidesorten und sehr gut verträglich. Sie sollten aber ebenfalls nur in der Rotation verwendet werden. Die Reismilch ist etwas dünnflüssiger und weniger cremig als die meisten anderen Pflanzenmilchsorten, doch fast ohne Allergene. Vor allem zum Trinken oder für einen Frühstücksbrei sind diese Michsorten ausgezeichnet verwendbar.

Kokosmilch – lässt sich für süße und würzige Speisen sehr gut verwenden. Neuerdings gibt es auch Kokosnusswasser, das ein wunderbares Getränk für Sportler ist, da es sehr viel Kalium enthält und jede Menge Elektrolyte.

Es gibt jede Menge pflanzlichen Milchersatz.

Mandelmilch – ist äußerst geschmackvoll und cremig. Darüberhinaus ist sie sehr eiweißreich und daher für viele Koch- und Backrezepte als Ersatz für Kuhmilch hervorragend einsetzbar. Wenn die Mandeln unverträglich sind, dann muss die Mandelmilch natürlich auch für eine Zeitlang weggelassen werden.

Hanfmilch – ist etwas gewöhnungsbedürftig im Geschmack, schmeckt aber als Kuhmilchersatz im Kaffee gut. Ihr Fettgehalt ist höher als bei Reismilch und Co, daher ist sie auch zum Kochen gut geeignet.

Fleisch

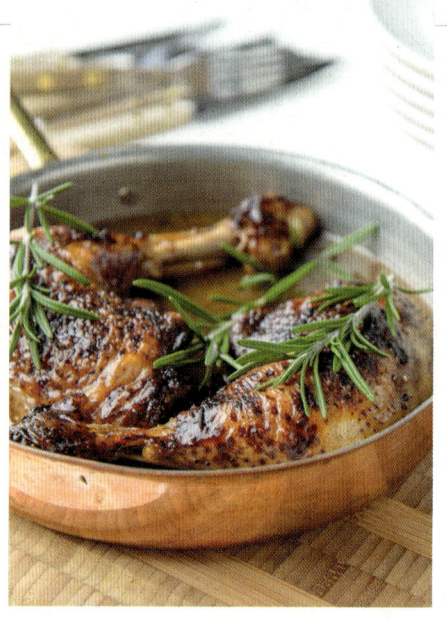

Fleisch ist ein wertvoller Eiweißlieferant und bietet grundsätzlich wenig Unverträglichkeitsrisiko. Womit ich allerdings nicht sagen will, dass man täglich Fleisch und Geflügel verzehren sollte, da dies wiederum den Säure-Basenhaushalt des Körpers negativ beeinflusst! *Was sehr wichtig ist: Kaufen Sie Fleischprodukte guter Qualität, wenn möglich bio oder zumindest bei einem Metzger Ihres Vertrauens.* Die abgepackten Fleischpakete in Supermarktregalen sind vollgestopft mit Antibiotika, Medikamentenrückständen und Stresshormonen der Tiere, die durch die grausamen Methoden der Massentierhaltung und das grauenvolle Schlachtungsprocedere entstehen.

Kalb – In Fällen starker Unverträglichkeit reagieren manche Patienten darauf, wenn Kälber mit Kuhmilch aufgezogen worden sind (Milchkalb).

Huhn und Pute – Gut verträglich, allerdings können Probleme auftreten, wenn die Tiere mit Fischmehl oder Maismehl gefüttert wurden.

Auch Rückstände von Antibiotika und anderen Medikamenten, die in der Massentierhaltung verwendet werden, rufen oft Symptome hervor. Ein Grund mehr, Fleisch aus biologischer Tierhaltung zu kaufen!

Wurst

Fast alle Wurstsorten enthalten Zucker und Gewürze bzw. Zusätze, die oft nicht zu identifizieren sind. Phosphat wird zur Wasserbindung eingesetzt und ist speziell für überaktive Kinder unverträglich. Roastbeef, kalter Braten, angebratenes Hackfleisch oder gegrillte Putenbrust sind Alternativen.

Fisch

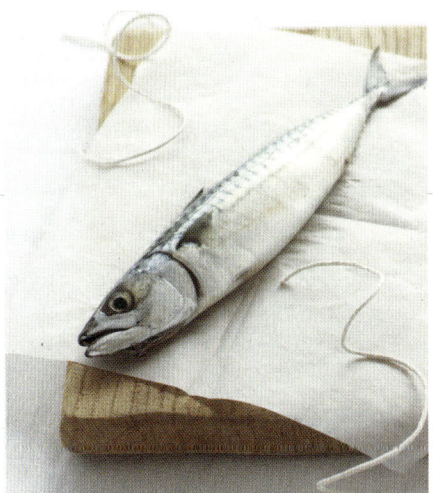

Vor allem der Verzehr von Meeresfischen und -früchten wie Austern, Muscheln, Krabben, Scampi & Co kann zu massiven Symptomen führen. Nicht zu vergessen die Schwermetallbelastung, die viele dieser Produkte bzw. auch fette Fische (Thunfisch oder Lachs) aufweisen. Süßwasserfisch ist, wenn Fisch wieder gegessen werden darf, in jedem Fall besser verträglich.

Eier

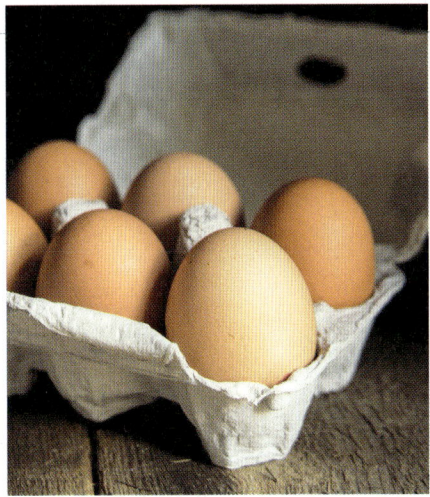

Sind ebenfalls ein häufiges und starkes Allergen, das bei sehr sensiblen Patienten zu gravierenden Symptomen führen kann. Das Eigelb ist grundsätzlich besser verträglich als das Eiweiß. Hühnereier lassen sich gut durch die besser verträglichen Wachteleier ersetzen (1 Hühnerei = 3-5 Wachteleier).

Als **Ei-Ersatz** bzw. **Bindemittel** eignen sich: **Biobin, Kartoffelmehl** oder **Pfeilwurzelmehl**. Wenn Mais verträglich ist, kann man auch Maisstärke verwenden. 2 ½ EL Leinsamenschrot mit 3 EL warmem Wasser angerührt ersetzen 1 Ei in Rezepten. Wenn Soja erlaubt ist, kann man cremig gerührten Seidentofu gut als Bindemittel einsetzen.
Als **Bindemittel** funktionieren **Kuzu** und **Agar Agar** hervorragend. *Kuzu* ist ein weißes, klumpiges Mehl aus der Wurzel der Kuzupflanze und enthält viele Mineralstoffe und Spurenelemente. Es ist geschmacksneutral und muss vor der Verwendung in ein wenig kaltem Wasser aufgelöst werden. *Agar Agar* wiederum ist ein pflanzliches Binde- und Geliermittel, das aus Meeresalgen gewonnen wird.

Besonders bei Getreideprodukten ist die Einhaltung der Rotation wichtig. Es gilt zu vermeiden, dass ein anfangs verträglich getestetes Getreide in die Unverträglichkeit „umkippt", wenn es zu häufig/täglich gegessen wird.

Achtung Brot! Wenn Sie es nicht im Bioladen kaufen, wo detailliert Auskunft über die verwendeten Inhaltsstoffe gegeben werden kann oder Ihr Bäcker Brot von Großfirmen bezieht oder mit Backmischungen arbeitet, dann ist höchste Vorsicht geboten! Sie können nicht sicher sein, was Sie zu sich nehmen. So muss z.B. bei Roggenbrot ein Zusatz von 10% Weizen nicht deklariert werden. Hefe ist oft unverträglich (vor allem, wenn bei Ihnen eine Pilzbesiedelung des Darms vorliegt). Aus diesem Grund darf auch kein Brot gegessen werden, bei dem Hefe als Triebmittel verwendet wird, was meist der Fall ist. Der Verzehr von reinem Roggensauerteigbrot ist erlaubt. Es gibt es immer mehr Spezialbäckereien, die sich auf die Herstellung von Broten für Allergiker spezialisiert haben. Dort bekommen Sie Auskunft zu allen Inhaltsstoffen des jeweiligen Brotes. Oder Sie werden selber zum Brotbäcker …

> *Merksatz:*
> Waschen Sie grundsätzlich jedes Getreide vor dem Kochen äußerst sorgfältig!

Weizen, Dinkel, Grünkern, Kamut

Weizen ist neben Kuhmilch und Eiern das häufigste Allergen unter den Nahrungsmitteln und sollte für eine ganze Zeit völlig gemieden werden. Die Gründe dafür sind vielfältig. Weizen ist nach der Kuhmilch das zweite artfremde Eiweiß im Leben jedes Menschen, mit dem der Körper konfrontiert wird. Ab dem 2. Lebensjahr vergeht mit Sicherheit kein Tag, an dem nicht Weizen in irgendeiner Form dem Körper zugeführt wird. Leider ist Weizen eine Pflanze, die seit Jahrhunderten züchterisch stark manipuliert und verändert wurde. Vor allem der Glutenanteil (Klebereiweiß) im Weizen wird immer höher gezüchtet, da er noch bessere Haltbarkeit und Backeigenschaften sichert. Diese Überzüchtungen bringen zwar große Agrarerträge, bewirken aber eine Zunahme der Allergenpotenz, was bedeutet, dass die Menschen zunehmend mehr Unverträglichkeiten gegen Bestandteile des Weizenkorns entwickeln.

Beim *Dinkel* handelt es sich um eine alte Kulturform des Weizens, der über einen höheren Gehalt an Eiweiß, Kalium, Phosphor und Eisen verfügt. Da er aber mit dem Weizen verwandt ist, muss er bei einer ausgeprägten Weizenunverträglichkeit oft einige Zeit weggelassen werden.

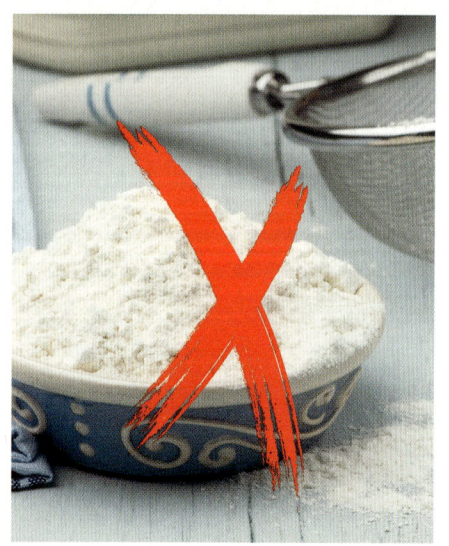

Weizen in jeglicher Form muss unbedingt meiden!

Das gleiche gilt für *Grünkern* – dies ist unreif geernteter und auf spezielle Art getrockneter, gerösteter Dinkel.

Kamut ist eine Urweizenart, ebenfalls besser verträglich, aber oft bei der ersten Testung unverträglich. Also gilt auch hier: einige Zeit weglassen.

Roggen

Oft verträglicher als Weizen, jedoch ein relativ schwer verdauliches Getreide. Roggenbrot – vor allem aus dem vollen Korn – kann Blähungen verursachen. Das Brot zu toasten und langsam und gut zu kauen kann helfen. Roggenknäckebrot ist für viele leichter verdaulich und bekömmlicher.

Buchweizen

Ist kein echtes Getreide, sondern ein Knöterichgewächs und sehr gut verträglich. Er enthält reichlich Kalzium, Eisen, Kalium, Magnesium, Kieselsäure. Vitamine B1, B2, B3. Darüber hinaus ist er glutenfrei, leicht verdaulich und wirkt basisch im Körper.

Grundrezept für 2 Personen
[!] Achten Sie bitte bei allen Zutaten auf Ihre individuellen Verträglichkeiten!

1 Tasse grobe Buchweizenkörner, je Tasse Körner 2- bis 2 1/2-fache Menge Wasser (auch Reis, Hafer- oder Hirsemilch, wenn der Brei eher süßlich sein soll). Buchweizen aufkochen und bei kleinster Temperatur 15 bis 20 Minuten quellen lassen. Mit dieser Masse lassen sich verschiedene Gerichte zubereiten: Einfach nach dem Aufkochen Gemüse dazu geben. Oder in Öl gedünstetes Gemüse und frische Kräuter zugeben und das Ganze kurz mit geriebenem Pechorino oder Büffelmozzarella im Ofen überbacken.

Für eine süße Variante des Buchweizenbreis kocht man ein paar Rosinen mit. Um einen weicheren Brei zu bekommen, geben Sie etwas mehr Wasser oder Getreidemilch dazu. In den letzten Minuten etwas Obst mitdünsten, dies gibt dem Brei eine leichte Süße, so dass kein weiteres Süßmittel mehr

Exkurs
Glutenunverträglichkeit,
Glutenempfindlichkeit

Gluten ist das nicht nur in den Weizensorten, sondern in mehreren Getreidesorten (Hafer, Roggen, Gerste, etc.) enthaltene Klebereiweiß. Eine Glutenempfindlichkeit führt zu erheblichen Problemen im Dünndarm.

Beim Krankheitsbild der Zöliakie werden die Darmzotten völlig abgetragen, es kommt zu Dauerdurchfällen und Gedeihstörungen.

Eine wirkliche Glutenunverträglichkeit ist aber viel seltener der Fall, als eine Weizenglutenunverträglichkeit.

notwendig ist. In trockener Pfanne geröstete Sonnenblumenkerne darüber streuen. Das ist sehr lecker und bereichert das Gericht, da Sonnenblumenkerne sehr viel wertvolle, ungesättigte Fettsäuren enthalten und viele Vitamine und Spurenelemente.

Buchweizenmehl eignet sich für köstliche Pfannkuchen und Pancakes. Russische Blinis, die traditionellerweise zum Kaviar gereicht werden, sind aus Buchweizenmehl gemacht.

Hirse

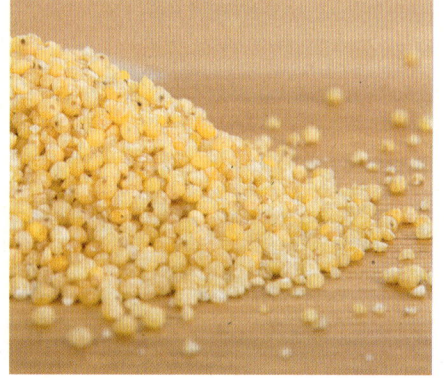

Hirse

Glutenfrei, gut verdaulich, sehr basisch und in den meisten Fällen verträglich. Als einziges Getreide bietet die Hirse einen beträchtlichen Eisengehalt und ist einfach und schnell gekocht. „Vogelfutter", habe ich schon oft gehört. „Lecker" sagen aber die, die wissen, welch großen Wert Hirse hat. Aus ihr lässt sich fast alles zaubern: Kuchen, Plätzchen, Pudding, Quiche. Zwar liegt der Eiweiß- und Ballaststoffgehalt der Hirse nicht so hoch wie bei anderen Getreiden, dafür enthält sie neben Eisen eine Fülle an B-Vitaminen, reichlich Fluor (gut für Knochen und Zahnbildung) und ist extrem reich an Kieselsäure. Wegen des Gehaltes an Phytinsäure darf Hirse nur gekocht oder gekeimt verzehrt werden. Neben Amaranth, Quinoa und Buchweizen ist die Hirse mein absolutes Lieblingsgetreide. Ich lege sie meinen Patienten sehr ans Herz.

Grundrezept für 2 Personen
[!] Achten Sie bitte bei allen Zutaten auf Ihre individuellen Verträglichkeiten!

1 Tasse Hirse, 2 ½ - 3 Tassen Wasser (oder entsprechende Getreidemilchsorte). Hirsekörner vorher heiß waschen, dann mit Wasser/Getreidemilch aufkochen und ca. 20 bis 30 Minuten köcheln lassen. Wird Getreidemilch verwendet, sollte der Flüssigkeitsanteil etwas höher sein als beim Kochen mit Wasser. Je mehr Flüssigkeit verwendet wird, umso weicher wird die Hirse.

Für *Hirsotto* die Hirse wie beschrieben aufkochen, klein geschnittenes Gemüse einstreuen und mitkochen lassen. Schmeckt sehr lecker, wenn Sie zum Schluss geriebenen Pechorino (Schafskäse und perfekter Parmesanersatz!) oder gewürfelten Feta darüber streuen.

Für *Hirse-Couscous* lassen Sie sehr kleinkörnige Hirse in gesalzenem Wasser aufkochen und ausquellen. Dann geben Sie alles in eine große Schüssel, träufeln Öl darüber und mischen es durch. Die Hirse sollte bröselig sein.

Hirseschrot lässt sich in ca. 10 Minuten zubereiten (3 Teile Flüssigkeit auf 1 Teil Hirseschrot) und ist gut geeignet als Einlage in Suppen, für feine Breie, Bratlinge, Füllungen und Souffles.

Bei Hirseflocken geht es noch schneller: Flüssigkeit erhitzen, Hirseflocken einstreuen, kurz aufkochen und ausquellen lassen.

Braunhirse

Die normale Speisehirse besteht aus goldgelben Körnchen und heißt deshalb auch Goldhirse. Die Braunhirse hingegen wird als spezielle Hirsesorte bezeichnet. Im Gegensatz zur Goldhirse kann man die Braunhirse nicht so ohne weiteres essen. Ihre Randschichten sind zu hart und unverdaulich, so dass sie entfernt werden müssen. Sie wird nicht als Korn, sondern in Form von feinem Mehl angeboten und bietet eine Fülle von Mineralstoffen, Spurenelemente und Vitamine. Man kann sie esslöffelweise in Speisen, Smoothies oder Getränke einrühren kann. Auch Braunhirseflocken und leicht gesüßte Braunhirseflakes sind erhältlich. Sie werden einfach über Müslis oder Obstsalate gestreut oder mit Mandelmilch zum Frühstück serviert.

Amaranth und Quinoa

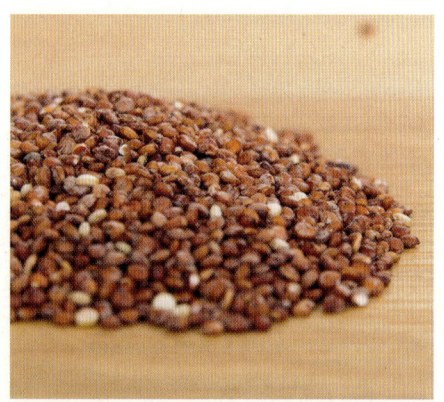

Sogenannte Pseudogetreide, da sie botanisch keine Getreide sind. Sie werden nur wegen ihres Nährstoffcharakters dazu gezählt. Amaranth gehört zu den Fuchsschwanzgewächsen und Quinoa ist ein Gänsefußgewächs. Beide waren für Inkas und Azteken Grundnahrungsmittel. Erst als die Eroberer diesen Anbau systematisch zerstörten und mit der Todesstrafe ahndeten, gingen die Energie und Vitalität tragenden Körner quasi in den Untergrund.

Quinoa und Amaranth stärken das Gedächtnis und die Nervenkraft. Sie enthalten große Mengen an Protein, mehr als andere Getreide und das selten vorkommende Lysin. Hohe Kaliumwerte, Kalzium, Phosphor in günstigem Verhältnis. Ungesättigte Fettsäuren, beachtliche Mengen an Vitamin C und das seltene B12 machen die beiden Körner so wertvoll für unsere Körper.

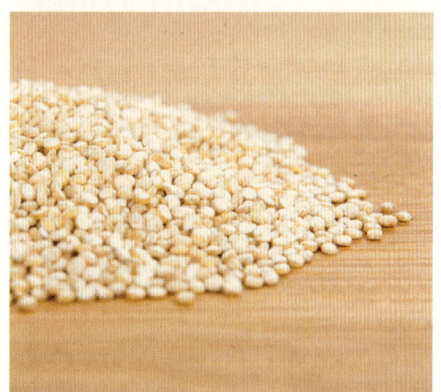

Quinoa (oben: rot, unten: weiß)

Grundrezept für 2 Personen
[!] Achten Sie bitte bei allen Zutaten auf Ihre individuellen Verträglichkeiten!

Wichtig: Quinoa vor dem Kochen unbedingt in einem Sieb unter lauwarmem Wasser abspülen, um Bitterstoffe, die an der Schale haften, zu entfernen.

1 Tasse Quinoa in 2 ½ bis 3 Tassen Wasser aufkochen, dann auf kleiner Flamme ca. 15 Minuten leicht köcheln lassen, salzen und auf der ausgeschalteten Herdplatte etwas nachziehen lassen. Sie können – wie bei der Hirse – kleingeschnittenes Gemüse direkt mitköcheln lassen. Schmeckt hervorragend zu Salat. Kalt lässt sich der Quinoa mit dem Salat vermischen und als Snack zwischendurch essen.

Pfannenquinoa schmeckt mir persönlich sehr gut: Gekochtes Quinoa in etwas Öl leicht anbraten. In einer fettfreien Pfanne Sonnenblumenkerne, Kürbiskerne oder, wenn erlaubt, Cashewbruch anrösten (bis ein guter Geruch aufsteigt). Mit dem Quinoa vermischen. Mit Salz und Pfeffer nachwürzen, evtl. frisches Basilikum dazu. Auch kalt sehr lecker!

Quinoa kann man wie den Buchweizen und die Hirse auch als süßen Brei genießen oder zur Füllung für Gemüse verwenden.

Grundrezept Amaranth
[!] Achten Sie bitte bei allen Zutaten auf Ihre individuellen Verträglichkeiten!

Im Grunde kann Amaranth so zubereitet werden, wie Quinoa oder Hirse: Zuerst in einem feinen Sieb waschen, bis das Wasser klar ist, danach mit der doppelten Menge Wasser kochen. Amaranth ist sehr weich und es entsteht eine Art Grütze, die sich gut zum Füllen von Gemüsen eignet.

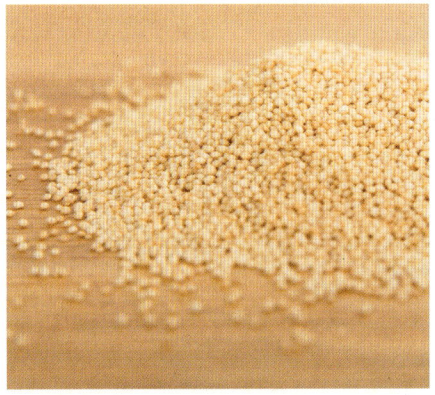

Ich mische Amaranth gerne mit anderen Getreiden. Zum Beispiel mit Reis, das wertet den Reis ernährungsphysiologisch auf. In Gemüsesuppen mitgekocht, macht Amaranth die Suppe noch wertvoller – einfach einstreuen und mitkochen lassen. Auch für Aufläufe eignet es sich gut. Amaranthmehl lässt sich zu Pfannkuchen, Gebäck und Brot verarbeiten.

Superlecker: Amaranth-Popcorn. Fertig im Bioladen kaufen oder ganz einfach in einer Pfanne selber machen.

Einen großen Topf (bei aufgelegtem Deckel) heiß werden lassen. Nur so viel Amaranth hineingeben, dass der Boden bedeckt ist. Deckel wieder auflegen und das Amaranth poppen lassen, Topf dabei hin und her bewegen.
Amaranth in eine Schüssel geben und, wenn man möchte, die nächste Ladung poppen lassen. Schmeckt mit Getreidemilch, einfach so oder zum Drüberstreuen über Müsli, Suppen oder Salate.

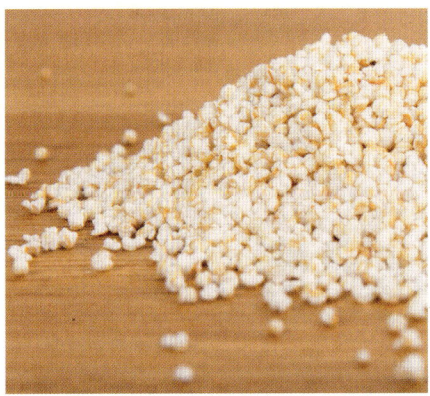

Für Amaranthpralinen das gepoppte Amaranth mit Agavendicksaft, Ahornsirup oder Honig mischen und im Kühlschrank fest werden lassen. Zu bissgroßen Happen formen und genießen!

Amaranth (oben: natur, unten: gepoppt)

Reis

Ist relativ gut verträglich, aber durchaus nicht so vorbehaltlos, wie man vielleicht denken könnte. Reiswaffeln sind ein guter Brotersatz, Reisflocken eignen sich gut für Müsli oder warme Frühstücksbrei und Reismehl kann zum Eindicken von Suppen und Soßen bzw. in Kombination mit anderen Getreidesorten zum Backen verwendet werden.

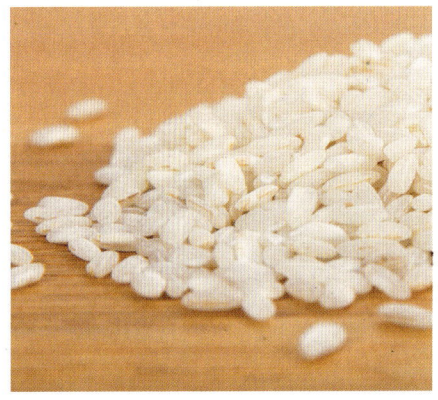

Reis

Mais

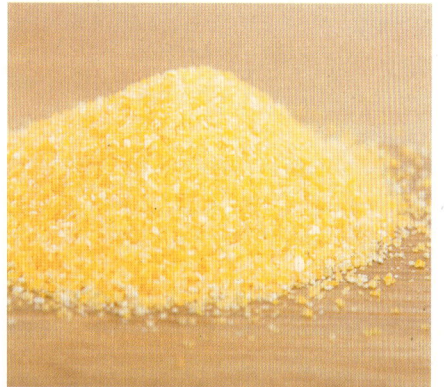

Polenta

Gehört in den USA zu den meistverbreiteten Allergenen, weil er dort vielen Lebensmitteln zugesetzt wird. Hierzulande ist es nicht so schlimm mit dem Mais, aber in vielen Fällen muss man ihn in der ersten Runde weglassen. Wenn er vertragen wird, kann man ihn als Maisgrieß/Polenta oder Maismehl verwenden. Maiswaffeln sind ein guter Brotersatz.

Grundrezept Polenta
[!] Achten Sie bitte bei allen Zutaten auf Ihre individuellen Verträglichkeiten!

Für eine sämige Polenta die 3 bis 4fache Menge Wasser aufkochen und leicht salzen. Polentagries langsam einrieseln lassen und bei minimaler Hitzezufuhr ständig mit einem Schneebesen rühren – ca. 10 bis 12 Minuten (bis sich die Polenta vom Topfrand löst). Entweder gleich so verspeisen, oder in eine große Auflaufform geben und erkalten lassen. Rechteckige Stücke schneiden und auf dem Grill oder mit etwas Öl knusprig braten. Passt hervorragend zur Fleisch, Geflügel oder Gemüse.

Sie können die Polenta auch auf ein Blech streichen, abkühlen lassen, mit verschiedenen Gemüsen belegen, mit Pecchorino bestreuen und daraus im vorgeheizten Ofen eine leckere Maispizza backen. Schmeckt kalt ebenfalls hervorragend!

Obst und Gemüse

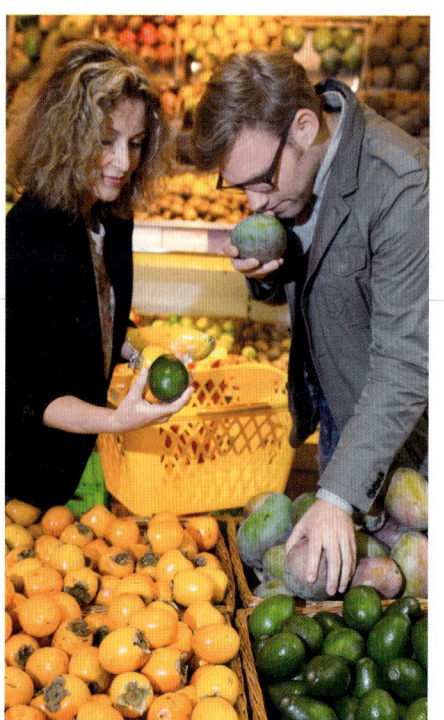

Im Gegensatz zum allgemeinen Verständnis, dass *Obst* besonders ‚gesund' sei und häufig konsumiert werden solle, bin ich der Meinung, dass Obst als Genussmittel einzuordnen ist und dass die übermäßige Obstesserei mehr schadet als nutzt. Das gilt vor allem für Menschen mit Nahrungsmittelunverträglichkeiten und Darmproblemen. Auch wenn Äpfel & Co sogenannte Bioflavonide oder Pflanzensekundärstoffe mit unbestritten positivem Einfluss auf das Immunsystem vorweisen können, wird der Fruchtzucker (Fruktose) im Körper wie Haushaltszucker verstoffwechselt und begünstigt oft eine ungünstige Besiedelung des Darmes durch den Candidapilz. Je süßer eine Obstsorte, desto problematischer ist sie, zumindest in dieser Hinsicht.

Die aktuell immer häufiger grassierende Fruktose-Intoleranz hat weniger mit einer vererbten Stoffwechselstörung zu tun, sondern vielmehr mit einem Zuviel an Fruktose, denn diese ist nicht nur im Obst enthalten, sondern wird auch von der Nahrungsmittelindustrie als „gesunde" Süßalternative gepriesen, was nicht unbedingt stimmt.

Außerdem kaufen Sie, wenn Sie Ihr Obst im Supermarkt erwerben, auch die Pestizidrückstände und chemischen Substanzen, mit denen es behandelt wurde. Bioware ist also auch hier die bessere Wahl.

Gemüse ist wesentlich empfehlenswerter und es gibt mehr verträgliche Gemüsesorten als Obstsorten. Auch hier empfehle ich unbehandeltes Biogemüse, denn die Pestizid- und Giftbelastung macht auch vor Zucchini & Co nicht halt. Sollten Sie also auf eine grundsätzlich gut getestete Gemüse- oder Obstsorte dennoch reagieren, überprüfen Sie, wo sie die Ware gekauft haben. Chemische Substanzen belasten Darm und Leber und können sowohl unser Darmmilieu als auch das Enzymsystem empfindlich stören. Es ist nicht klar, welche Wirkungen die Kombination einzelner Substanzen letztlich im Organismus haben und inwieweit sich ihre Wirkungen verstärken.

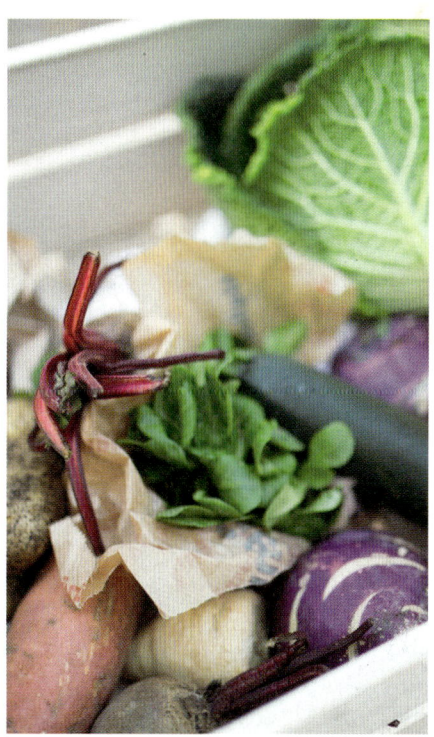

In *Konserven* sind die Vitamine weitgehend zerstört; Obstkonserven enthalten oft Zucker, Konservierungs- und Farbstoffe. Ein weiteres Problem kann die Beschichtung der inneren Konservenwände sein, deren Rückstände sich im Eingemachten ablagern.

Tiefkühlkost ist zwar biologisch wertvoller, sollte aber keinesfalls ausschließlich gegessen werden, da ihm die „Lebensenergie" von frischer Ware fehlt. Zu diesem Thema, der sogenannten Biophotonenabstrahlung, gibt es sehr interessante wissenschaftliche Untersuchungen von Prof. Popp. Er vertritt die Meinung, dass Lebensmittel nicht nur einen chemischen Nährwert, sondern durch das in ihnen gespeicherte Sonnenlicht (Biophotonen) einen großen Wert an Lichtinformation besitzen.

Öle – Viele Ölsorten sind gut verträglich, aber achten Sie auf gute Qualität und das Etikett „kaltgepresst". Öle muss man nicht so streng rotieren, allerdings empfehle ich eine großzügige Abwechslung, da jedes Öl seinen speziellen, ernährungsphysiologischen Vorteil hat. Meine Favoriten sind Olivenöl, Rapsöl, Leinöl, Leindotteröl, Hanföl und Distelöl. Aber auch gegen Kürbiskern- und Sonnenblumenkernöl bestehen meist keine Bedenken. Patienten mit einer Unverträglichkeit gegen Mais müssen darauf achten, dass sie kein Maiskeimöl verwenden. Sesam- und Sojaöl sind ebenfalls problematisch, da sowohl Sesam als auch Soja oft unverträglich sind.

Butter – Als einziges Kuhmilchprodukt ist Butter in vielen Fällen erstaunlich gut verträglich, weil es zum größten Teil aus Fett besteht und das Milchprotein in seiner ursprünglichen, problematischen Form kaum mehr vorhanden ist. Wegen des des Fermentierungsprozesses empfehle die Sauerrahmbutter, da sie besser verträglich als Süßrahmbutter ist. Zur Herstellung von Sauerrahmbutter wird der Rahm vor der Reifung mit Milchsäurebakterien versetzt, dann erfolgt über 7 bis 10 Stunden die Reifung bei 16-18 Grad. Erst dann wird er abgekühlt und kommt in den Butterfertiger. Süßrahmbutter hingegen wird diesem Fermentierungsprozess nicht unterworfen, sondern ohne Zusatz von Milchsäurebakterien gereift.

Eine sehr empfehlenswerte Form der Butterverwendung ist *Ghee.* Dabei handelt es sich um geklärte Butter, die nicht nur wohlschmeckend ist, sondern auch sonst viele positive Eigenschaften hat. In der ayurvedischen Medizin wird Ghee zum Kochen verwendet, weil es die Speisen besser verdaulich macht, aber auch therapeutisch zur Entgiftung eingesetzt.

Hartfette – Gehärtete Pflanzenfette (z.B. Palmin = Kokosfett). Sehr mit Vorsicht zu genießen, da sie oft unverträgliche Zusätze enthalten. Deshalb weglassen.

Margarine – Da Margarine kein natürliches Lebensmittel ist (chemische Tricks und Zusatzstoffe bei der Herstellung), ist von der Verwendung abzuraten. Emulgatoren, Aromen, Farbstoffe, Säuerungsmittel (in Form von Zitronensäure) sorgen zwar für gutes Aussehen und Geschmack, aber rufen sehr oft sehr unangenehme Reaktionen hervor.

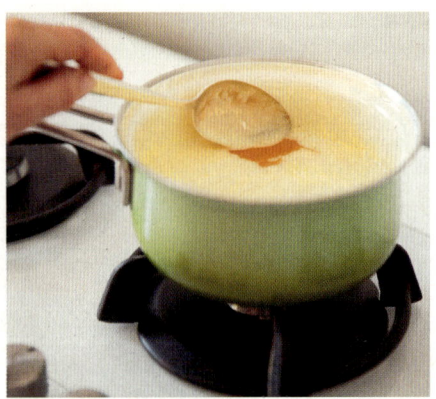
Zubereitung von Ghee

Ghee

Die Herstellung ist einfach. Butter sacht zum Köcheln bringen und den sich bildenden Schaum sorgsam abschöpfen, bis klares, gelbes, flüssiges Fett übrig bleibt. Auf diese Weise werden Milcheiweiß und Milchzucker entfernt und die Butter wird noch verträglicher.

Ghee ist durch den geringen Wassergehalt haltbarer als Butter. Im Kühlschrank viele Monate lang.

Ein Wort vorab: Das Überangebot an Süßigkeiten in unserer Gesellschaft ist mit ein Grund für die Zunahme all der gesundheitlichen Probleme, die ich tagtäglich in meiner Praxis sehe. Und es führt durch Gewöhnung dazu, dass wir gar nicht mehr mitbekommen, wie viel Zucker eigentlich in unseren Speisen enthalten ist. Die Rezeptoren für „süß" auf der Zunge funktionieren genauso wie andere Sensoren im Körper: Sie stumpfen bei Überbeanspruchung ab.

Wenn Sie mit der Rotationsdiät beginnen und eventuell auch ein Darmpilz auskuriert werden muss, seien Sie Ihrem Schicksal dankbar (so seltsam das klingen mag). Jetzt können Sie sämtliche, in die falsche Richtung laufenden Essgewohnheiten und Gelüste wieder auf Null setzen und Ihren Geschmacksrezeptoren neues Leben einhauchen!

Durch das Weglassen von Zucker und ggf. auch anderer Süßungsmittel werden Ihre Geschmacksrezeptoren empfindlicher. Feinere Nuancen, die früher übertüncht wurden, werden wieder wahr genommen. Sie entwickeln ein neues Gespür für den Eigengeschmack und die natürlichen Aromen der Speisen.

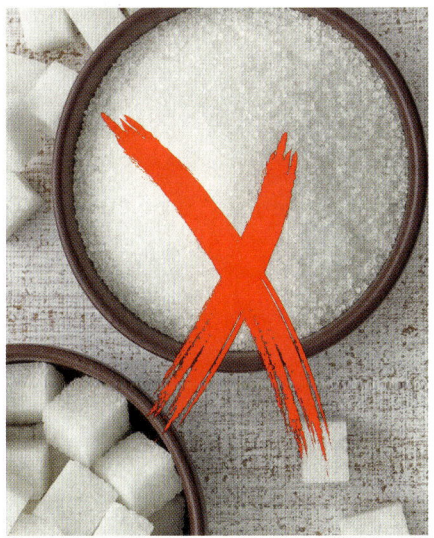

Weißer Zucker – Süßes Gift, das süchtig macht. Er muss komplett vom Speiseplan gestrichen werden.

Brauner Zucker – Enthält zwar etwas mehr Vitalstoffe, ist jedoch ebenfalls meist unverträglich. Das gleiche gilt für *Trauben- und Fruchtzucker.*

Ahorn- und Agavensirup – In der ersten Testung oft nicht gut verträglich, wenn ein Darmproblem mit im Spiel ist. Können aber meist schnell wieder auf den Speiseplan genommen werden. Ahornsirup ist dem Agavensirup vorzuziehen, da er weniger Fructose enthält und in ihm noch ein paar andere wertvolle Vitamine und Inhaltsstoffe enthalten sind. Agavendicksaft ist übrigens nicht unbedingt ein so natürliches und wertvolles Süßungsmittel, wie es in vielen veganen Kochbüchern dargestellt wird. Bei der Herstellung wird er stark raffiniert und enthält einen hohen Fructoseanteil, der bei darmempfindlichen Patienten Blähungen verursacht und, wenn man ihn zuviel verwendet, durchaus das Wachstum des Candida begünstigt.

Gerstenmalzsirup – Süßungsmittel aus angekeimten Gerstenkörnern. Der Sirup ist dick und dunkel und hat einen malzigen Geschmack. Da er zu den Mehrfachzuckern zählt, wird Gerstenmalzsirup nur langsam im Körper abgebaut und lässt den Blutzuckerspiegel – anders als raffinierter Zucker – nicht in die Höhe schnellen.

Reissirup – Hat die Konsistenz von Honig. Dafür werden Gerstenmalz und Naturreis gekocht, bis die darin enthaltenen Stärken zu Zuckern aufgespalten sind. Die Flüssigkeit wird gesiebt und zu einem dicken Sirup reduziert. Gut verträglich, wenn Reis vertragen wird und kein Darmpilz vorhanden ist.

Honig – Gilt als sehr gesund, ist aber sehr oft unverträglich, besonders bei meinen Patienten mit Heuschnupfen. Kein Wunder, denn der Honig entsteht durch den Bienenfleiß aus Blütenpollen.

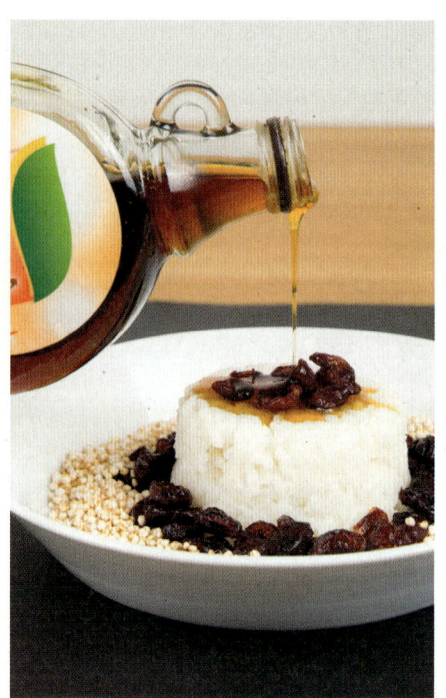

Es geht auch sehr gut ohne Industriezucker!

Ursüße/unraffinierter Vollrohrzucker – Getrockneter Zuckerrohrsaft. Er enthält viele Pflanzensekundärstoffe des Zuckerrohrs und wird oft gut vertragen. Ist im Reformhaus unter dem Markennamen Rapadura oder Mascobado-Zucker erhältlich.

Birnendicksaft/Apfeldicksaft – Dicksaft ist ein stark konzentrierter, dickflüssiger Fruchtsaft, der im Gegensatz zu Sirup kalt hergestellt wird. Er ist zwar besser verträglich als weißer Zucker, aber es darf nicht übersehen werden, dass es sich hier um konzentrierten Fruchtzucker handelt, der nur sparsam eingesetzt werden sollte, da er sonst im Darm und Stoffwechsel ebenfalls Probleme auslöst. Wenn Birne oder Apfel nicht verträglich sind, dann ist natürlich auch der entsprechende Dicksaft nicht erlaubt.

Stevia – Ein aus der Pflanze Stevia rebaudiana (Süßkraut) gewonnenes Süßungsmittel. Er hat eine stärkere Süßkraft als Zucker, aber auch einen bitteren Beigeschmack, der nicht jedermanns Sache ist. Lakritzliebhaber sind eher bereit, Stevia in ihren Speiseplan aufzunehmen. Stevia hat den Vorteil, dass es bei einer Pilzbelastung des Darmes verwendet werden kann, da es der Candidapilz nicht zu seiner Vermehrung umwandeln kann.

Sukrin – Wird zwar aus Glucose hergestellt, durch einen Fermentationsprozess wird die Struktur des Zuckers jedoch verändert und es entsteht als Endprodukt der Zuckeralkohol Erythritol. Durch einen aufwändigen Kristallisationsprozess entsteht daraus Sukrin. Es enthält keine Kalorien und wird unverbraucht im Urin wieder ausgeschieden. Da es nicht den Blutzuckerspiegel erhöht und keinerlei Einfluss auf die Insulinausschüttung hat, ist es auch für Diabetiker geeignet.

Xylitol/Xylit/Birkenzucker – Ähnlich wie Sukrin sogenannte Zuckeralkohole. Kommen als natürliche Zucker in den Fasern vieler Obst und Gemüsesorten bzw. in der Birkenrinde vor. Sie ersetzen weißen Zucker 1:1, können aber in höheren Mengen Verdauungsbeschwerden machen und abführend wirken. Auch ist Xylitol nicht kalorienfrei, doch hat es nur 60 Prozent des Kaloriengehaltes von Zucker und beeinflusst den Blutzuckerspiegel nur geringfügig.

Achtung! Ob **Sukrin, Xylitol, Birkenzucker oder Stevia** *– sie alle sind einem industriellen Herstellungsverfahren unterworfen und sollten sehr bewusst und in Maßen konsumiert werden. Denn im Grunde geht es ja darum, sich die übertriebene Süßlust abzugewöhnen. Das klingt schwieriger als es in Wirklichkeit ist, denn nach einer gewissen Entwöhnungszeit verschwindet das Verlangen nach Süß nahezu (auch bei Kindern).*

Gewürze

Scharfe Gewürze wie Chili, Curry, Ingwer, Paprika, etc. werden häufig schlecht vertragen und fallen zunächst weg. Auch Anis, Kümmel, Nelken, Schnittlauch, Petersilie, Zimt und Vanille sind selten bei der ersten Testung verträglich. Die italienischen Gewürzkräuter Basilikum, Oregano, Majoran, Thymian und Rosmarin sind häufig verträglich, ebenso Dill und Liebstöckel.

Salz – Meersalz, Steinsalz, Himalayasalz sind fast immer verträglich, von künstlich jodiertem Speisesalz rate ich ab.

Brühwürfel und gekörnte Brühe – Enthalten sehr oft Sellerie, Karotten, Zwiebel und andere Gemüse, die hinsichtlich ihrer Verträglichkeit problematisch sind, deshalb sind sie eher zu meiden.

Sojasauce – Wenn Soja vertragen wird, sollte man im Bioladen nach Tamari Ausschau halten. Dies ist eine qualitativ hochwertige Sojasauce ohne Glutamat, Weizen und Zucker..

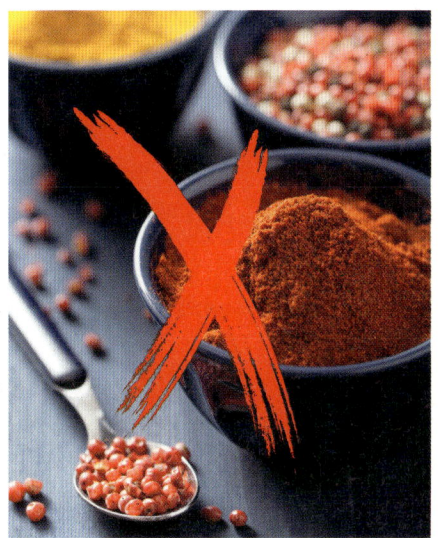

Würzextrakte – Industriell gefertigte Würzen wie z.B. Worcester-Soße kommen grundsätzlich nicht in Frage, ebenso wenig Fertigmayonnaisen oder Tomaten-Ketchup, etc. Auch bei natürlichen Würzextrakten oder Aufstrichen aus dem Bioladen oder Reformhaus ist Vorsicht geboten, denn sie enthalten ebenfalls Zutaten wie Gewürze, Hefe, Zucker, Soja, etc., die häufig unverträglich sind.

Essig – Aceto Balsamico fällt so lange weg, wie Trauben nicht vertragen werden. Sehr gut verträglich sind Essigessenz (mit Wasser verdünnen!), Reisessig, Branntweinessig oder Himbeeressig. Sehr gut bewährt hat sich auch Ume-Su aus dem Bioladen oder Reformhaus – eine rötliche Essenz, die salzig-sauer schmeckt. Sie wird aus vergorener Umeboshi-Pflaume hergestellt.

Superfoods

Da sogenannte Superfoods im Zuge der vegetarischen und veganen Überflutung an Kochbüchern sehr populär geworden sind, möchte ich gerne darauf eingehen, denn einige von ihnen sind gerade im Rahmen einer Nahrungsmittelunverträglichkeit sehr verträglich und empfehlenswert:

> ### Merke!
> Immer ganze Leinsamen kaufen. Legen Sie sich eine elektrische Kaffeemühle zu und mahlen Sie Ihre Leinsamenportion möglichst frisch, dann bleiben die wertvollen Inhaltsstoffe besser erhalten. Ein Zweiwochenvorrat hält sich gut luftdicht verpackt im Kühlschrank.

Leinsamen – Hat von allen Pflanzen den höchsten Anteil an Omega-3-Fettsäuren. Omega 3 und Omega 6 werden als essenzielle Fettsäuren eingestuft, da der Körper sie nicht selbst produzieren kann. Der Omega-6-Bedarf wird relativ leicht durch Samen, Pflanzenöle und Nüsse abgedeckt, Omega-3 kommt in Pflanzen jedoch relativ selten vor, dafür in fettem Fisch umso reichlicher. Von diesem muss ich jedoch aufgrund der Schwermetallbelastung abraten. In Leinsamen nun sind die wertvollen Omega-3-FS in großem Maße vorhanden, sie machen sogar 57 Prozent des Fettanteiles aus und sind deshalb (nicht nur) für eine vegetarische und vegane Ernährung besonders wichtig. Für Sportler sind sie ebenfalls optimal geeignet, denn sie helfen dabei bewegungsinduzierte Entzündungen zu reduzieren und enthalten viel Kalium (wichtig, falls Bananen schlecht verträglich sind) und jede Menge Ballaststoffe, sowohl löslich als auch nicht löslich. Die löslichen verlangsamen die Aufnahme von Kohlenhydraten in den Blutkreislauf, helfen bei der Steuerung des Insulinspiegels und verlängern die Energieverbrennung. Leinsamen spielen eine wichtige Rolle bei der Verstoffwechselung von Fett. Sie geben ein Gefühl der Sättigung, so dass das Hungergefühl abgestellt wird.

Hanf – Enthält extrem viel Protein (Veganer aufgepasst: sogar alle 10 essenziellen Aminosäuren!), viele Nährstoffe und ist leicht verdaulich. Es gibt ihn als Hanföl, Hanfsamen und Hanfmehl. Ich möchte nicht unerwähnt lassen, dass ein bestimmtes weiteres Hanfprodukt, welches unter das Suchtgesetz fällt, sehr wertvolle schmerzhemmende Eigenschaften besitzt, die in der Medizin, vor allem bei austherapierten Schmerzpatienten, eine hilfreiche Rolle spielen können. *Alles in allem: Hanf gehört auf den Speisezettel!*

Chia-Samen – Stammen aus Mexiko, Zentral- und Südamerika und enthalten eine ganze Menge wertvoller Inhaltsstoffe: sehr viel Eiweiß, Antioxidantien, Eisen, Mineralstoffe, Spurenelemente und Ballaststoffe. Auch haben sie einen natürlichen blutverdünnenden Effekt, der das Risiko eines Schlaganfalls oder Herzinfarkts senkt und sie können den Blutzuckerspiegel positiv beeinflussen. Darüberhinaus wirken sie wohltuend und ausgleichend auf die Darmfunktion.

Chufas (Erdmandel) – Eine sogenannte „Erdknolle", die in feingemahlener Form ein ganz wunderbares Magen- und Darmtherapeutikum mit hervorragendem Geschmack darstellt – ähnlich wie gemahlene Haselnüsse oder Mandeln. Chufas wirken sehr gut bei Verstopfung, haben cholesterinsenkenden Effekt und beeinflussen positiv die Stoffwechselsituation bei Diabetikern und übergewichtigen Menschen. Sie passen als Flakes oder gemahlen köstlich ins morgendliche Müsli, in ein Schafsjoghurt, beim Backen als Ersatz für Mandeln oder Haselnüsse, etc. Auf jeden Fall einen Kostprobe wert!

Tipp!

Wertvolle Info für alle sodbrenngeplagten Mitmenschen: Schlucken Sie einen Teelöffel trockene Chia-Samen und trinken Sie anschließend eine Tasse Wasser. Dadurch wird überschüssige Magensäure gebunden.

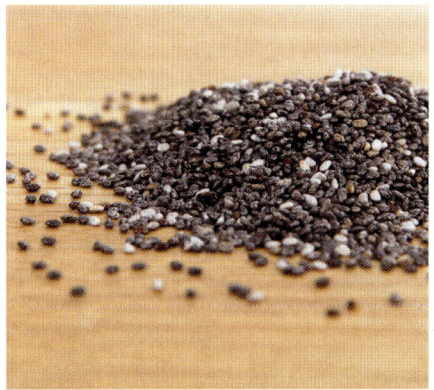

Chia Samen

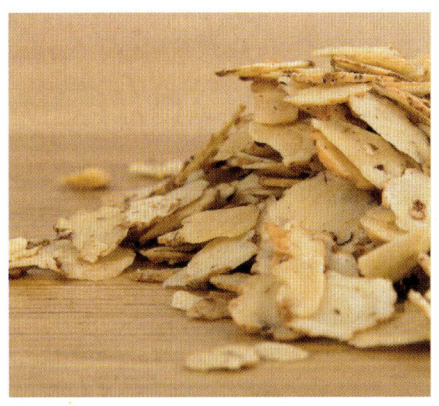

Chufaflakes

DER DARM – ORGAN MIT TIEFGANG

Der Darm ist beim Thema Nahrungsmittelunverträglichkeiten und Allergiene ein entscheidender Faktor und wir tun gut daran, diesem komplexen Organ liebevolle Aufmerksamkeit zu schenken. Nicht nur Immunsystem, Energiehaushalt und körperliche Stabilität hängen von ihm ab, sondern auch unsere psychische Gesundheit. Sehr viele Vorstufen von Neurotransmittern werden im Darm gebildet, sogar 60% des körpereigenen Serotonins!

Darm und Hirn sind ein starkes Team im Dienste unserer geistigen und körperlichen Gesundheit , weshalb es mehr als sinnvoll ist, sich um das Wohl seiner Darmflora zu kümmern. Das lässt sich an erster Stelle optimal über die Ernährung und die Vermeidung bzw. den seltenen Konsum von darmungünstigen Nahrungsmitteln wie Zucker, Weizen, Kuhmilch & Co und die Versorgung mit guten Darmbakterien steuern.

Mit einer intakten Darmflora sinkt die Gefahr deutlich, Nahrungsmittelunverträglichkeiten, chronisch entzündliche Darmerkrankungen oder Pilzinfektionen zu entwickeln. Auch die Gewichtsabnahme funktioniert besser, die Cholesterinwerte normalisieren sich.

Das ist „Gift" für die Darmflora

Antibiotika – Sie zerstören bekanntlich nicht nur die schädlichen, sondern auch die nützlichen Darmbakterien. Auf diese Weise beeinträchtigen sie die gesamte Darmflora enorm und triggern eine wachsende Anfälligkeit für Krankheiten aller Art. Eigentlich sollte die Darmflora in der Lage sein, sich nach einer Antibiotika-Einnahme von alleine zu regenerieren. Das dauert allerdings im Regelfall bis zu sechs Monaten und es müssten optimale Ernährungs- und Life Style Bedingungen vorhanden sein. Dies ist selten der Fall, weshalb sich die übrig gebliebenen schädlichen Darmbakterien oder auch die Pilze deutlich schneller vermehren als die Restbestände der „guten" Darmbakterien.

Antibabypille und andere Hormonpräparate – Die Einnahme von Hormonpräparaten hat einen massiven Einfluss auf den Zustand der Darmgesundheit. Frauen, die orale Kontrazeptiva nehmen (vor allem wenn es sich um Pillen mit hohen Östrogendosen handelt), tragen ein deutlich höheres Risiko, chronisch entzündliche Darmerkrankungen wie Morbus Crohn und Colitis ulcerosa zu entwickeln als Frauen, die nicht mit der Pille verhüten.

Zucker – Kaum ein Nahrungsmittel führt so zielgerichtet zur Zerstörung der Darmflora wie Zucker. In Kombination mit ungesunden Fetten entwickelt sich schnell eine Dysbiose (fehlerhafte Darmflora). Gleichzeitig verringert sich die Dicke der Darmschleimhaut, während ihre Durchlässigkeit steigt. Eine durchlässige Darmschleimhaut führt zum sogenannten „leaky gut syndrom", was eine Grundlage ,für die Entwicklung massiver Unverträglichkeiten und Allergien ist.

Übersäuerung – Die typisch westliche Ernährungsweise, zu der neben Zucker und ungesunden Fetten noch viele stark verarbeite Nahrungsmittel gehören, verschiebt das gesunde Gleichgewicht im Körper und führt zur heute weit verbreiteten chronischen Übersäuerung. Dies zieht eine pH-Wert-Verschiebung im Verdauungssystem nach sich. Eine solche Milieuveränderung aber vertreibt die nützlichen Darmbakterien und schafft ein günstiges Klima für schädliche Darmbakterien und Pilze (z. B. Candida albicans). Eine sogenannte Dysbiose entsteht. In Kombination mit einem Pilzbefall ist sie für zahlreiche Beschwerden verantwortlich – von erhöhter Infektanfälligkeit über chronische Müdigkeit bis bin zu einem völligen Zusammenbruch des Immunsystems.

Lebensmittel-Zusatzstoffe und Fertigprodukte – Ein maßgeblicher Grund für die negative Auswirkung der modernen Ernährung auf die Darmflora ist ihr Übermaß an künstlichen Lebensmittelzusatzstoffen. Genau wie Antibiotika wirken sich diese naturfremden Substänzen auf viele nützliche Darmbakterien schlichtweg tödlich aus.

Pestizidrückstände – Leider wird die Gegenwart von Pestizidrückständen in konventionell erzeugten Lebensmitteln bagatellisiert, dabei ist durch viele Studien bewiesen, dass Pestizide die Darmflora schädigen (und nicht nur diese!). Deshalb auch mein Plädoyer für den Bioladen und biologisch erzeugte Lebensmittel, da sich auf diese Weise ein wichtiger Risikofaktor für die Entwicklung einer Dysbiose ausschalten lässt.

Stress – Stress schadet der Darmflora! Wissenschaftliche Beweise für Stress als krankmachenden Faktor gibt es in der Zwischenzeit viele. Man entdeckte, dass nicht nur Stress die Darmflora schädigen kann, sondern dass umgekehrt eine gesunde Darmflora auch für eine höhere Stressresistenz sorgen kann. Mit ausreichend nützlichen Darmbakterien im Körper lässt man sich infolgedessen nicht so schnell stressen, sieht das Leben deutlich gelassener und leidet kaum noch unter den typischen Stressfolgen.

Tipp!

Der Darm liegt mir als Therapeutin sehr am Herzen. Ich habe geradezu die Mission, seine Pflege zu einem Lieblingsprojekt meiner Patienten werden zu lassen. Mein Buchtipp: ‚Darm mit Charme‘. Bitte lesen Sie es – es lohnt sich!

SYMPTOME & BESCHWERDEN IM ZUSAMMENHANG MIT NAHRUNGSMITTELUNVERTRÄGLICHKEITEN

Es gibt Lebensmittelintoleranzen, die kaum oder nur selten mit Symptomen einhergehen, aber in den meisten Fällen treten unterschiedliche Beschwerden in einer Abstufung von leicht bis sehr schwer auf. Darüberhinaus gibt es zahlreiche Erkrankungen oder krankhafte Zustände, die man nicht unbedingt mit einer Nahrungsmittelunverträglichkeit in Zusammenhang bringen würde. Meist sind sie nicht die alleinige Ursache, aber zumindest schwerwiegende „Mittäter".

Magen-Darmerkrankungen – Hier liegt es nahe, dass die Gründe für Völlegefühl, Blähungen, Durchfällen, Verstopfung, etc. an der Ernährung liegen. Auch chronische Magen- und Zwölffingerdarmgeschwüre ebenso wie die chronischen Darmentzündungen, die als Colitis Ulzerosa und Morbus Crohn diagnostiziert werden, hängen mit Unverträglichkeiten zusammen, ebenso die sehr unangenehmen Aphten im Mund.

Hartnäckige Verstopfungen bei Säuglingen – Die schmerzhaften Dreimonatskoliken sehe ich oftmals in Zusammenhang mit einer Unverträglichkeit gegen Kuhmilch, die entweder von der stillenden Mutter getrunken wird oder über die Säuglingsnahrung zugeführt wurde (mehr dazu unter ‚Nahrungsmittelallergie bei Säuglingen' auf Seite 49)

Pilzbefall des Darms – Steht immer im Zusammenhang mit Nahrungsmittelunverträglichkeiten. Hier taucht oft die Frage auf, wer was verursacht: Stimuliert die Unverträglichkeit den Pilzbefall oder stellt der verpilzte Darm die Grundlage für die Unverträglichkeit dar? Die Wechselbeziehung steht außer Frage. Neben dem Weglassen der unverträglichen und pilzfördernden Nahrungsmittel ist es deshalb oft notwendig, für eine kurze Zeit parallel zur Ernährungsumstellung Pilzmittel einzusetzen. Dies sollte immer unter therapeutischer Aufsicht erfolgen.

Migräne – Es gibt wissenschaftliche Studien, die zeigen, dass bei über 80% Migränepatienten eine Unverträglichkeit von Nahrungsmitteln vorliegt. Auch ich beobachte in meiner Praxis immer wieder, wie sich diese anfallsartigen, meist einseitigen, heftigen Kopfschmerzen, die oftmals mit Erbrechen, Übelkeit und Lichtempfindlichkeit einhergehen, durch das Weglassen der unverträglichen Nahrungsmittel dramatisch bessern.

Infektanfälligkeit – Sollten Sie mit ständigen Erkältungen, Schnupfen, Husten, Nebenhöhlenentzündungen, Mandelentzündungen, und Blasenentzündungen Ihre liebe Not haben, können Sie sicher sein, dass Ihr Immunsystem nicht gerade auf der Höhe ist. Diese Schwäche ist der beste Nährboden für Allergien. Auch bei Babys und Kleinkindern, die dauernd Infekte haben, ist davon auszugehen, dass dies nur die Vorläufer für allergische Symptome wie Heuschnupfen, Asthma, Neurodermitis, etc. sind. Verschlimmert wird die Situation, wenn häufige Antibiotikagaben eingesetzt werden – sie schädigen die Darmflora auf Dauer, was wiederum der Nährboden für weitere Infekte und die Nahrungsmittelunverträglichkeit ist.

Häufige Mandelentzündungen – Sind oft die deutlichen Anzeichen für eine angeborene Kuhmilch-Allergie und bessern sich erst, wenn die Milch weggelassen wird!

Asthma – Beim Asthma ist häufig eine Nahrungsmittelunverträglichkeit mit an der Symptomatik beteiligt. Eine sichere Ursache sind Kuhmilchprodukte, aber auch Weizen, Eier und viele andere Nahrungsmittel können Auslöser sein. Was in diesem Fall immer mitbeachtet werden muss, sind Umweltfaktoren wie Pollen, Schimmelpilze, Hausstaub, etc.. Deshalb sollte nicht sofort mit Beginn der Diät das Asthmamittel weggelassen werden. Mit zunehmender Besserung kann man die Medikamente reduzieren und in vielen Fällen sogar absetzen.

Rheumatische Gelenkbeschwerden – Man glaubt es kaum, aber auch diese Probleme sind ein typisches Zeichen für eine Nahrungsmittel-Allergie und sogar schon bei Kindern zu beobachten. Eine Ernährungsumstellung bringt oft bei chronischem Rheuma und Arthrose Erleichterung.

Neurodermitis – Das so genannte atopische Ekzem ist eine sehr belastende Symptomatik, vor allem weil sie sich im Baby- und Kindesalter manifestiert und mit den übergreifenden Ekzemen und dem quälenden Juckreiz eine extreme Belastung für die ganze Familie darstellt. Auch wenn die Schulmedizin es oft immer noch unter den Tisch kehren möchte: Neurodermitis hängt fast immer mit der Ernährung zusammen. Dieser Zusammenhang zeigt sich meistens relativ schnell dadurch, dass sich unmittelbar nach dem Essen Hautrötungen und Jucken einstellen. Wenn die unverträglichen Nahrungsmittel weggelassen werden, tritt schnell eine dauerhafte Besserung ein. Allerdings ist es gerade bei diesem Krankheitsbild wichtig, dass über eine Testung sämtliche Nahrungsmittel, die im Moment nicht vertragen werden, herausgefunden und weggelassen werden. Parallel dazu ist es wichtig, die Darmflora auf ein stabiles und gut funktionierendes Niveau zu bringen und äußerlich mit verträglichen Cremes, Salben, Lotionen die Haut zu pflegen, um den reduzierten Säure-Basen-Haushalt der Haut zu stabilisieren.

Psoriasis – Die Schuppenflechte ist eine Erkrankung, die mit geröteten und mit silbrigen Schuppen bedeckten rundlichen Herden einhergeht, die sich vor allem an der Kopfhaut, den Augenbrauen, oft am Rücken und Gesäß, aber auch an den Gliedmaßen manifestieren. Auch hier spielen Ernährungsfaktoren eine wichtige Rolle und es kann durch das Weglassen von unverträglichen Nahrungsmitteln zumindest eine Erleichterung des Krankheitsbildes erreicht werden. Vor allem Gewürze, Alkohol, Süßigkeiten und Zucker wirken verschlimmernd. Äußere Pflege der Haut und eine stabile Darmflora sind wesentliche Faktoren einer Besserung des Krankheitsbildes.

Blutdruckprobleme – Wenn bei Blutdruckschwankungen, egal ob hoch oder tief, alle üblichen Verdächtigen wie Arterienverkalkung, Nierenerkrankungen, etc. abgeklärt sind, ist es durchaus sinnvoll zu versuchen, diese Problematik über das Weglassen unverträglicher Nahrungsmittel in Griff zu bekommen. Vor allem wenn sich zur Blutdruckproblematik auch noch Migräne und Übergewicht dazu gesellen.

Übergewicht – Es gibt zwei Dinge, die bei meinen Patienten sehr motivierend sind, der Rotationsdiät auf Dauer einen Platz in ihrem Leben einzuräumen: Der spürbare Zugewinn an Energie und Vitalität und der deutliche Gewichtsverlust. Man könnte den jahrelangen Kampf mit Kilos und Kalorien einfach dadurch beenden, indem man die Nahrungsmittel weglässt, die unverträglich sind, bzw. wenn sich durch die Ernährungsumstellung das Gewicht reguliert hat, diese maßvoll und nur gelegentlich zu konsumieren (80 : 20 - Regel). So ist es leicht, das Gewicht auf Dauer zu halten.

Es wird Sie vielleicht erstaunen: Es müssen nicht unbedingt die Sahne-torten und Leberkässemmel sein, die den Bauchumfang wachsen lassen, sondern auch so gesunde Sachen wie Äpfel, Tomaten, Joghurt oder Eier kön-nen als „Gewichtsübeltäter" dahinter stecken. Mir berichten Patienten zum Beispiel, dass sie, wenn sie abends bloß ein gedünstetes Hühnerschnitzel mit etwas Gemüse oder Salat essen, am nächsten Tag mit Entsetzen anderthalb Kilo mehr auf der Waage registrieren. Viele übergewichtige Menschen verfü-gen über eine Darmflora, die sogar noch aus den eigentlich unverdaulichen Ballaststoffen Kalorien ziehen kann.

Lässt man die unverträglichen Nahrungsmittel und Getränke weg, dann purzeln die Kilos ganz von selbst. Kalorienzählen ist nicht mehr notwendig. Es ist nur wichtig, dass im Speisezettel kein unerkanntes Allergen sein Unwesen treibt. Ein kleiner Hinweis: Gerade die Nahrungsmittel, auf die Sie meinen, gar nicht verzichten zu können, schaden am meisten! Wer seine All-ergene aus der Ernährung verbannt, nimmt nicht nur ab, sondern fühlt sich auch viel besser. Die lähmende Energielosigkeit verschwindet, man kommt morgens schwungvoll aus dem Bett, der Schlaf ist erholsamer. Und in vielen Fällen reduziert sich der Esszwang, der so manchen oft wie ein willenloses Opfer an den Kühlschrank und die Süßigkeitenschublade zieht.

Untergewicht – Auch das gibt es als Folge einer Nahrungsmittelunverträg-lichkeit und es ist erstaunlich, dass Übergewichtige bei der Rotationsdiät ab-nehmen, Untergewichtige dagegen (wunschgemäß) zunehmen!

Stimmungsschwankungen/seelische Verstimmungen/Depressionen – Da viele Vorstufen von Neurotransmittern im Darm gebildet werden, ist es na-heliegend, dass unsere psychische und mentale Stabilität von der Stabilität unserer Darmflora abhängt.
Reizbarkeit, Aggressivität, Konzentrationsprobleme, Unlustgefühle und An-triebslosigkeit hinterlassen immer deutlichere Spuren auf dem Stimmungs-barometer unserer modernen Leistungsgesellschaft. Stress, Multitasking, Leistungsdruck, permanente Erreichbarkeit, mediale Überforderung, etc. fordern zweifellos ihren Tribut, aber das sind nicht die einzigen Gründe. Ich habe viele Patienten, die über Angst- und Panikzustände berichten, die sie sich nicht erklären können. Dass auch hier Nahrungsmittelunverträglich-keiten ihre Hand im Spiel haben können, mag verblüffen, aber ich erlebe

immer wieder, wie der Verzicht auf bestimmte Nahrungsmittel die Symptomatik zum Verschwinden bringt – besser als jedes Psychopharmaka.

ADHS/ADS bei Kindern – ADHS-Kinder machen als „Zappelphilipp" sich und ihrer Umgebung das Leben schwer. Wie von einem inneren Motor getrieben, bei dem man die Stopptaste nicht finden kann, können sie kaum stille sitzen oder sich lange auf ein Spiel oder aufs Lernen konzentrieren. Ihre Stimmung schwankt zwischen Reizbarkeit, Wutanfällen, Aggressionen, Überdrehtheit und exaltierten Clownerien. Sie ecken überall an, Erziehungsmaßnahmen scheinen keine Wirkung zu erzielen und in Kindergarten und Schule werden sie schnell als Störenfriede gebrandmarkt, gelten als schwierig und unerzogen.

Obwohl es sich meist um intelligente Kinder handelt, sind die Schulleistungen schlecht, oft noch beeinträchtigt durch eine Lese-Rechtschreibschwäche bzw. eine mathematischen Teilleistungsschwäche, die mit dieser Thematik einhergehen. Auch hier spielt die Nahrungsmittelunverträglichkeit eine wesentliche Rolle und Zusätze wie Farbstoffe und Phosphate, die in vielen industriellen Nahrungsmitteln enthalten sind, sind Triggersubstanzen, die leicht einen Tobsuchtsanfall auslösen können.

Es lohnt sich, die Probe aufs Exempel zu machen und bei einem ADHS- bzw. ADS-auffälligen Kind die Nahrungsallergene wegzulassen. Es ist erstaunlich, wie schnell sich Verhalten und Gemüt beruhigen, oft innerhalb weniger Tage, wie die Konzentration steigt und die Leistungen sich bessern.

Nahrungsmittelallergie bei Säuglingen – Wenn Babys unter schmerzhaften Blähungen, Schreiattacken, Verstopfung oder durchfallartigen Stühlen leidet, wenn ein starker Milchschorf besteht oder juckende Ekzeme auftreten, wenn eine auffallende Infektanfälligkeit, häufige Mittelohrentzündungen oder Bronchitiden das Gedeihen beeinträchtigen, dann steckt fast immer eine Kuhmilch- bzw. Nahrungsmittelunverträglichkeit dahinter. Dies betrifft auch Babys, die ausschließlich gestillt werden, denn alles, was die Mutter während der Stillzeit zu sich nimmt, löst entsprechende Reaktionen beim Kind aus.

Bei einer entsprechenden familiären Disposition empfehle ich, nicht nur während des Stillens, sondern schon während der Schwangerschaft auf die Hauptallergene wie Kuhmilch/-produkte und Weizen zu verzichten, am besten auch auf Zitrusfrüchte, Eier und Nüsse (hauptsächlich Hasel- und Erdnüsse). Sind die Symptome gleich nach der Geburt deutlich ausgeprägt, ist eine Austestung anzuraten, um herauszufinden, was im Moment Reaktionen hervorruft. Solange die Mutter stillt, sollte sie auf alle diese Lebensmittel verzichten. Häufig sind dies neben den bereits erwähnten Nahrungsmitteln Fisch, Sojaprodukte, Tomaten, Paprika, Karotten, Knoblauch, Zwiebel, Äpfel, Steinobst und Ananas.

Sollte diese Einschränkung zu viel Stress bedeuten, ist es besser, auf eine verträgliche hypoallergene Ersatzmilch auszuweichen als sich durch die Stillzeit zu quälen. Auch wenn die Muttermilch wegen ihres Gehaltes an Schutzstoffen eine perfekte Basis für den Start ins Leben darstellt, bin ich der Meinung, dass eine entspannte Mutter, die ihrem Baby das Fläschchen statt die Brust gibt, bessere Weichen für ein harmonisches Mutter-Kind-Verhältnis stellt.

Beim Zufüttern ist es empfehlenswert, mit Pastinake, Kürbis und Zucchini zu starten und den üblichen Karottenbrei vorläufig weg zu lassen. Ab dem 6. Monat kann man dann etwas püriertes Fleisch zusetzen – bis auf Schweinefleisch sind grundsätzlich sämtliche Fleischsorten recht gut verträglich. Aber es sollte unbedingt Fleisch aus artgerechter, biologischer Tierhaltung sein! Vermeiden Sie es, Ihr Baby schon jetzt mit dem mit Antibiotika und Hormonen vollgepumpten Produkten aus der Tiefkühltheke des Supermarktes zu konfrontieren. Beim Obst ist es gut, nicht mit Apfel, Aprikose und Pfirsich zu beginnen, sondern lieber mit Birne, Mango, Blaubeeren, Himbeeren, Melone. Bananen können manchmal ein Problem sein, aber in den meisten Fällen ist sie verträglich. Nur sollten sie nicht täglich gegeben werden. An Getreiden empfehlen sich Hirse, Reis, Gerste, Buchweizen, Hafer, Amaranth. Wechseln Sie die Sorten ab, es gibt von allen Getreiden auch Flocken bzw. Schrot. Als Kuhmilchersatz für Breie sind Kokosmilch, Hafermilch, Hirsemilch und Mandelmilch gut geeignet. Schaf- und Ziegenmilchprodukte werden ebenfalls oft gut vertragen. Auf Sojamilch und Sojaprodukte sollte besser verzichtet werden.

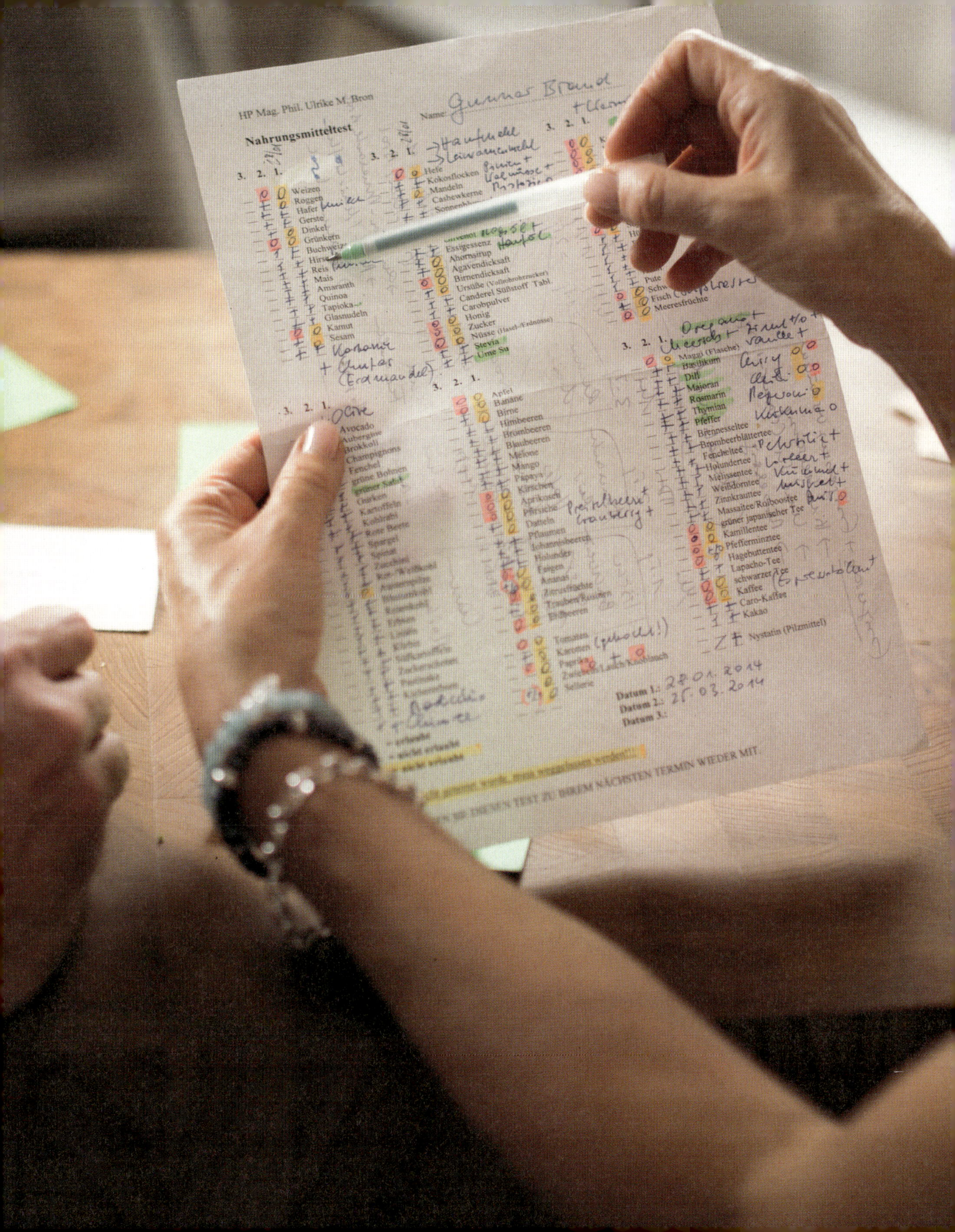
HP Mag. Phil. Ulrike M. Bron
Name:
Nahrungsmitteltest
Weizen
Roggen
Hafer
Gerste
Dinkel
Grünkern
Amaranth
Quinoa
Kamut
Sesam
Hefe
Kokosflocken
Mandeln
Cashewkerne
Essigessenz
Ahornsirup
Agavendicksaft
Birnendicksaft
Carobpulver
Honig
Zucker
Stevia
Meeresfrüchte
Apfel
Banane
Birne
Himbeeren
Brombeeren
Blaubeeren
Melone
Mango
Papaya
Kirschen
Aprikosen
Pfirsiche
Datteln
Pflaumen
Avocado
Brokkoli
Champignons
Fenchel
Maggi (Flasche)
Basilikum
Dill
Majoran
Rosmarin
Thymian
Pfeffer
Brennesseltee
Brombeerblättertee
Fencheltee
Holundertee
Melissentee
Weißdorntee
Zinnkrauttee
Massaitee/Roiboostee
grüner japanischer Tee
Kamillentee
Pfefferminztee
Hagebuttentee
Lapacho-Tee
schwarzer Tee
Kaffee
Caro-Kaffee
Kakao
Nystatin (Pilzmittel)
Tomaten
Karotten
Sellerie
Datum 1:
Datum 2:
Datum 3:

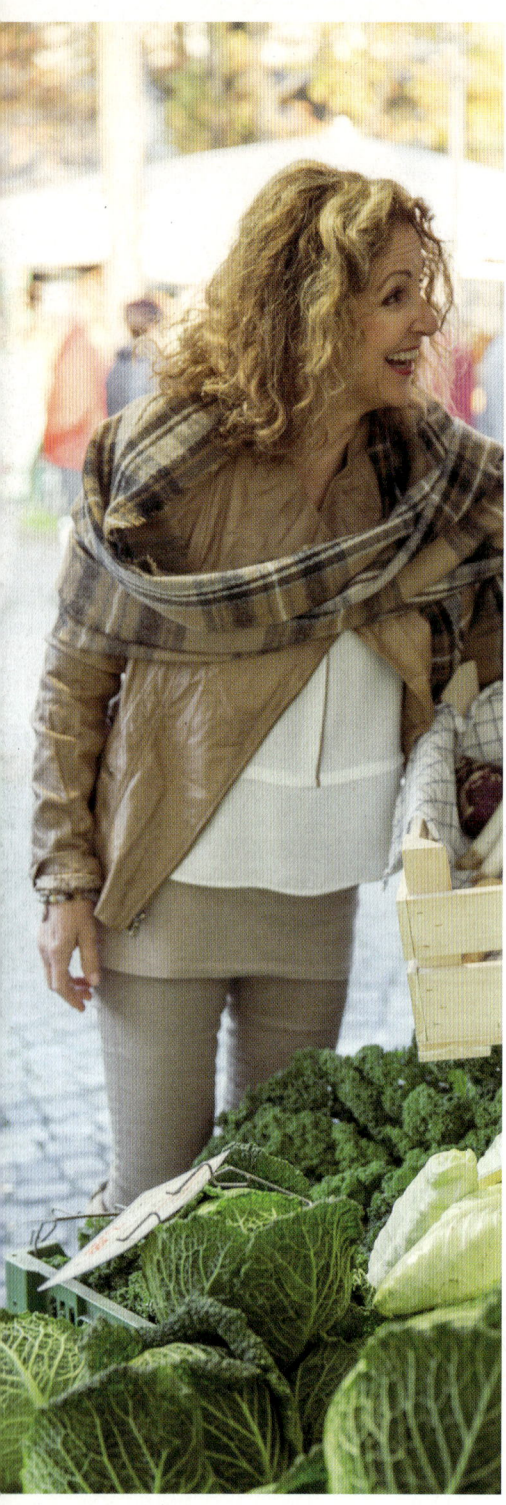

THE DIRTY DOZEN UND EIN PLÄDOYER FÜR BIO

Immer wieder kommt – medial angeheizt – die Diskussion auf, ob bei Bioprodukten wirklich so ein geschmacklicher und gesundheitlicher Vorteil besteht, bzw. ob überall dort, wo Bio draufsteht auch Bio drin ist. Wie immer Sie darüber denken, es gibt einige Produkte, die Sie auf jeden Fall immer in Bio-Qualität kaufen sollten, außer Sie wollen sich die absolute Chemiekeule geben. Und das wäre (nicht nur) angesichts des Themas Nahrungsmittelunverträglichkeit eine schlechte Entscheidung. Denn bei diesen Produkten geht es um die Pestizidbelastung und den Gift-Cocktail, den man sich Tag für Tag mit vermeintlich gesunden Waren einverleibt.

Die betreffenden Gemüse- und Obstsorten gehören zu den pestizidhaltigsten Nahrungsmitteln, die es gibt. Sie haben sich den Titel *The Dirty Dozen* wirklich verdient. Erstellt wurde die Liste von der Umweltgruppe *Environmental Working Group* (www.ewg.org/foodnews/list.php) und zwischenzeitlich sind aus 12 Nahrungsmitteln sogar schon 14 geworden.

Einige von ihnen sind ohnehin mit einem hohen Unverträglichkeitsgrad behaftet und müssen schon aus diesem Grund weggelassen werden, aber andere können sehr gut in den Rotationsplan integriert werden. Die meisten Leser dieses Buches werden wahrscheinlich nicht alles im Biomarkt kaufen können oder wollen, aber bei dem folgenden *Dreckigen Dutzend* plädiere ich dafür, diese unbedingt **aus zertifiziert biologischem Anbau** zu kaufen:

- Äpfel
- Erdbeeren
- Weintrauben
- Gurken
- Kartoffeln
- Kirschtomaten
- Nektarinen (Importware)
- Paprika
- Pfefferschoten
- Pfirsiche
- Sellerie
- Spinat
- Kopfsalat
- Zuckerschoten

Äpfel stehen schon seit Jahren ganz oben auf der Liste und die verlockende rote Erdbeere ist eine der kontaminiertesten Früchte, die es überhaupt gibt. Beide haben auch einen hohen Unverträglichkeits- bzw. Allergiefaktor. Deshalb braucht man auch nicht allzu traurig sein, wenn sie wegfallen.

Und hier ein paar Lebensmittel aus dem Supermarkt, die wenig Rückstände enthalten, da sie relativ schnell wachsen, in der Aufzucht nur wenig Pestizide eingesetzt werden oder sie eine diche, schützende Schale haben. Die hier gelisteten können Sie ohne Bedenken **auch ohne Bio-Siegel** kaufen:

- Avocado
- Mais
- Kohl
- Zwiebel
- Spargel
- Mango
- Papaya
- Aubergine
- Blumenkohl
- Süßkartoffel
- Erbsen

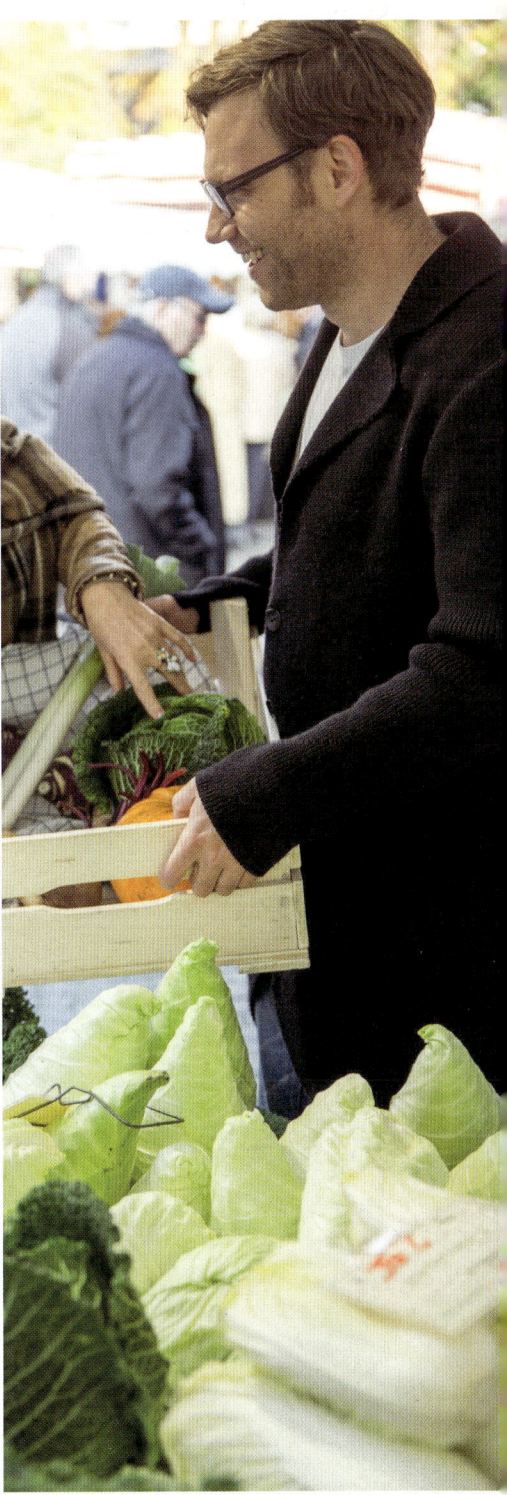

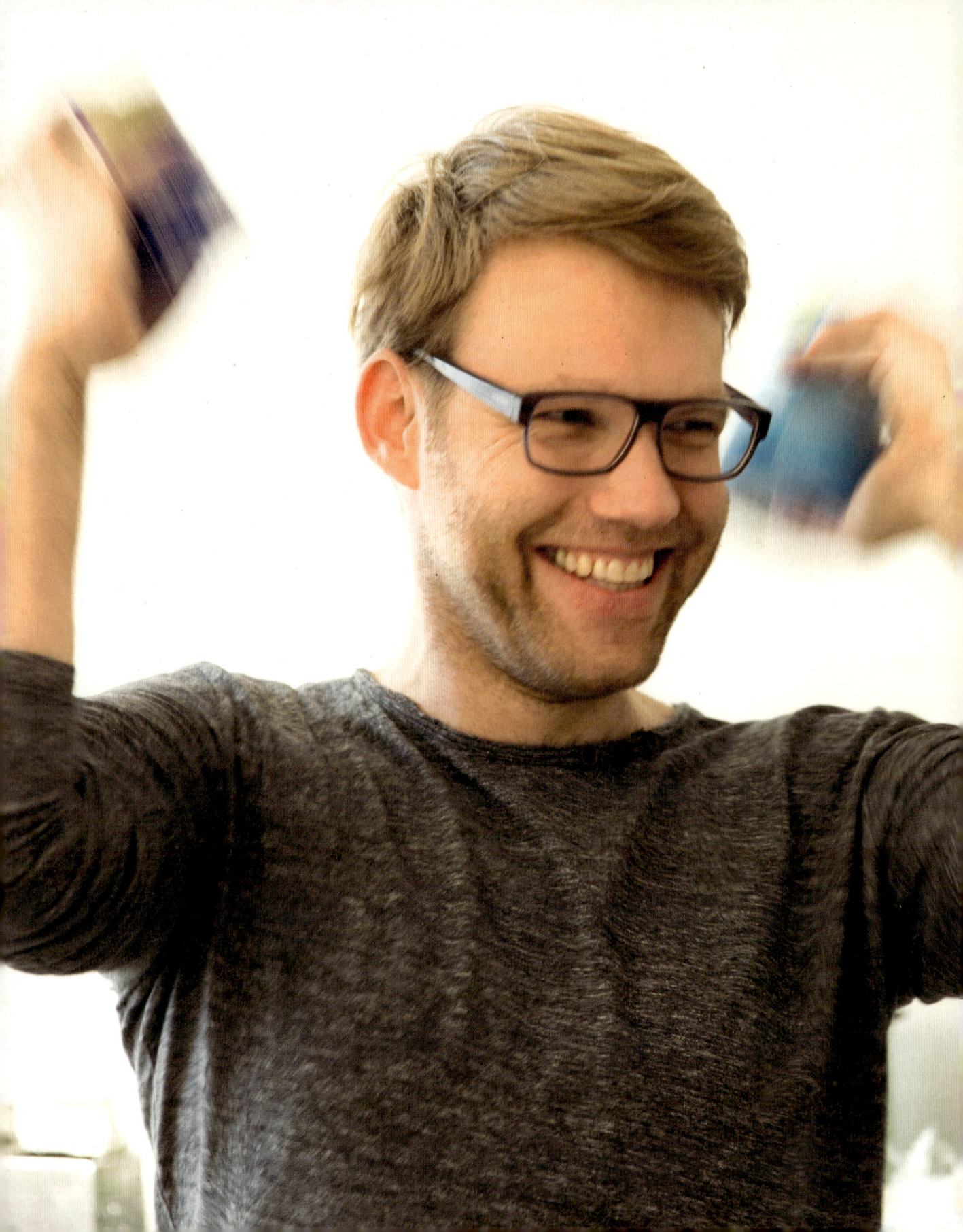

EINLEITUNG

Der folgende praktische Teil soll Ihnen einen leicht umsetzbaren Einstieg in die für Sie neue Kochpraxis bieten. Es geht bei diesen 60 Rezepten weder um aufwendige Kochinszenierungen, noch sind Nouvelle Cuisine-Talente à la Bocuse für die Umsetzung notwendig. Alles soll möglichst einfach und praktisch realisierbar sein. Der einzige Aufwand besteht darin, sich mit den neuen Zutaten vertraut zu machen und Zeit zu investieren: in die Einkäufe und natürlich auch in das Kochen selbst. Ein Therapeutinnentipp, der fast jedes Rezept begleitet, enthält zusätzliche Informationen – entweder zur Wirkweise der Zutaten oder zu Ersatzmöglichkeiten.

Jeder, der damit konfrontiert ist, dass seine gesundheitlichen Probleme mit Nahrungsmittelunverträglichkeiten zu tun haben, ist – auch wenn er gerne und oft kocht – zunächst Einsteiger in diese Materie. Noch schwieriger wird das Thema für jene, die zum ersten Mal selbst zum Kochlöffel greifen müssen, wenn sie realisieren, dass Fertiggerichte und Imbissbuden – aber auch der leckere Italiener ums Eck – fürs Erste tabu sind.

Unsere Rezepte bieten für jeden etwas. Dem Kochprofi sollen sie neue Impulse geben und Ersatzmöglichkeiten für gewohnte Zutaten aufzeigen. Der Einsteiger wiederum wird schnell merken, dass Kochen keine Hexerei ist, es, im Gegenteil, sogar Spaß machen kann. Und jede/r wird spüren, um wieviel besser es ihr/ihm geht, sobald Weizen, Kuhmilch & Co nicht mehr auf dem Speiseplan stehen.

Dieses Buch soll auf keinen Fall im Regal bei den anderen Kochbüchern verstauben. Es wird Sie in den kommenden Wochen auf Ihrer kulinarischen Entdeckungsreise begleiten, deren Ziel Wohlbefinden, Schmerzfreiheit und neue Vitalität ist. Wenn es uns gelingt, mit Hilfe der Rezepte Ihre Freude am Genuss trotz Verzicht zu wecken, dann haben wir unser Ziel erreicht!

FRÜHSTÜCK

Ein guter Tag beginnt mit einem guten Frühstück.
Wer morgens keine Zeit oder keinen Appetit hat, sollte
sich eine Wegzehrung für die Vormittagspause mit
zur Arbeit nehmen. Sie werden eine reiche Auswahl
an energiespendenden, warmen Getreidegerichten
und leckeren Joghurt-Beeren-Kreationen finden.
Entdecken Sie außerdem köstliche Belagsideen
für ein Frühstücksbrot der anderen Art!

SÜSSE HIRSE MIT DATTELN UND CASHEW

Zutaten

150g Hirse
250 ml Hirsemilch oder Wasser
4-8 Datteln je nach Belieben
30g Cashewkerne
Ahornsirup,
Prise Zimt oder Vanille

1 Die Hirse heiß waschen und in Hirsemilch oder Wasser aufkochen, für mindestens 10-13 Min. leicht köchelnd quellen lassen. Bei feinkörniger Hirse reichen gut 10-13 Min. Ist sie grobkörniger, müssen Sie ca. 20-25 Min. einrechnen, bis sie weichgekocht ist.

2 Datteln und Nüsse klein schneiden. Das zerkleinerte Trockenobst und 3/4 der Cashews für 3 Min. mitquellen lassen, dabei immer wieder umrühren.

3 Die restlichen Cashews in einer Pfanne trocken anrösten.

4 Die gekochte Hirse mit Ahornsirup und/oder Zimt oder Vanille abschmecken und verfeinern.

5 Auf einem Teller anrichten und die gerösteten Cashewkerne dekorativ darüber streuen.

Wenn Süßen nicht erlaubt oder erwünscht ist, können Sie darauf verzichten.
Die Datteln verleihen dem Gericht eine natürliche Süße.

Therapeutinnen-Tipp

Nicht immer sind Datteln bei einer deutlichen Unverträglichkeits-thematik am Anfang erlaubt. In diesem Fall kann man auf Gojibeeren ausweichen. Diese sind besser verträglich und auch weniger süß, was vor allem im Fall einer Darmsanierung wichtig ist.
Anstelle der Cashewkerne eignen sich auch die wesentlich besser verträglichen Sonnenblumenkerne.

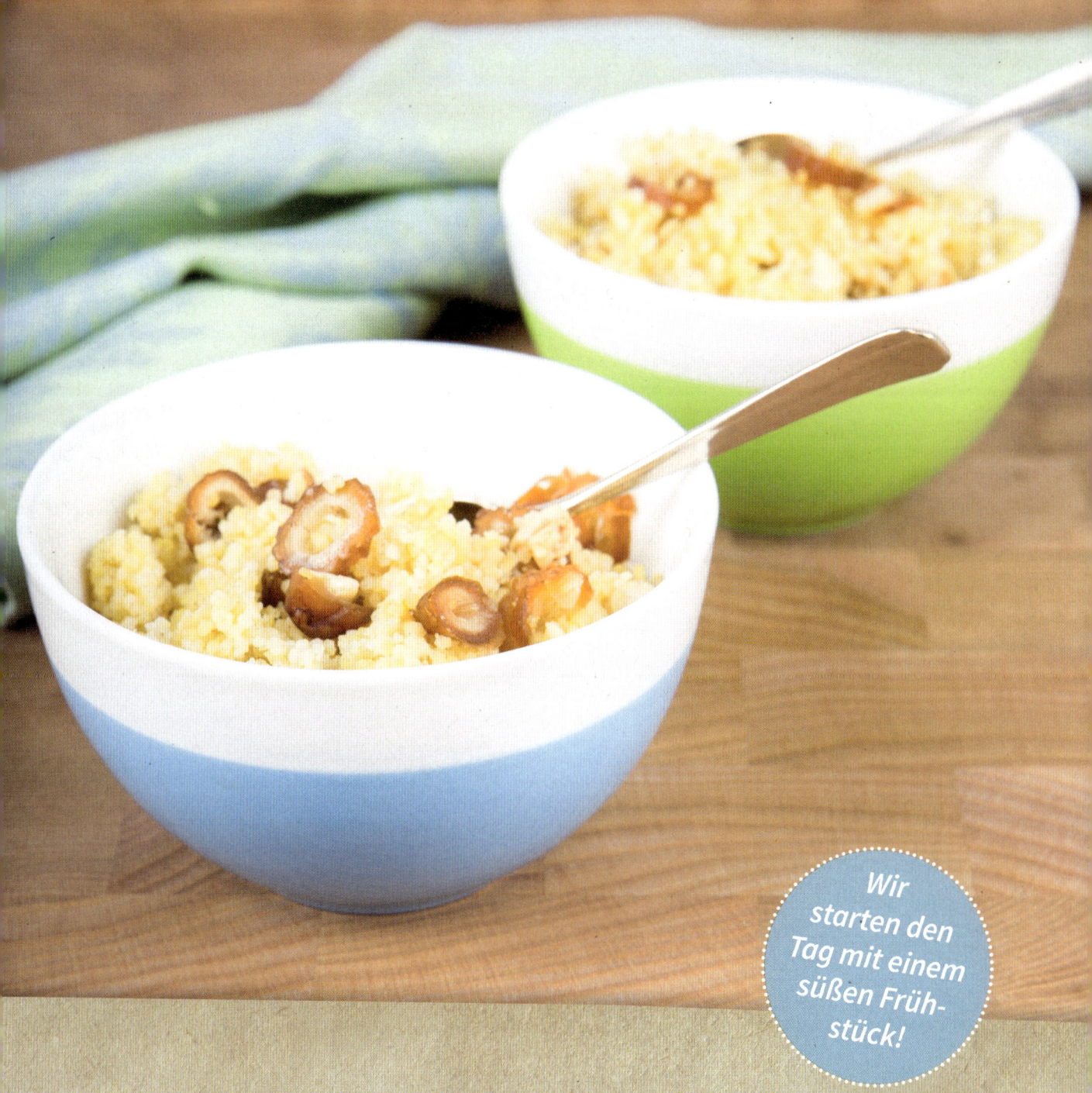

Wir starten den Tag mit einem süßen Frühstück!

Hirse ist ein äußerst wandlungsfähiges Getreide, das in vielen
Varianten zubereitet werden kann und süß oder pikant schmeckt.
Wir garantieren, dass die leckere Hirse Ihnen in Zukunft
ein treuer und geschmackvoller Begleiter sein wird.

MILCHREIS MIT OBST

1 Die Reismilch mit dem Reis zum Kochen bringen und bei schwacher Hitze ca. 20 Min. quellen lassen, gelegentlich umrühren.

2 Während der Milchreis köchelt, das Obst vorbereiten. Je nachdem, was man verträgt, worauf man Lust hat oder was gerade im Obstkorb liegt, wird das Obst entweder geschält und aufgeschnitten oder kurz abgewaschen (Beeren).

3 Obst unter den fertigen Milchreis mischen oder ihn damit appetitlich dekorieren. Alternativ können Sie auch kaltgerührte Marmelade unter den Milchreis mischen und mit frischen Beeren anrichten.

4 Mit gehobelten Erdmandeln dekorieren.

Wer es süßer mag, kann am Ende der Kochzeit ein wenig Reissirup einrühren oder dem Ganzen mit einem kleinen Schuss Kokosöl eine exotische Note geben

Zutaten

150g Milchreis
*(gerne auch einen schönen
Rundkorn Risottoreis)*
600 ml Reismilch
Reissirup oder Kokosöl
Obst – Papaya, Mango
(oder Heidelbeeren, Himbeeren)
Erdmandelflakes zum Anrichten

Therapeutinnen-Tipp
Wenn Sie Ihren Milchreis noch wertvoller machen wollen, ersetzen Sie ein Viertel der Reiskörner durch Amaranth. So bekommen Sie noch eine ordentliche Portion an Kalzium, Eisen, Kalium und Phosphor und dem wertvollen Lysin ins Frühstück. Oder Sie streuen anstelle der Erdmandelflakes gepoppten Amaranth über den Milchreis!

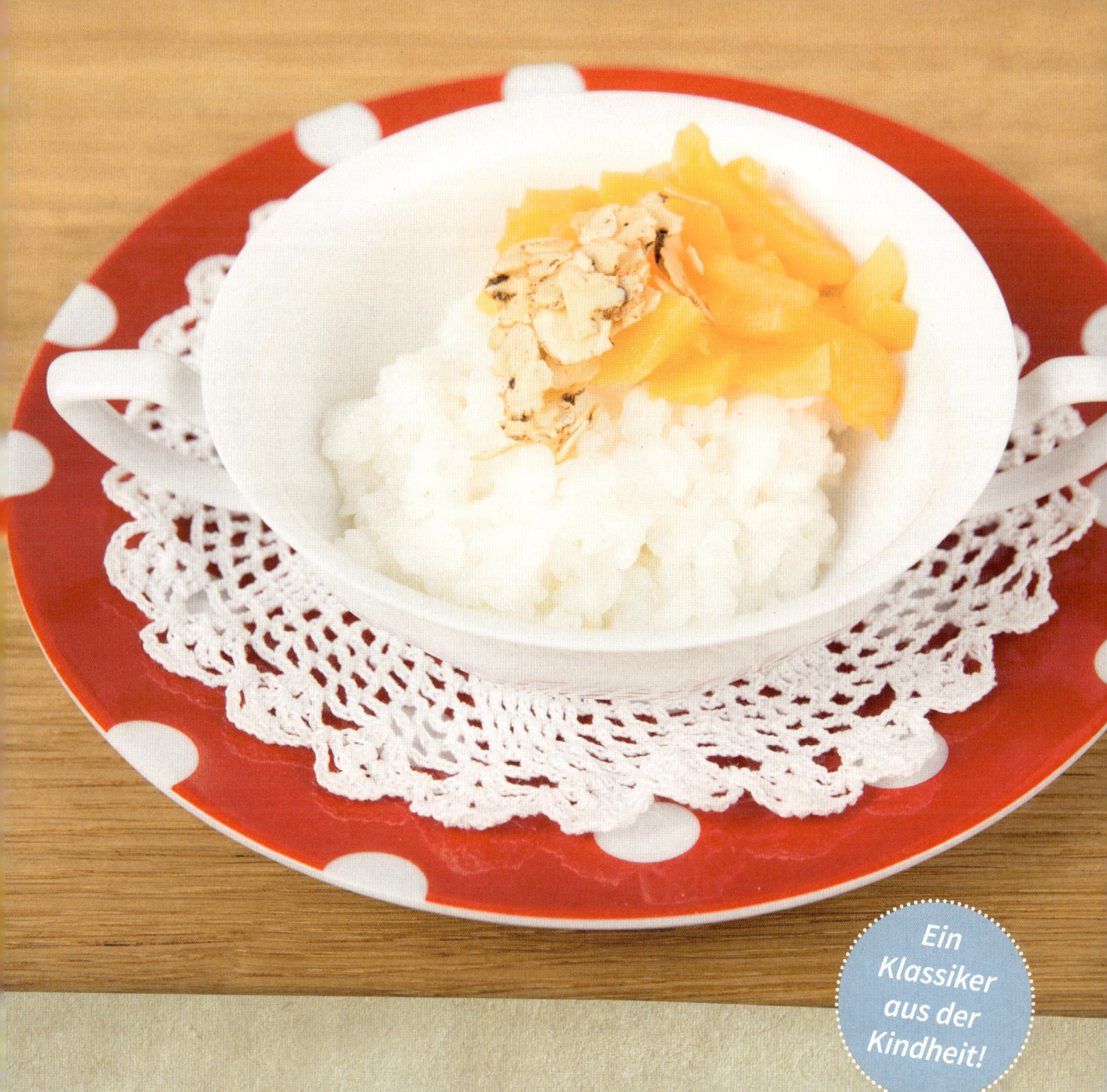

Der Milchreis von Oma schmeckt natürlich
am besten, aber diese Variante ist auch köstlich! Lecker
als warmes Frühstück oder abgekühlt ein echter
Energiekick im Büro!

RÜHREI SISMAN

1 Den Käse in kleine Würfel schneiden. Die Pfanne bei mittlerer Hitze erwärmen. Fenchelsamen im Mörser zerstoßen. Eier in eine Schale schlagen und nicht (!) oder nur grob miteinander vermischen.

2 Öl in die warme Pfanne geben und die gemörserten Samen darin kurz anrösten. Den Käse dazugeben und zerlassen.

3 Die nicht verrührten Eier zum Käse in die Pfanne geben. Eigelb mit einem Holzschaber ‚aufreissen' und alles miteinander vermischen. Spinat oder Mangold nach 1 Min. dazugeben und untermischen.

4 Das Ei sollte noch ganz leicht flüssig sein. Wenn Sie dies nicht mögen, einfach etwas länger unter Rühren in der Pfanne lassen.

5 Das Ei zügig auf einen Teller geben, damit das Ei in der warmen Pfanne nicht weiter stockt.

6 Zum Schluss mit Salz und Pfeffer abschmecken und ggf. mit Basilikum garnieren.

Schmeckt einfach pur gut oder ganz köstlich auch auf einem Brot mit Avocado.

Zutaten

3 Eier
100g Schaf- oder Ziegenfeta
1 TL Fenchelsamen
1 Handvoll Babyspinat,
  feingeschnittener Mangold
1 Schuss Öl
Salz & Pfeffer
Basilikum

Therapeutinnen-Tipp

So gut dieses Rührei auch schmeckt: Eier sind ein Hauptallergen und viele Patienten vertragen sie zunächst überhaupt nicht, manche eventuell nur das Eigelb. Sind Eier erlaubt, sollten sie nicht zu oft gegessen werden, vor allem nicht in so purer Form wie bei einem Rührei oder Omelette.

Alternativ und wenn Soja erlaubt ist, kann diese Speise mit 125 g festen Tofu zubereitet werden: Tofu mit einer Gabel zerkrümeln und anstelle der Eier verwenden. Eine schöne gelbe Farbe lässt sich durch eine Prise Kurkuma erzeugen. (Eier ersetzen? Siehe Seite 27).

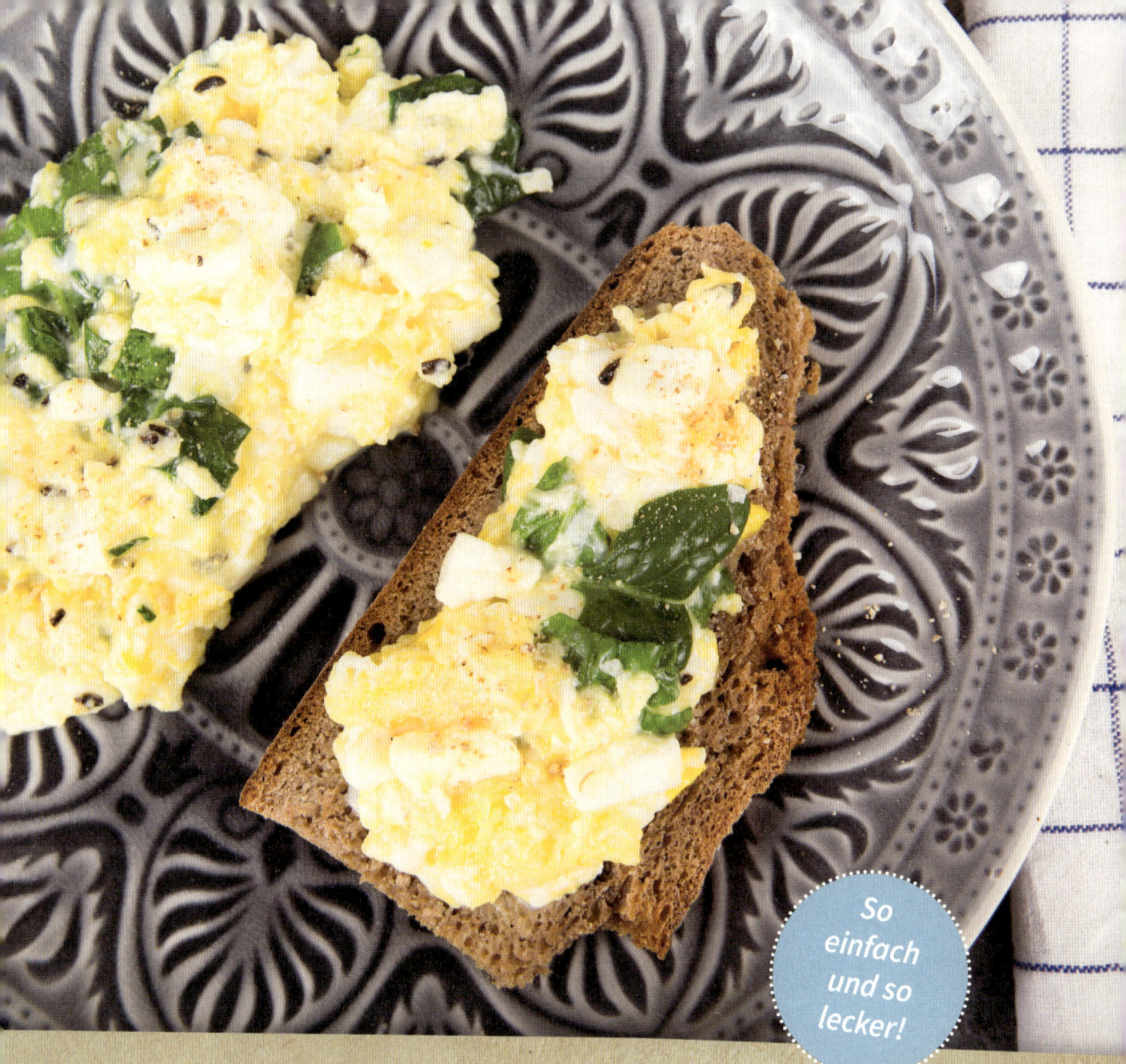

So einfach und so lecker!

Der Klassiker mit einer Extraportion Geschmack.
Mit Feta, Fenchelsamen und Spinat entdecken Sie das Rührei
von einer ganz neuen Seite.

HAFERBREI MIT MANGO UND HAFER-CRUNCHIES

Zutaten

- 120g Haferflocken (Feinblatt)
- 500ml Hafermilch
  (oder Wasser)
- 2 EL Leinsamen
  (oder Leinsamenschrot)
- 2 EL Haferflocken zum Anrösten
- 2 EL Reissirup
- 1 Mango
  (oder Beeren: Himbeeren,
  Blaubeeren, Brombeeren)
- Ahornsirup
- Zimt

1 Die Hafermilch aufkochen lassen und Haferflocken und Leinsamen einstreuen, umrühren und die Masse nochmals aufkochen lassen. Die Hitze reduzieren und ca. 5 Min. köcheln lassen – je nach gewünschter Konsistenz. Der Brei sollte schön weich werden. Wenn Sie kernigere Haferflocken verwenden, erhöht sich die Kochzeit auf 10 Min.

2 Währenddessen die Mango schälen und würfeln. Den Fruchtsaft direkt zum Brei geben.

3 Für die Hafer-Crunchies die Flocken in einer heißen, trocken Pfanne anrösten und mit 2 EL Reissirup karamellisieren lassen.

4 Den Haferbrei mit etwas Ahornsirup süßen und evtl. mit einer Prise Zimt würzen. Mit Mangowürfeln anrichten und die Crunchies darüber streuen.

Therapeutinnen-Tipp

Wer auf Hafer reagiert, für den gibt es viele andere Flockenmöglichkeiten! Sehr lecker schmecken Hirse- und Kastanienflocken, auch Buchweizenflocken und Reisflocken sind Alternativen, die allerdings nur eine ganz kurze Kochzeit benötigen.

Leinsamen ist ein hervorragender Lieferant von wertvollen Proteinen – am besten Sie besorgen sich eine kleine elektrische Kaffeemühle und schroten oder malen ihn selbst.

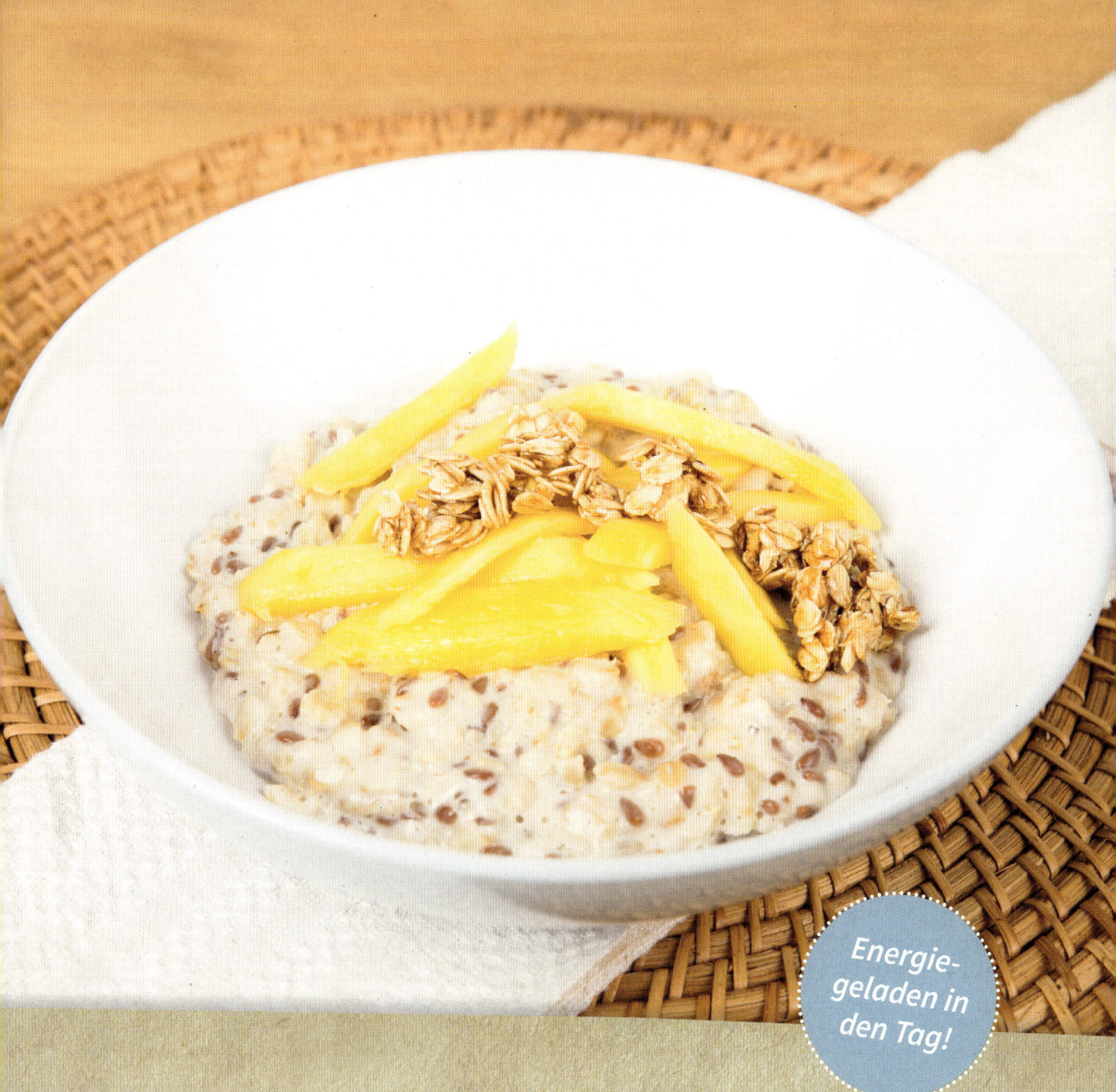

Auch wenn Haferbrei das Bild vom englischen ‚Schleimporridge'
hervorruft und somit wenig Genuss verspricht, sollten Sie unser Rezept
ausprobieren – wir sind uns sicher, dass er dann öfter auf dem
Frühstückstisch stehen wird!

JOGHURTGENUSS MIT BEEREN

Zutaten

400g Schafs- oder Ziegenjoghurt
2 EL Leinöl
2 EL Erdmandel
4 EL gepoppter Amaranth oder
Mais- oder Hirseflakes
2 TL Ahornsirup
Beeren: z.B. Heidelbeeren,
Brombeeren, Himbeeren
  (oder Obst: z.B. Papaya, Mango)
Kokosflocken

1 Den Joghurt auf zwei Schalen verteilen. Leinöl, Erdmandeln und Ahornsirup mit dem Joghurt vermischen.

2 Beeren waschen und trockentupfen oder Papaya/Mango schälen und in Spalten schneiden.

3 Amaranth oder Maisflakes/Hirseflakes über den Joghurt streuen und darauf die Beeren platzieren.

Therapeutinnen-Tipp

An **Leinöl** sollten Sie bei diesem Rezept nicht sparen, denn es enthält die höchste Menge an Omega-3-Fettsäuren. Wem die Öl-Eiweißkost der Ernährungswissenschaftlerin Johanna Budwig bekannt ist, in deren Mittelpunkt die sogenannte Quark-Leinöl-Creme als Frühstücksspeise steht, ersetzt hier einfach den Kuhmilchquark durch Schafsquark und erzielt die gleiche Wirkung. Es stellt dies eine energiereiche und belebende Kombination dar, die den Insulinstoffwechsel schont und Sie ohne Heißhungergefühle über den Vormittag bringt.

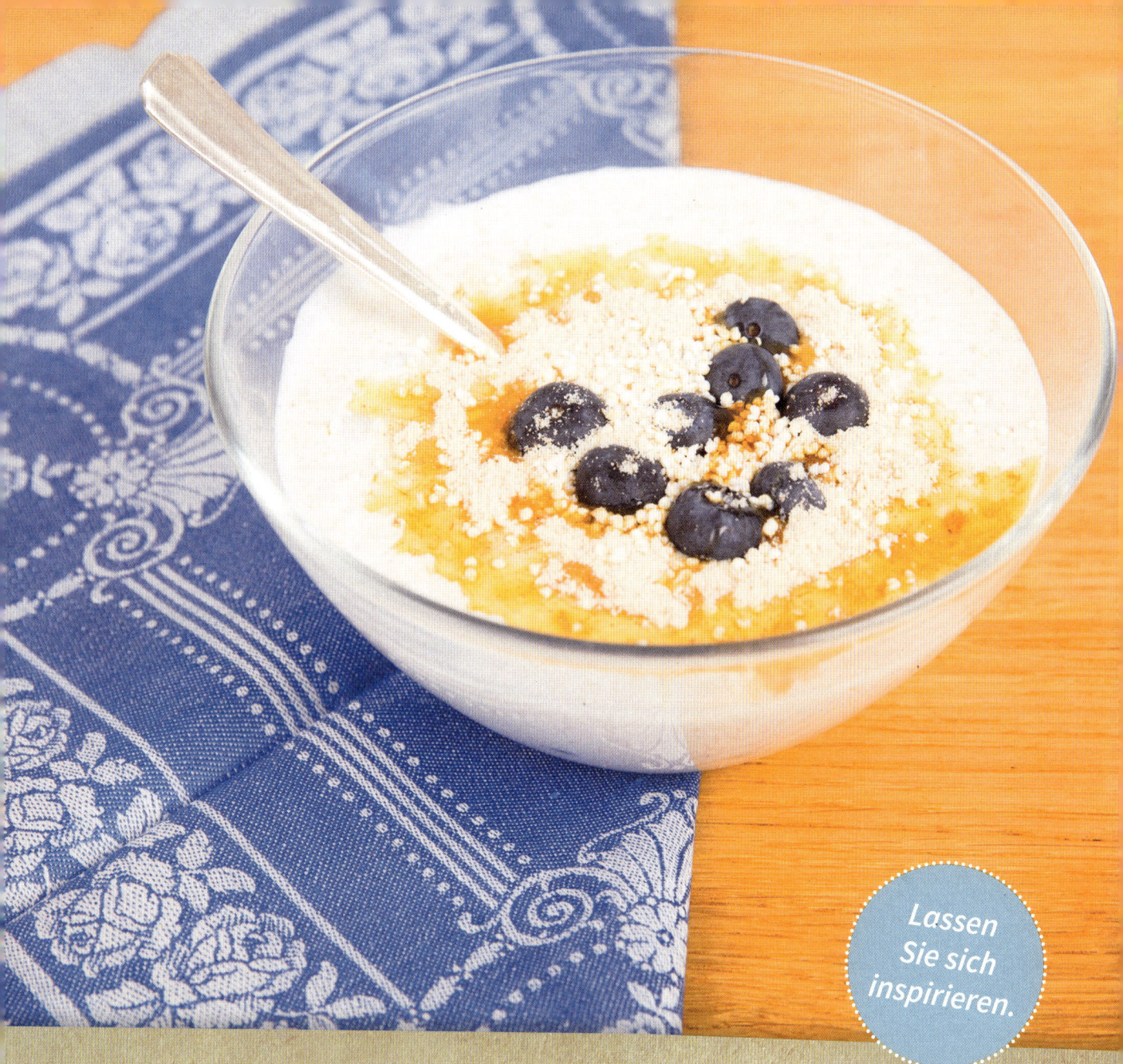

Dies ist kein Rezept im klassischen Sinn, sondern eher eine Inspiration. Ihrer Fantasie sind keine Grenzen gesetzt, zumindest im Bereich der verträglichen Lebensmittel. Sollten Sie Bedenken haben, dass Schafs- und Ziegenmilchprodukte irgendwie „komisch" schmecken, so wird diese Variante Sie vom Gegenteil überzeugen.

PANCAKES AL GUSTO

Die Zutaten gut in einer großen Schüssel miteinander verquirlen – der Teig sollte dickflüssig sein. Lassen Sie ihn ca. eine halbe Stunde ruhen.

Sweet Heidelbeere

1 Während der Teig ruht, in der trockenen Pfanne die Kerne anrösten. Anschließend die Pancakes in der noch warmen Pfanne in Kokosöl ausbacken, bis sie goldbraun sind.

2 Einen Teil der gerösteten Kerne unter den Quark heben und die Mischung süßen. Auf den ersten Pancake eine großzüge Portion Quark geben, den zweiten Cake darauf platzieren und auch diesen mit einer Lage Quark bedecken. Darüber die Heidelbeeren und die restlichen Kerne streuen. Nach Belieben mit Ahornsirup oder Agavendicksaft abschmecken.

Salty Süßkartoffel–Zuckerschote–Kürbiskern-Delice

1 Süßkartoffel waschen und in 5mm dicke Scheiben schneiden. Die Zuckerschoten putzen und in feine Rauten schneiden.

2 Pfanne erhitzen, Distelöl zugeben, die Süsskartoffel von beiden Seiten je ca. 3 Min. anbraten und aus der Pfanne nehmen. Die Zuckerschoten im Restöl schwenken – nicht zu lang, sie sollen noch bissfest sein. Das Gemüse mit wenig Salz und Pfeffer dezent abschmecken.

3 Das Gemüse, wie bei der süßen Variante zwischen den Pancakes verteilen. Als oberste Schicht die restlichen Zuckerschoten + Kürbiskerne streuen und mit einem guten Schuss Kürbiskernöl verfeinern.

Zutaten

Grundrezept

180g Buchweizenmehl
  (oder 2/3 Buchweizen + 1/3 Teffmehl bzw. Kastanienmehl. Wenn man die Mehle mischt, gibt man schon eine geschmackliche Richtung vor – süß oder herzhaft.)
ca. 350ml Wasser
  (oder Getreidemilch: Hafer, Hirse, Reis)
1 TL Salz
2 TL Weinstein Backpulver

Variante Eins – süß
Sweet Heidelbeere
1 Handvoll Heidelbeeren
8 EL Quark (Schaf oder Ziege)
2 EL Sonnenblumenkerne
  (oder Cashewkerne)
2 EL Agavendicksaft
  (oder Ahornsirup)
Kokosöl

Variante Zwei – herzhaft
Salty Süßkartoffel-Zuckerschote-Kürbiskern-Delice
6-10 Scheiben Süßkartoffel
60g Zuckerschoten
2 EL Distelöl
Kürbiskerne und Kürbiskernöl
Salz & Pfeffer

> ### Therapeutinnen-Tipp
> Kürbiskerne sind sehr gut verträglich und enthalten viel Eisen. Das ist besonders wichtig für Vegetarier und Veganer. Keine Sorge! Die Mehlsorten, die wir für die Pfannkuchen empfehlen, sind keine Dickmacher. Ganz im Gegenteil: Buchweizen-, Teff-, Kastanienmehl, etc. enthalten viele gute Inhaltsstoffe. Empfehlenswert ist es, Teff-, Leinsamen- oder Hanfmehl zuzumischen. Lesen Sie im Theorieteil ab Seite 33, was diese Getreidesorten an guten Inhaltsstoffen bereit halten. Dann wird Ihre Experimentierfreude sicher noch weiter gesteigert.

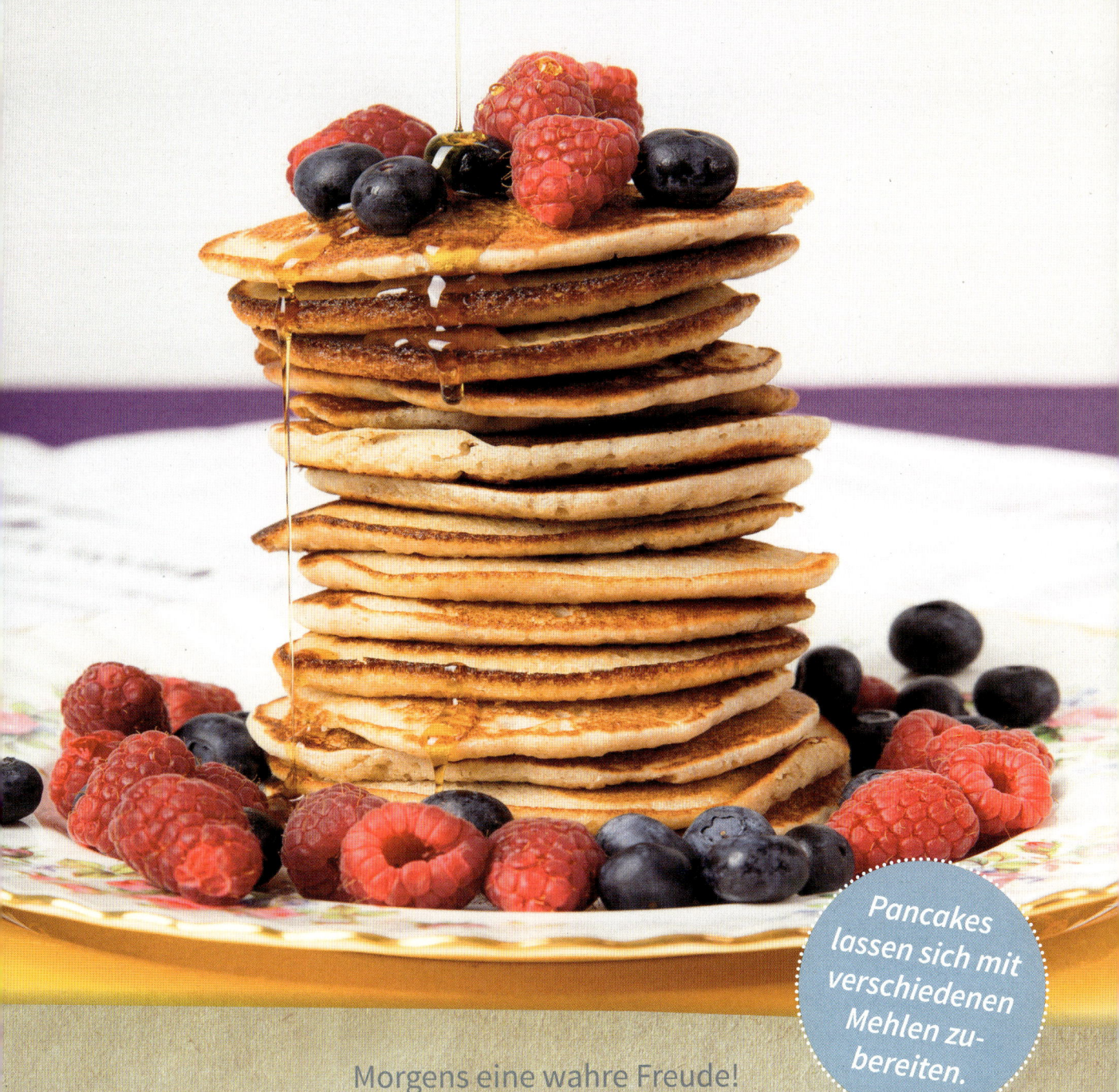

Pancakes lassen sich mit verschiedenen Mehlen zubereiten.

Morgens eine wahre Freude!

Da die Zubereitung etwas zeitaufwendiger ist,

sind sie jedoch wohl eher ein Frühstücksgericht für's Wochenende.

Pancakes schmecken natürlich auch am Abend –

zaubern Sie dann einfach die pikante Variante!

BROTVIELFALT...

... oder: **Wie Sie den perfekten Bissen zubereiten.** Sie müssen nicht auf Brot verzichten, auch wenn Ihr Lieblingsbaguette vorläufig tabu ist. Die Auswahl ist allerdings insofern eingeschränkt, als dass beim „normalen" Bäcker wenig Chancen bestehen, ein Brot ohne Zusatz von Weizengetreiden (neben dem Weizen zählen Dinkel, Grünkern und Kamut) zu erhalten. Wenn Roggen für Sie gut verträglich ist, können Sie Roggensauerteigbrot, Pumpernickel oder Roggenknäcke essen. Aber auch bei Roggenbrot gilt: Nicht täglich essen, sondern abwechseln.

Oder Sie machen sich die Mühe und backen selbst Brot. Wir haben den Brotbackprofi Lutz Geißler gebeten, exklusiv für „Genuss trotz Verzicht" drei Rezepturen zu kreieren. Unser Foto auf der rechten Seite soll Sie dazu inspirieren, ein „Alternativ"-Brot so köstlich zu belegen, dass es selbst dem eingefleischtesten Salamisemmel-Liebhaber schmeckt ...

Alternativen aus dem Bioladen

Buchweizenknäcke

Mais- und Reiswaffeln

Blumenbrot
  (eine Art Knäckebrot, bestehend
  aus Buchweizen- und Kastanienmehl)

Therapeutinnen-Tipp

Es gibt aktuell eine Reihe von Büchern, deren Thema es ist, den Deutschen das Brot vom Frühstückstisch nehmen zu wollen. Von „Dumm wie Brot" bis hin zur „Weizenwampe" wird ein deutsches Lieblingsgrundnahrungsmittel in Grund und Boden gestampft. Zwar bin ich der Meinung, dass Weizen & Co ein großes gesundheitliches Problem darstellen und man hierzulande viel zu viel Brot konsumiert, aber wenn Sie auf die von uns vorgeschlagenen Alternativen ausweichen, brauchen Sie nicht ganz darauf zu verzichten. Gut wäre es auf jeden Fall, den Brotkonsum zu reduzieren. Probieren Sie morgens eines unserer wirklich köstlichen Frühstücksrezepte. Auch abends können Sie auf eines der vielen Rezepte in diesem Buch zurück greifen. Das wird Ihrer Gesundheit und Ihrer Figur zugutekommen. Denn ein Argument der Brotgegner ist leider sehr zutreffend: Brot macht dick!

Mein absolutes Kultbrot: Roggensauerteigbrot mit Ziegenfrischkäse bestreichen und Avocadoscheiben drüberlegen. *Mhm, einfach köstlich und überhaupt kein Aufwand.*

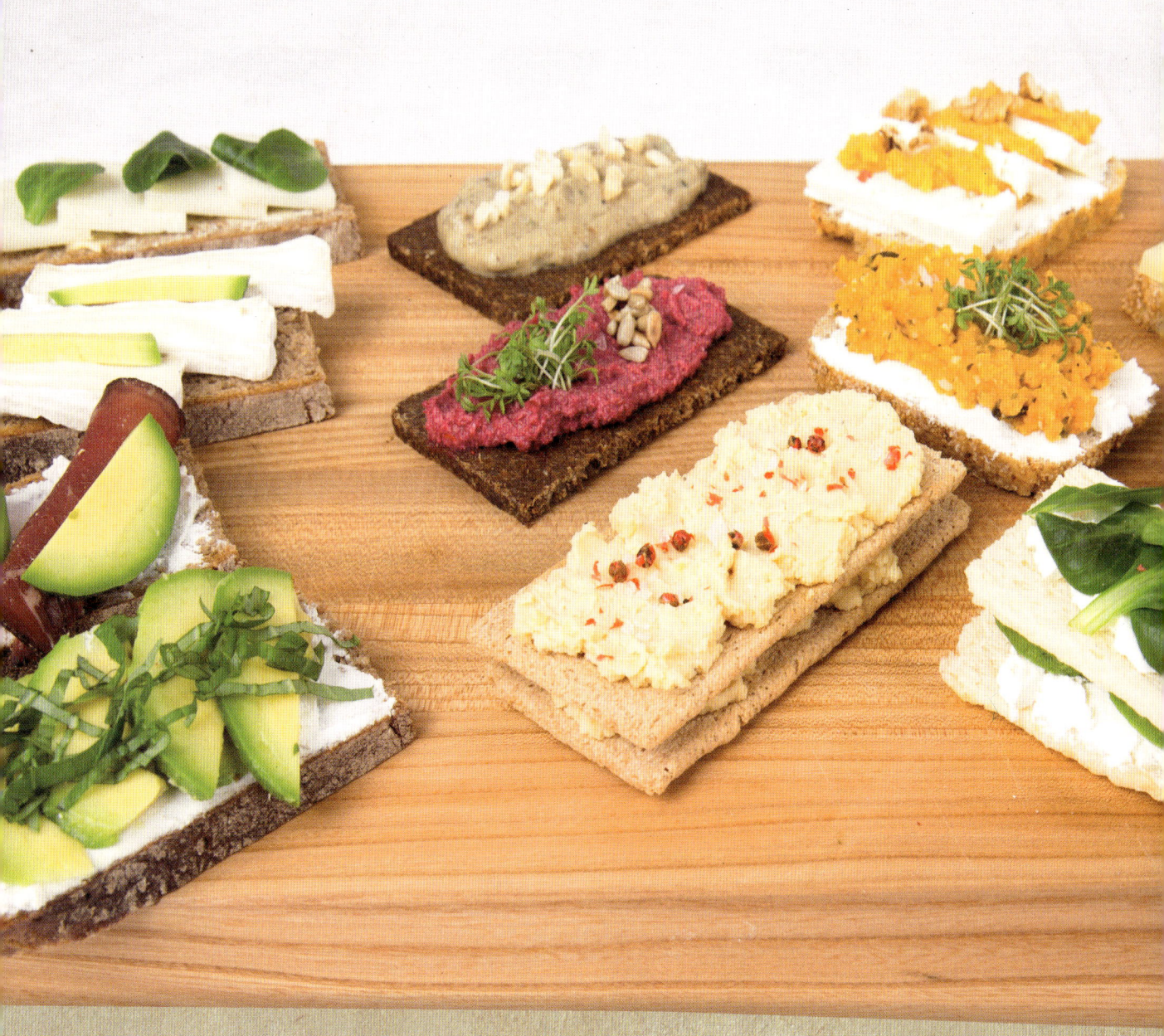

Brot – eins der beliebtesten Grundnahrungsmittel in Deutschland.
In keinem anderen Land gibt es so eine große Geschmacks- und Sorten-
vielfalt. Leider stellt der Verzehr von Weizen und Co. ein gesundheitliches
Problem dar – auch ohne Unverträglichkeitssymptomatik. Brot macht dick.
Aber: es gibt gesunde Alternativen – auch bei den Backwaren.

GLUTENFREIES BROT

Zutaten

Sauerteig

100g Buchweizenvollkornmehl

100g Wasser (55°C)

20g Anstellgut vom Buchweizen-
sauerteig

2g Salz

Brühstück

100g Maisgrieß (Polenta)

50g Leinsaat (geschrotet)

400g Wasser (siedend)

8g Salz

Hauptteig

gesamter Sauerteig

gesamtes Brühstück

100g Vollkornreismehl

100g Gelbhirsemehl

50g Maismehl (Maisstärke)

50g Kartoffelmehl (Kartoffelstärke)

25g Flohsamenschalen

250g Wasser (30°C)

Etwas Reismehl
  für die Arbeitsfläche

1 Die Sauerteigzutaten miteinander verrühren und abgedeckt 12-16 Stunden bei 20-22°C reifen lassen. Der Sauerteig sollte nach dieser Zeit von feinen Blasen durchzogen sein und mild-säuerlich riechen.

2 Für das Brühstück ca. 1 Stunde vor dem Teigkneten Maisgrieß, Leinsaat
und Salz mit siedendem Wasser vermischen und gut zugedeckt auf etwa
40°C abkühlen lassen.

3 Für den Hauptteig alle Zutaten miteinander 5 Minuten von Hand oder auf
niedrigster Stufe der Knetmaschine oder des Handrührgerätes vermengen.
Die Teigtemperatur sollte 28-30°C betragen.

4 60 Minuten zugedeckt bei Raumtemperatur reifen lassen.

5 Den Teig auf der mit Reismehl bestreuten Arbeitsplatte länglich formen
und in die gefettete Kastenform setzen.

6 Zugedeckt etwa 3 Stunden bei Raumtemperatur gehen lassen. Je nach
Aktivität des Sauerteiges kann diese letzte Gehphase deutlich kürzer oder
länger dauern. Das Volumen des Teiges in der Form sollte sich knapp verdoppeln.

7 Den Ofen bei Ober- und Unterhitze auf 250°C vorheizen. Den Teigling
kräftig mit Wasser absprühen oder abstreichen und in das untere Drittel
des Ofens setzen. Sofort auf 200°C herunterdrehen. Backzeit insgesamt
etwa 60-70 Minuten (Kerntemperatur sollte 98°C betragen). Wird das Brot
zu dunkel, kann es mit Backpapier oder Alufolie abgedeckt werden.

8 Das Brot nach dem Backen sofort aus der Form nehmen und auf einem
Gitterrost abkühlen lassen.

TIPP: Wenn die Scheiben größer werden sollen, kann die Teigmenge
verdoppelt werden. Auch das passt noch in die Kastenform. Die Backzeit
verlängert sich um ca. 25-30 Minuten.

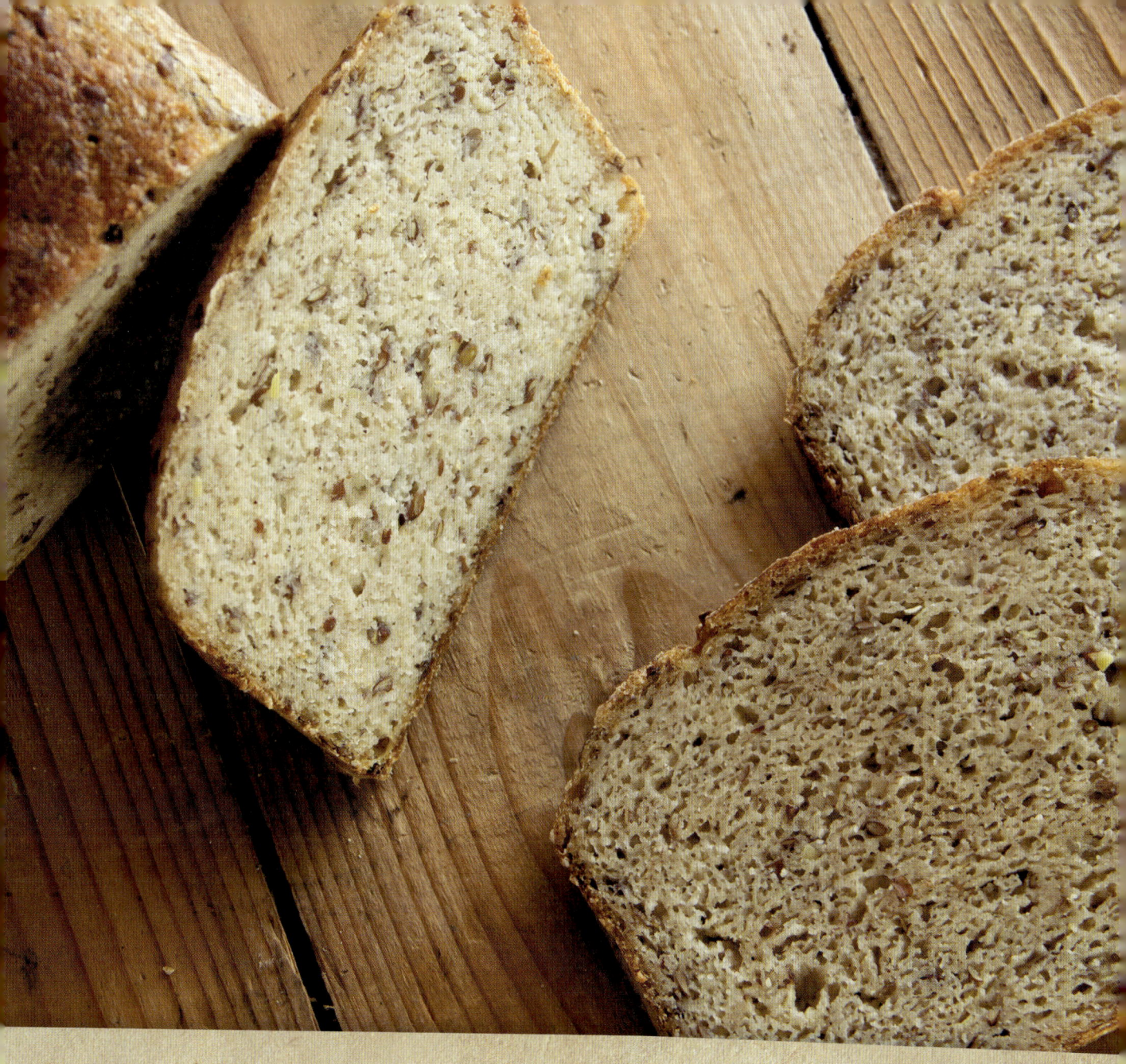

Ein saftiges und mildes Brot
ganz ohne Gluten und Backhefe. Schmeckt
auch getoastet hervorragend.

ROGGENBROT

Zutaten

Sauerteig

280g Roggenvollkornmehl

315g Wasser (55°C)

55g Anstellgut
  vom Roggensauerteig

6g Salz

Hauptteig

gesamter Sauerteig

420g Roggenmehl Type 1370

315g Wasser (50°C)

10g Salz

1 Die Sauerteigzutaten miteinander verrühren und abgedeckt 12 -16 Stunden bei 20-22°C reifen lassen. Der Sauerteig sollte nach dieser Zeit von einem dichten Netz aus Blasen durchzogen sein und mild-säuerlich riechen.

2 Für den Hauptteig alle Zutaten miteinander 5 Minuten von Hand oder auf niedrigster Stufe der Knetmaschine oder des Handrührgerätes vermengen. Die Teigtemperatur sollte 28 - 30°C betragen.

3 Den Teig in die gefettete oder mit Backpapier ausgelegte Kastenform geben (mit einem Löffel oder Teigschaber) und mit Wasser die Teigoberfläche glatt streichen.

4 90 - 120 Minuten unbedeckt bei Raumtemperatur reifen lassen. Das Volumen sollte sich fast verdoppeln. Sobald sich erste Risse in der Teighaut zeigen, kräftig Mehl über den Teig sieben, um ein rustikales Aussehen zu erreichen.

5 Den Ofen bei Ober- und Unterhitze auf 250°C vorheizen. Den Teigling in das untere Drittel des Ofens setzen. Sofort auf 210°C herunterdrehen. Backzeit insgesamt etwa 60 Min. (Kerntemperatur sollte 98°C betragen). Nach 45 Min. kann das Brot aus der Form genommen und ohne Form weitergebacken werden, damit allseitig eine knusprige Kruste entsteht.

6 Das Brot nach dem Backen auf einem Gitterrost abkühlen lassen.

TIPP: Eine feine geschmackliche Nuance kann durch Zugabe von 15 g Honig, Malzextrakt oder Rübensirup erreicht werden.

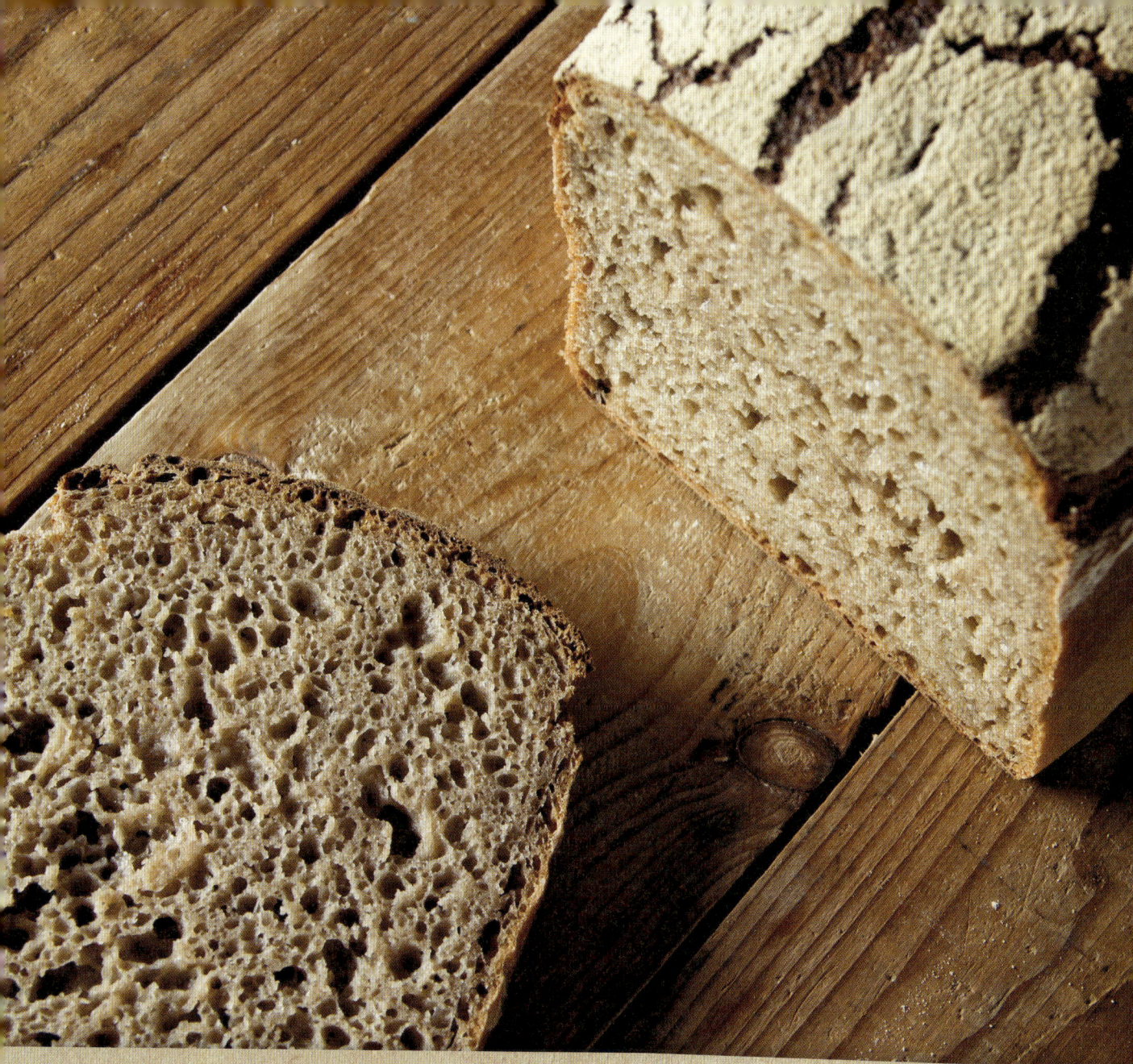

Reines Roggensauerteigbrot
mit hohem Vollkornanteil, das tagelang
frisch und saftig bleibt.

DINKEL-KARTOFFELBROT

1 Die Vorteigzutaten mit einem Löffel verrühren und 12 - 20 Stunden bei 20 - 22°C reifen lassen. Der Vorteig sollte am Ende von etlichen Gasblasen durchzogen sein und herb-fruchtig riechen.

2 1 Stunde vor dem Teigkneten den Vorteig, 300g Dinkelmehl und 120g warmes Wasser von Hand miteinander gleichmäßig vermischen und zugedeckt 60 Min. bei Raumtemperatur ruhen lassen. Anschließend die übrigen Zutaten von Hand etwa 5 Min. homogen untermischen. Die Teigtemperatur sollte 26 - 28°C betragen.

3 45 Min. bei Raumtemperatur gehen lassen. Dabei den Teig alle 10 Min. auf der leicht bemehlten Arbeitsplatte auseinanderziehen und wie einen Geschäftsbrief zu je einem Drittel übereinanderschlagen. Dadurch wird das Teiggerüst entwickelt, ohne dass der Teig geknetet werden muss.

4 Den Teig halbieren und straff rund formen. Beide Teiglinge mit der glatten Seite nach oben nebeneinander in die gefettete Kastenform setzen und leicht bemehlen. 90 Min. bei Raumtemperatur gehen lassen. Zugluft meiden, damit die Teighaut nicht austrocknet. Wenn sich das Teigvolumen etwa verdoppelt hat, ist der Teig bereit zum Backen.

5 Den Ofen während der Gehphase bei Ober- und Unterhitze auf 250°C vorheizen. Den Teigling in das untere Drittel des Ofens setzen. Sofort auf 200°C herunterdrehen. Backzeit insgesamt etwa 60 Min. (Kerntemperatur sollte 98°C betragen). Nach 45 Min. kann das Brot aus der Form genommen und ohne Form weitergebacken werden, damit allseitig eine knusprige Kruste entsteht. Nach dem Backen auf einem Gitterrost abkühlen lassen.

Zutaten

Vorteig
150g Dinkelvollkornmehl
150g Wasser (kalt)
1,5g Frischhefe
(etwa so groß wie 1 Reiskorn)

Quellstück
gesamter Vorteig
300g Dinkelmehl Type 1050
120g Wasser (50°C)

Hauptteig
180g Kartoffel
(mehlig, gekocht, gepellt)
150g Dinkelmehl Type 1050
130g Wasser (40°C)
18g Zitronensaft
12g Salz
6g Frischhefe

Therapeutinnen-Tipp
Dies ist das einzige Rezept, in dem Hefe verwendet wird. Hefe hat ein erhöhtes Unverträglichkeitspotenzial und ist vor allem bei Personen mit einer Hefepilzbelastung (Candida) eine problematische Zutat. Allerdings hat unser Backexperte für dieses Brot nur eine minimale Menge verwendet. Wenn Sie also nicht an einer Pilzbelastung leiden und grundsätzlich keine sehr starke Unverträglichkeitsthematik haben, können Sie sich problemlos an dieses Rezept heranwagen.

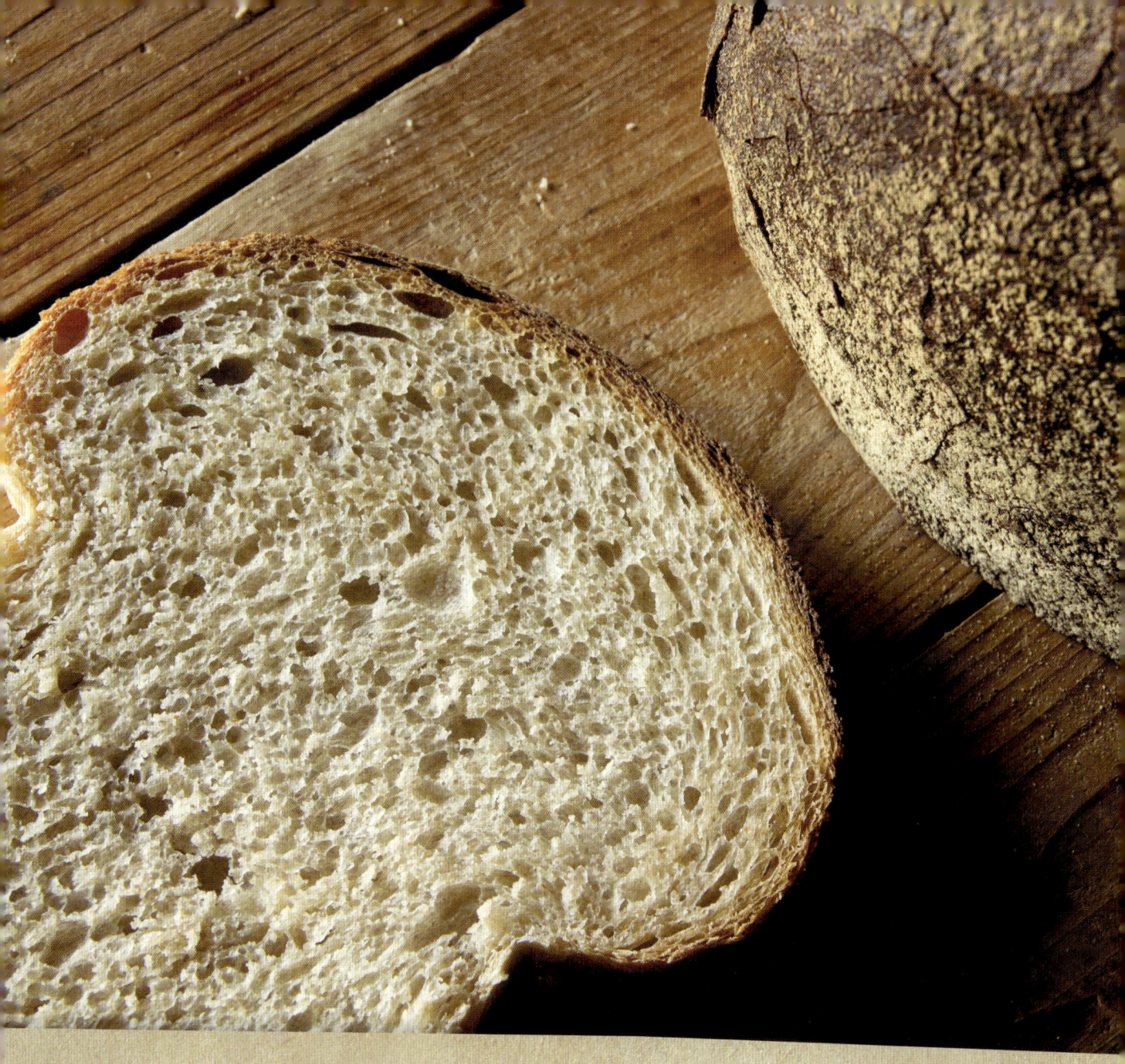

Das Brot geht im Ofen sehr weit über die Kastenform hinaus.
Wer ein kleineres und eher eckiges Brot (ähnlich einem Toastbrot)
backen möchte, halbiert die Teigmenge.

LECKERE AUFSTRICHE, GRANDIOSES PESTO

Die leckere Alternative zu herkömmlichem Brotbelag –
Sie werden das Wurstbrot sicher nicht vermissen.
Nicht nur frühstückstauglich, sondern auch gut geeignet
für Snacks, für's Partybuffet oder für unterwegs. Und auch
für Marmeladebrotfans haben wir einen köstlichen Vor-
schlag. Selbst den eingefleischten Nutella-Fans helfen
wir mit einer Ersatzdroge aus verträglichen Zutaten
über eventuelle Entzugserscheinungen hinweg.

KÜRBISAUFSTRICH

Zutaten

400g Muskatkürbis
  oder Butternusskürbis
  oder Hokkaidokürbis
Kokosöl
  zum Einfetten
5-8 Zweige Thymian
4-6 EL Olivenöl
30g Kürbiskerne
Kürbiskernöl
Salz und Pfeffer

1 Muskatkürbis schälen, Kerne und Fasern entfernen. In Spalten schneiden und auf ein mit Kokosöl gefettetes Backblech legen.

2 Die Spalten leicht salzen, pfeffern, mit ganz wenig Kokosöl beträufeln und ein paar Zweige Thymian dazulegen. Den Backofen auf 180°C vorheizen und den Kürbis auf mittlerer Schiene bei Ober- und Unterhitze für 25-30 Min. weich garen.

3 Das Blech aus dem Ofen nehmen und den Kürbis auf einem Teller abkühlen lassen. In Würfel schneiden und in einen hohen Becher füllen.

4 Thymianzweige abstreifen und mit den Kürbiskernen in den Becher geben. Mit Olivenöl zu einem streichfähigen Aufstrich pürieren.

5 Mit wenig Kürbiskernöl abschmecken, bei Bedarf noch salzen und pfeffern – fertig!

Therapeutinnen-Tipp
Gemüse als Brotbelag ist nicht nur eine gesunde, sondern eine besonders wohlschmeckende Idee und löst u.a. die Ratlosigkeit hinsichtlich der Frage, womit belege ich mein Frühstücksbrot, wenn Wurst, Marmelade & Co aus dem Supermarkt keine Option mehr sind. Deshalb stellen wir Ihnen einige Alternativaufstriche vor.
In diesem Rezept wird der Kürbis im Rohr gebacken. Sollte Ihnen das zu aufwendig sein, können Sie ihn auch in wenig Oliven- oder Kokosöl in der Pfanne braten, salzen und wie beschrieben pürieren.

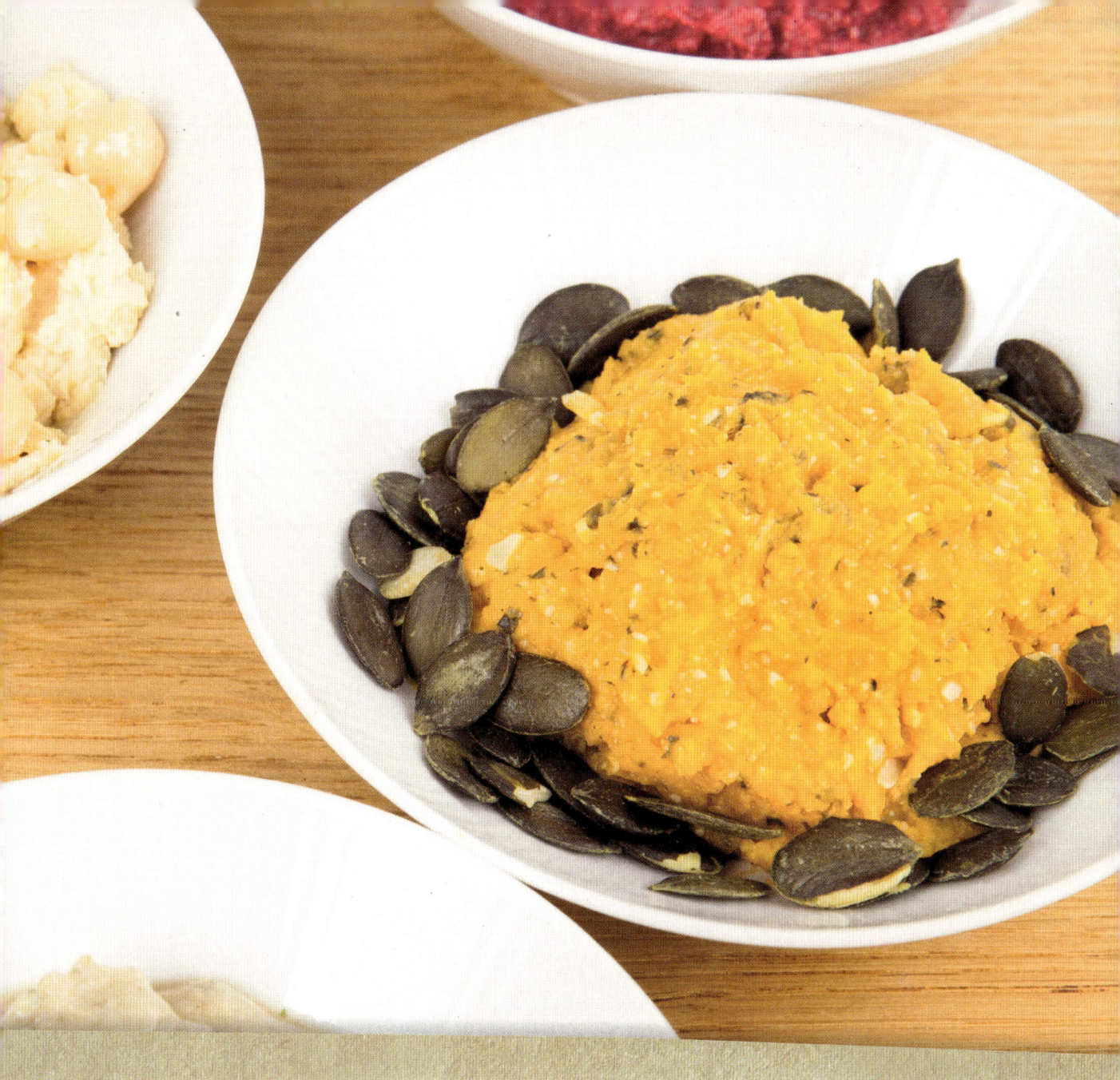

Im Biomarkt lässt sich eine Vielfalt von Kürbisaufstrichen finden, meist jedoch mit Hefe versetzt – und irgendwie schmecken sie alle recht ähnlich. Der hier kommt ohne Hefe aus und hat das Potenzial zum absoluten Aufstrichfavoriten!

EXOTISCHER LINSENAUFSTRICH

Zutaten

300g rote Linsen
600ml Gemüsebrühe
   oder einfach Wasser
60g Mangowürfel getrocknet
4 EL Leinöl
Salz & Pfeffer

Die Zubereitung ist mehr als einfach.

1 Die Linsen in der Gemüsebrühe für 12-15 Min. kochen.

2 In den letzten fünf Minuten die getrockneten Mangowürfel dazu geben und mit garen. Kurz abkühlen lassen.

3 Das Leinöl dazugeben und grob pürieren. Mit Salz und Pfeffer abschmecken und schon ist der Aufstrich genussbereit.

Mango und Linse: farbenprächtig und lecker!

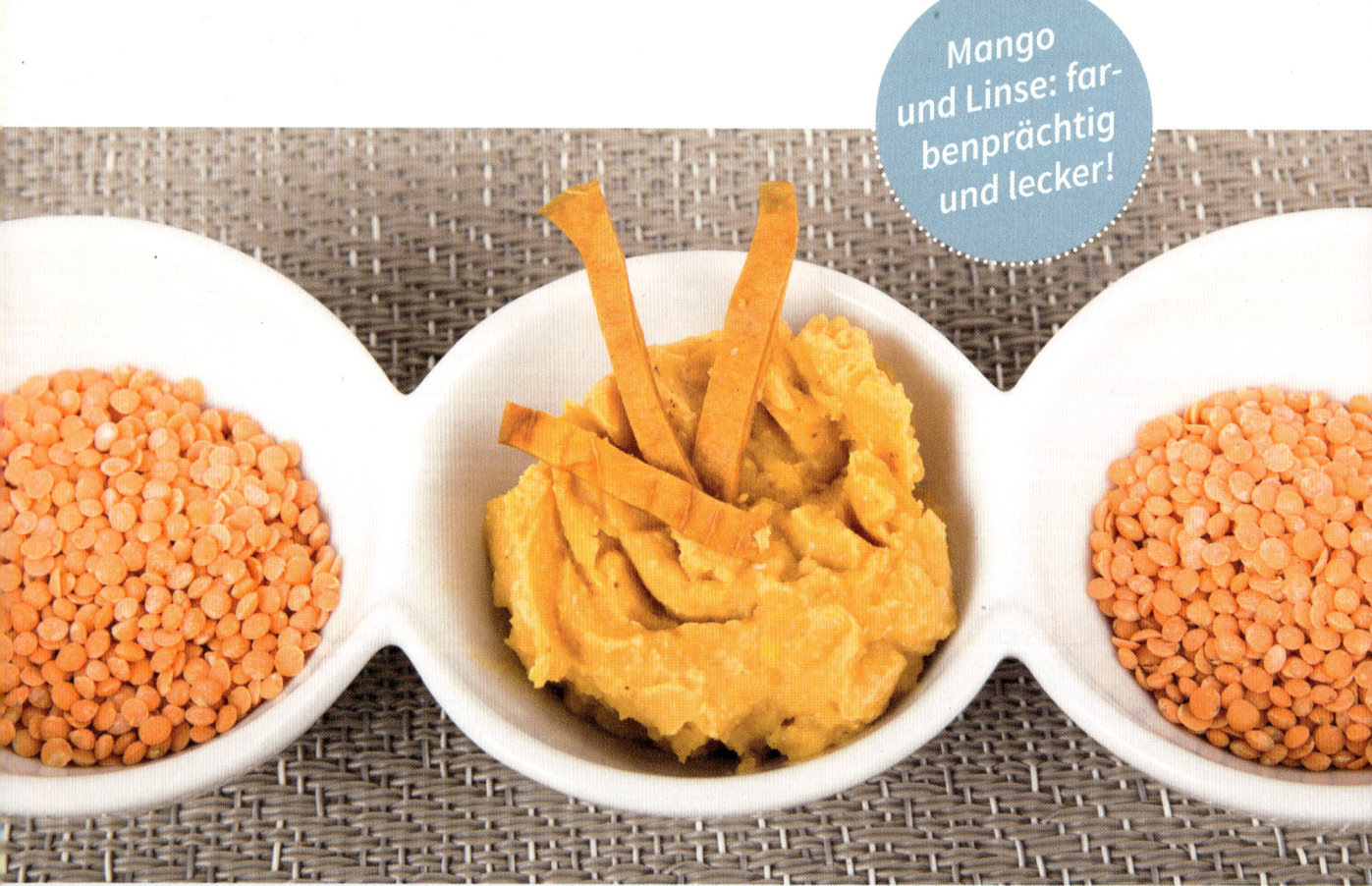

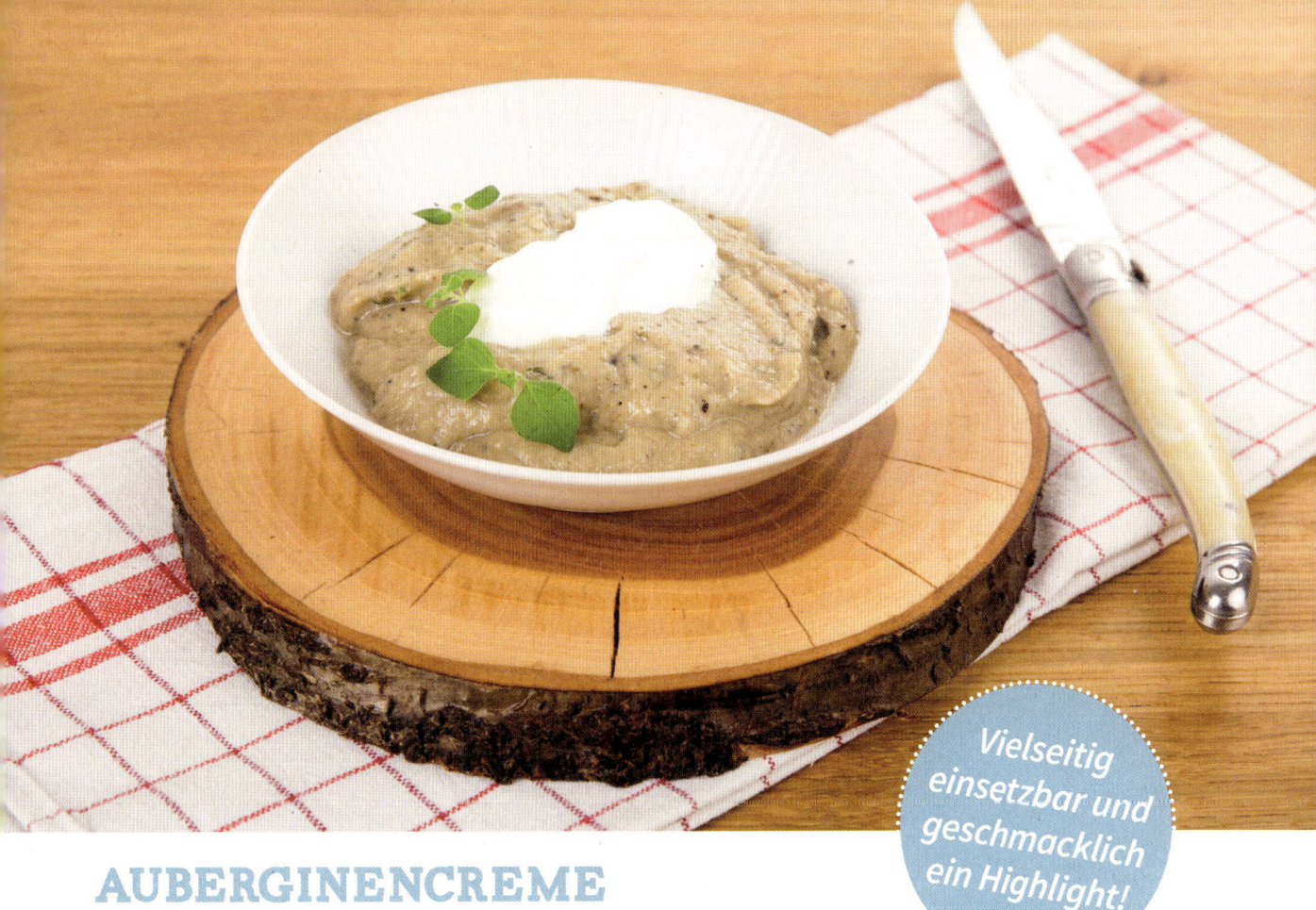

AUBERGINENCREME

1 Den Backofen auf 220°C vorheizen. Auberginen waschen, trocknen und mit einer Gabel mehrmals einstechen.

2 In einer leicht geölten Auflaufform für 1 Stunde in den Ofen schieben. Die Aubergine soll schön weich und die Haut fast schwarz werden.

3 Anschließend abkühlen lassen, der Länge nach halbieren und das Fruchtfleisch mit einem Löffel aus der Schale kratzen. Wer die „Röstaromen" mag, darf auch etwas von der gegrillten Haut mit in eine Schüssel geben.

4 In die Schüssel auch gleich das Olivenöl, den Ziegen- oder Schafsquark und die Kräuter geben und alles zu einer cremigen Masse pürieren. Mit Salz und Pfeffer abschmecken.

Passt gut zum Frühstück oder zum Abendbrot auf erlaubte Brotsorten, Reis- oder Maiswaffeln. Macht sich aber auch als leckerer Dip zu Kartoffelspalten und Ofengemüse gut.

Zutaten

2 mittelgroße Auberginen
2 Zweige Majoran
Basilikum
4 Stängel glatte Petersilie
oder Basilikum
2 EL Ziegenquark
oder Schafsquark
2 EL Olivenöl
Salz & Pfeffer

ROTE BEETE AUFSTRICH

1 Die Sonnenblumenkerne in Wasser einweichen. Sie sollten eine gute Stunde in der doppelten Menge Wasser schwimmen.

2 Rohe rote Beete mit einer Gemüsebürste reinigen. Um ein Ausbluten zu verhindern, die Knollen im Ganzen in einem großen Topf mit sprudelndem Salzwasser weich kochen. Wenn sie weich sind, schälen und in Würfel schneiden.

3 Alle Zutaten in eine große Schüssel geben und zu einer glatten Creme pürieren. Je nach gewünschter Konsistenz, kann man die Masse mit mehr Öl geschmeidiger machen. Es dürfen ruhig auch kleine Stückchen in der Creme sein.

4 Die Creme zum Schluss mit Salz abschmecken. Wer möchte und darf, kann der roten Köstlichkeit mit weißem Pfeffer eine kleine extra Note geben.

Für die süße Variante den Agavendicksaft dazu geben. Für eine scharfe Variante mit Meerrettich ergänzen.

Dieser Aufstrich eignet sich für das Frühstücksbrot am Morgen, als Belag für eine(n) Buchweizenwrap/-torte oder als Dip für Maischips …

Zutaten

250g Rote Beete
  (am besten rohe, aber auch
  die vorgekochten sind erlaubt)
100g Sonnenblumenkerne
4-6 EL Sonnenblumenöl
Salz

*Wenn etwas Süße und/oder
Schärfe schon erlaubt ist*
2 EL Agavendicksaft
ca. 30g Meerrettich
  (frisch gerieben)

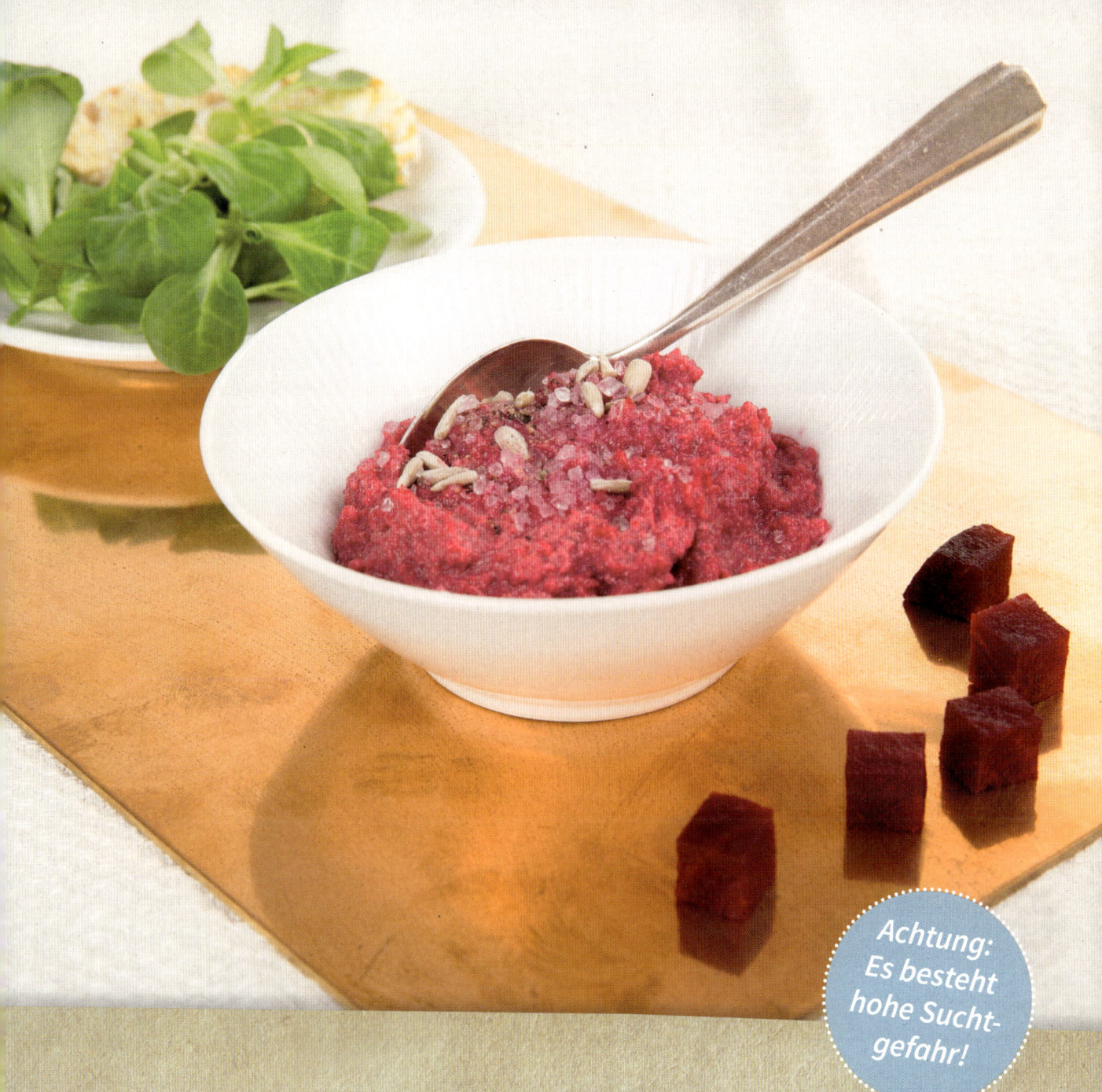

Achtung: Es besteht hohe Suchtgefahr!

Rote Beete fristet oft ein einsames Dasein – sie wird leider viel zu selten verwendet. Wir regen ein kulinarisches Revival dieser sehr gesunden, blutbildenden Gemüsesorte an! Unser Aufstrich ist Natur pur und kommt ohne Hefe oder Konservierungsstoffe aus.

BASILIKUM- UND RUCOLAPESTO

Zutaten

1 Bund Basilikum
  oder 50g Rucola
30g Pecorino
20g Walnüsse
  oder 30g Cashewkerne
  oder 30g Sonnenblumenkerne
Olivenöl
Pfeffer, evtl. Salz
  Der Pecorino ist bereits recht salzig.

Für **Rucolapesto** eignen sich Walnüsse am besten. Wenn Sie es geschmacklich etwas kräftiger lieben, rösten Sie diese zuvor in einer trockenen Pfanne an.

Auf Knoblauch im Pesto zu verzichten, ist kein Problem – im Gegenteil. Wir finden, dadurch tritt der intensive Geschmack des Basilikums mehr in den Vordergrund und ist unverfälschter.

1 Der Einfachheit halber verwenden wir das Basilikum mit Blatt und Stängel und schneiden es knapp oberhalb der Grasnarbe ab. Vom Rucola eventuell die ganz dicken Blattstiele entfernen.

2 Kräuter zusammen mit dem kleingewürfelten Pecorino, den Nüssen und dem Olivenöl in ein hohes Gefäß geben. Mit dem Zauberstab alles gut mixen. *Vorsicht:* Nicht zulange, denn wenn sich durch das Mixen der Zauberstab erwärmt, kann sich das negativ auf den Geschmack auswirken.

3 Je nachdem, wie „flüssig" das Pesto werden soll, nach und nach Olivenöl hinzufügen. Zum Schluss abschmecken – etwas Pfeffer kann nicht schaden, aber ob Salz wirklich noch notwendig ist, richtet sich nach dem Salzgehalt des Pecorino.

4 Entweder direkt über die Pasta oder das Risotto geben, einen Klecks zur Suppe, zum Gemüseeintopf oder auf ein Brot schmieren. Es gibt jede Menge kulinarische Verwendungsmöglichkeiten.

Was übrig bleibt, in ein Schraubglas füllen (am besten gleich die doppelte Menge herstellen), mit Olivenöl bedecken – das Pesto hält sich so mehrere Tage im Kühlschrank.

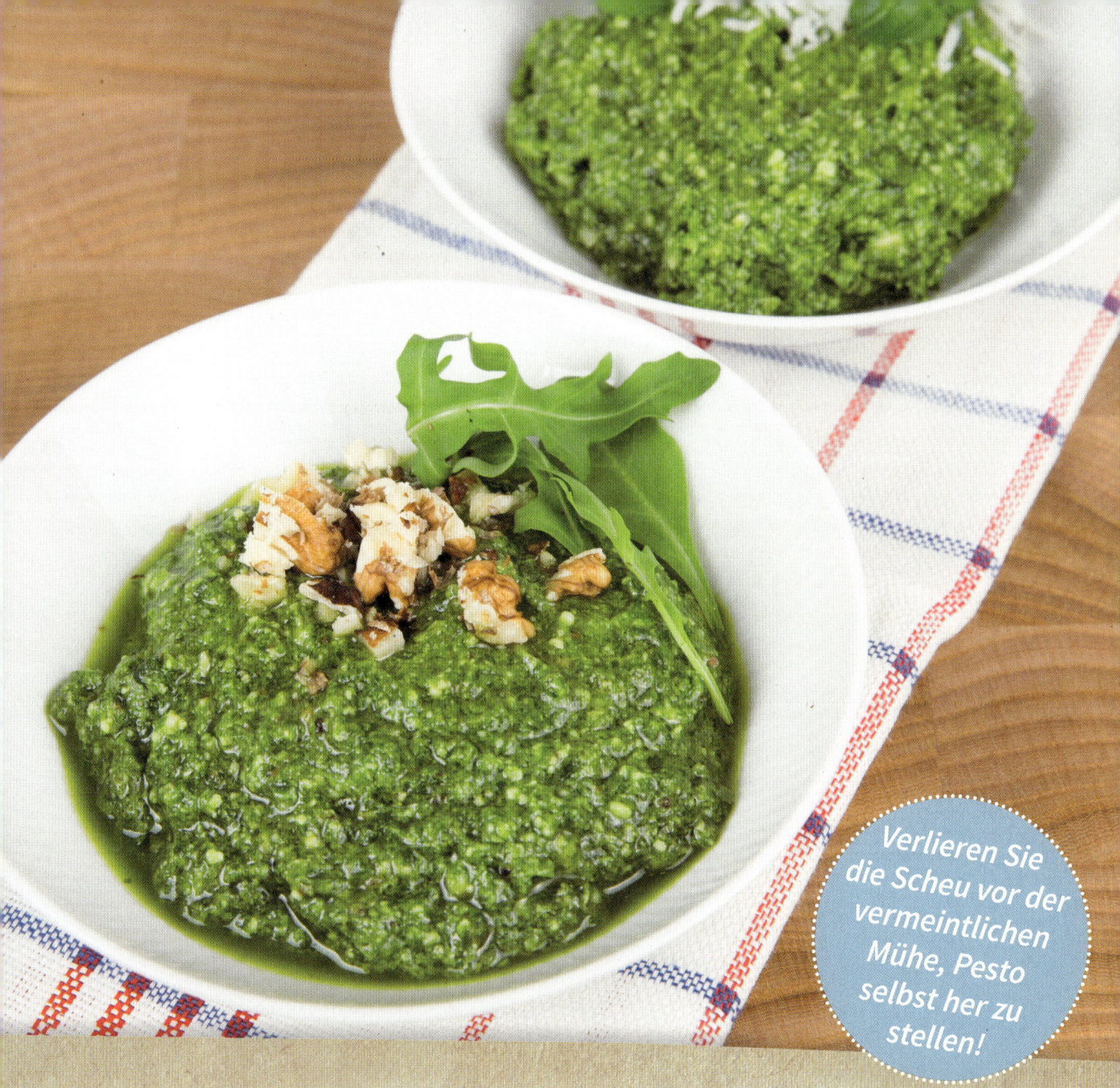

Verlieren Sie die Scheu vor der vermeintlichen Mühe, Pesto selbst her zu stellen!

Wetten, dass Sie in Zukunft kein Pesto mehr kaufen werden? Geschmacklich liegen Welten zwischen ‚homemade' und Regalprodukt. Und es bedarf weder eines großen, zeitlichen Aufwands, noch ausgefeilter Kochraffinesse, um mit einem selbstgemachten Pesto zu punkten.

HUMMUS

1 Die Kichererbsen mindestens acht Stunden in reichlich kaltem Wasser einweichen. Einweichwasser abschütten und Hülsenfrüchte in frischem Wasser mindestens eine Stunde sehr weich kochen. Abgießen (etwas Kochwasser aufbewahren) und noch warm pürieren. Den Kichererbsen etwas Kochwasser beimischen, dann lässt es sich leichter pürieren.

2 Mit Olivenöl abschmecken und zu einer sämigen Masse pürieren.Für unseren Geschmack darf aber auch ruhig das ein oder andere Stückchen Kichererbse noch zu spüren sein. Je nach Geschmack mit Salz/Kreuzkümmel würzen. Zum Schluss mit Cashew- oder Sonnenblumenkernmus verfeinern.

Zutaten

300g Kichererbsen, getrocknet
  (oder aus dem Glas. Vor Gebrauch
  gut abspülen!)
Olivenöl
1 MSP Kreuzkümmel
Salz
Cashewmus
  (oder Sonnenblumenkernmus)

*Was nicht sofort aufgegessen wird,
in ein Schraubglas abfüllen, mit
Olivenöl bedecken und im Kühlschrank aufbewahren.*

Therapeutinnen-Tipp
Wir haben das Tahin, das dem Hummus laut Originalrezept beigefügt wird, durch Sonnenblumenkernmus ersetzt. Auch Cashewmus schmeckt sehr gut, ist allerdings oft nicht gut verträglich. Tahin besteht aus Sesam, das leider ein sehr großes Allergiepotenzial hat und für längere Zeit gemieden werden sollte.
Häufig findet man beim Lesen von Zutatenetiketten den Vermerk „Kann Spuren von Sesam enthalten". Diese Spuren ergeben sich, wenn Getreidekörner, Flocken, etc. in den gleichen Maschinen gereinigt oder gemahlen werden. Erfahrungsgemäß können Sie diese Produkte trotzdem verwenden – es sei denn, die Sesamunverträglichkeit ist extrem ausgeprägt.

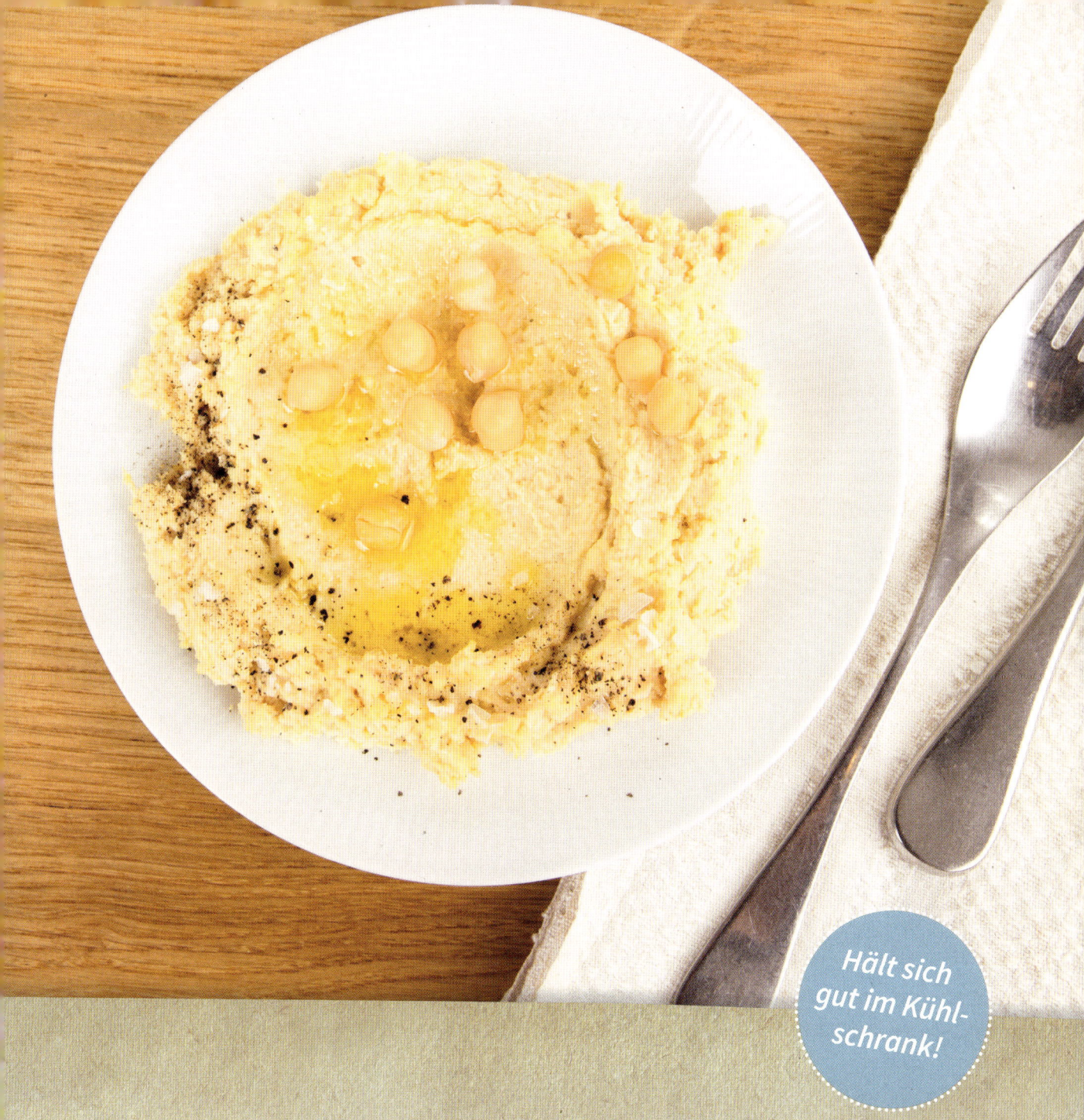

Hummus ist Hummus ist Hummus?!

Nein, dieser hier ist besonders lecker und vor allem

ganz einfach in der Zubereitung.

KALT GERÜHRTE BEERENMARMELADE

Zutaten

500g Beeren
  (Himbeeren, Heidelbeeren,
  Brombeeren, Johannisbeeren
  oder Holunderbeeren)
100g Ur-Süße
4 EL Wasser
1 TL Agar-Agar

1 Die frischen Beeren mit der Ur-Süße marinieren und für 30-45 Min. ziehen lassen.

2 Mit dem Zauberstab pürieren. Die Ur-Süße soll sich komplett auflösen.

3 Agar-Agar mit Wasser vermischen – evtl. ein wenig Beerenmark hinzu fügen – und kurz aufkochen. Leicht abkühlen lassen, zur Beerenmischung hinzufügen und verrühren. *Wer die winzigen Fruchtkerne, zum Beispiel der Himbeeren, nicht mag, der passiert die Creme noch. Notwendig ist das aber nicht!*

4 Dieses außerordentlich exquisite und farblich leuchtende Eigenprodukt in gut gereinigte bzw. ausgekochte Schraubgläser füllen. Die Marmelade hält sich ca. 14 Tage im Kühlschrank oder gleich genießen!

Therapeutinnen-Tipp

Agar-Agar ist das älteste Geliermittel pflanzlicher Herkunft und wurde schon im 17. Jahrhundert von Japanern als Verdickungs- und Bindemittel verwendet. Es wird aus den Zellwänden von Meeresalgen herausgelöst, ist geschmacksneutral, frei von Zusätzen und kann wie Gelatine für süße oder herzhafte Speisen verwendet werden. In Bioläden und Reformhäusern erhältlich und sehr gut verträglich. *Was sich ebenfalls als äußerst gut verträgliches Bindemittel eignet, ist Kuzu (oder Kudzu) aus der Familie der Hülsenfrüchte.* Es handelt sich dabei um eine Kletterpflanze, die zu Pulver verarbeitet in China und Japan große Bedeutung als Heilmittel hat. Kuzu enthält verschiedene Aminosäuren, ist reich an Mineralien, Vitaminen und Spurenelementen. In der Traditionellen Chinesischen Medizin gehört die Pflanze zu den 50 wichtigsten chinesischen Medizinkräutern; in der ayurvedischen Medizin wird sie zur Zubereitung sogenannter ‚Lebenselixiere' genutzt. Der Einsatz garantiert jede Menge gesundheitlicher Benefits.

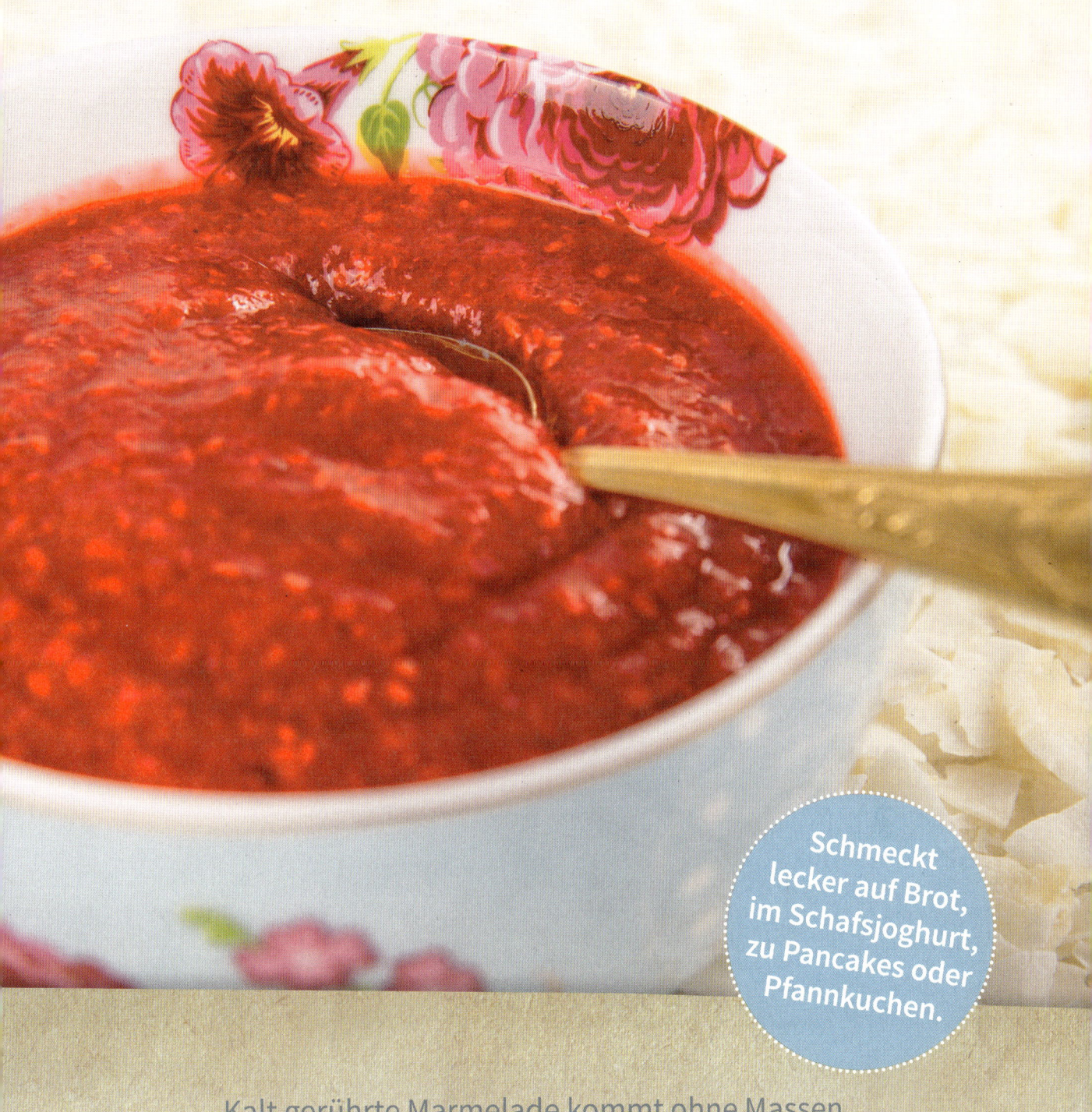

Schmeckt lecker auf Brot, im Schafsjoghurt, zu Pancakes oder Pfannkuchen.

Kalt gerührte Marmelade kommt ohne Massen an Gelierzucker aus, ist viel gesünder und schmeckt außerdem noch sehr viel intensiver nach den verwendeten Früchten!

CAROB-ERDMANDEL-AUFSTRICH

Zutaten

100g Sauerrahmbutter
120g Carob
70g gemahlene Erdmandel
  als Nussersatz
  (Chufas. Seite XXX)
50 ml Hirsemilch
2 EL Kokosöl
Mark einer ½ Vanilleschote
2 EL Ahornsirup
  oder Reissirup

Alle Zutaten miteinander vermischen und mit einem Handmixer pürieren. Geht ganz schnell und kann gleich aufs Brot gestrichen werden.

Wer schon Walnüsse, Mandeln oder Cashews darf, kann interessante Geschmacksexperimente anstellen. Am besten man röstet die Nüsse zuvor in trockener Pfanne an, bis ein leichter Duft aufsteigt und mahlt sie dann fein.

Therapeutinnen-Tipp

Da Kakao in vielen Fällen oft unverträglich ist und eine Zeitlang weg gelassen werden muss, lohnt es sich, Carob kennen zu lernen. Es handelt sich dabei um das geröstete und fein gemahlene Fruchtmark der Früchte, die am Johannisbrotbaum wachsen. Dessen bekanntestes Produkt hierzulande ist das Johannisbrotkernmehl, das übrigens auch ein gut verträgliches Binde- und Verdickungsmittel darstellt.

Um Carob zu gewinnen, werden die reifen Früchte gereinigt, aufgebrochen und zerkleinert. Dann wird das Fruchtfleisch getrocknet, geröstet und gemahlen. Carob enthält einen hohen Anteil an Ballaststoffen, ß-Carotin sowie Calcium und Eisen. Anders als Kakao ist es frei von anregenden Substanzen wie Theobromin und Koffein und wirkt sich durch seinen hohen Anteil an Ballaststoffen positiv auf die Verdauung aus. Grundsätzlich lässt sich Carob überall dort einsetzen, wo üblicherweise Kakaopulver als Zutat verwendet wird – in Kuchen, in cremigen Nachspeisen wie Pudding oder in Brotaufstrichen

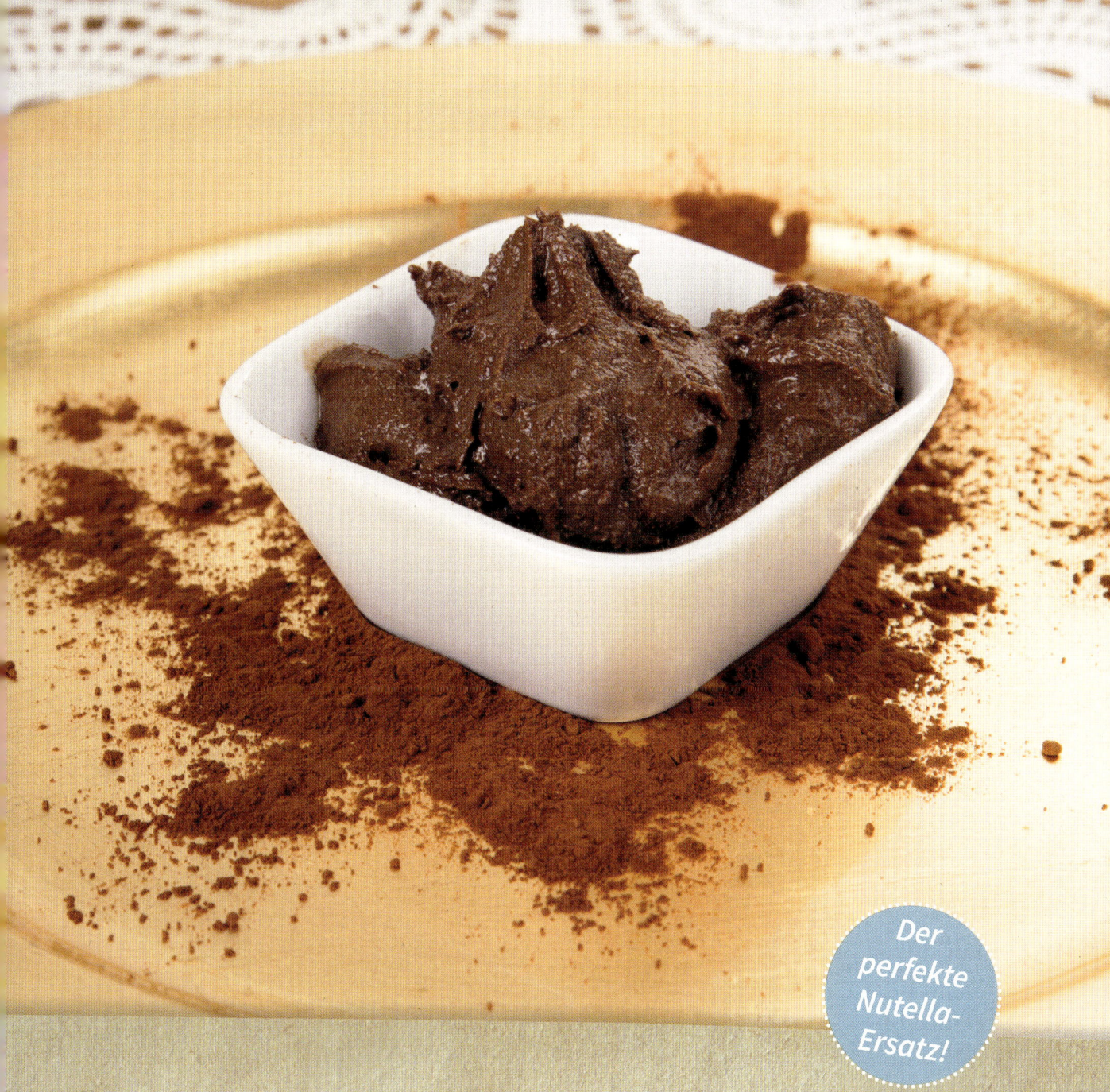

Der perfekte Nutella-Ersatz!

Sollte es Ihnen schier unmöglich scheinen, auf die berühmte
Nuss-Nougat Creme zu verzichten, brauchen Sie nicht zu verzweifeln,
denn wir bieten einen Ersatz an, der ganz ohne Haselnüsse
und Zucker auskommt.

MARONI-AUFSTRICH

Die vorgegarten Maronen mit Schafsmilch oder bevorzugter Getreidemilch pürieren. Milch am besten vorher erwärmen, die Maronen ein wenig darin einweichen – dann geht es leichter. Zimmerwarme Butter und Vanillemark unterheben. Alles miteinander pürieren – fertig.

Getreidemilch hat bereits eine bestimmte Süße, deshalb braucht man eventuell gar nicht zusätzlich süßen. Verwendet man Schafsmilch, ist ein kleiner Schuss Ahornsirup oder Reissirup zuträglich. Wer keine Süßmittel verwenden darf oder möchte, kann Stevia oder Sukrin verwenden.

Ein sehr leckerer Brotaufstrich für alle, die ihr Frühstücksbrot süß lieben! Oder auf Ziegen- und Schafsfrischkäse eine phänomenale, wenn auch ungewöhnliche Geschmackskombination.
Wenn Sie den Maroniaufstrich in ein Dessert umwandeln wollen, dann lassen Sie einfach die Butter weg und geben statt dessen etwas Schafsjoghurt für die Cremigkeit dazu.

Zutaten

200g Maroni (essfertig)
150ml Schafsmilch
   oder eine bevorzugte
   Getreidemilch (Hafer-, Hirse-
   oder Reismilch).
50g Sauerrahmbutter
Mark einer halben Vanilleschote

Sie können auch gerne Kokosmilch verwenden. Dann wird es allerdings geschmacklich etwas exotischer…

Wenn noch mehr Süße gewünscht wird: Ahorn- oder Reissirup zufügen.

Therapeutinnen-Tipp
Die Edelkastanie oder Maroni ist ein wahres Gesundheitsgeschenk, denn sie ist basisch, glutenfrei, hat alle essentiellen Amiosäuren und viele wertvolle Mineralien, z.B. einen ganz hohen Kaliumwert, der gut fürs Herz, für die Muskeln und die innere Ausgewogenheit ist. Man kann sie in pikant Gemüse- oder Fleischgerichten dünsten und braten, für Suppen verwenden,als Füllung, für Cremes und Desserts und als Mehl oder Flocken zum Backen.
Deshalb: Maroni sind nicht nur am Weihnachtsmarkt zum Genießen da, sondern rund ums Jahr!

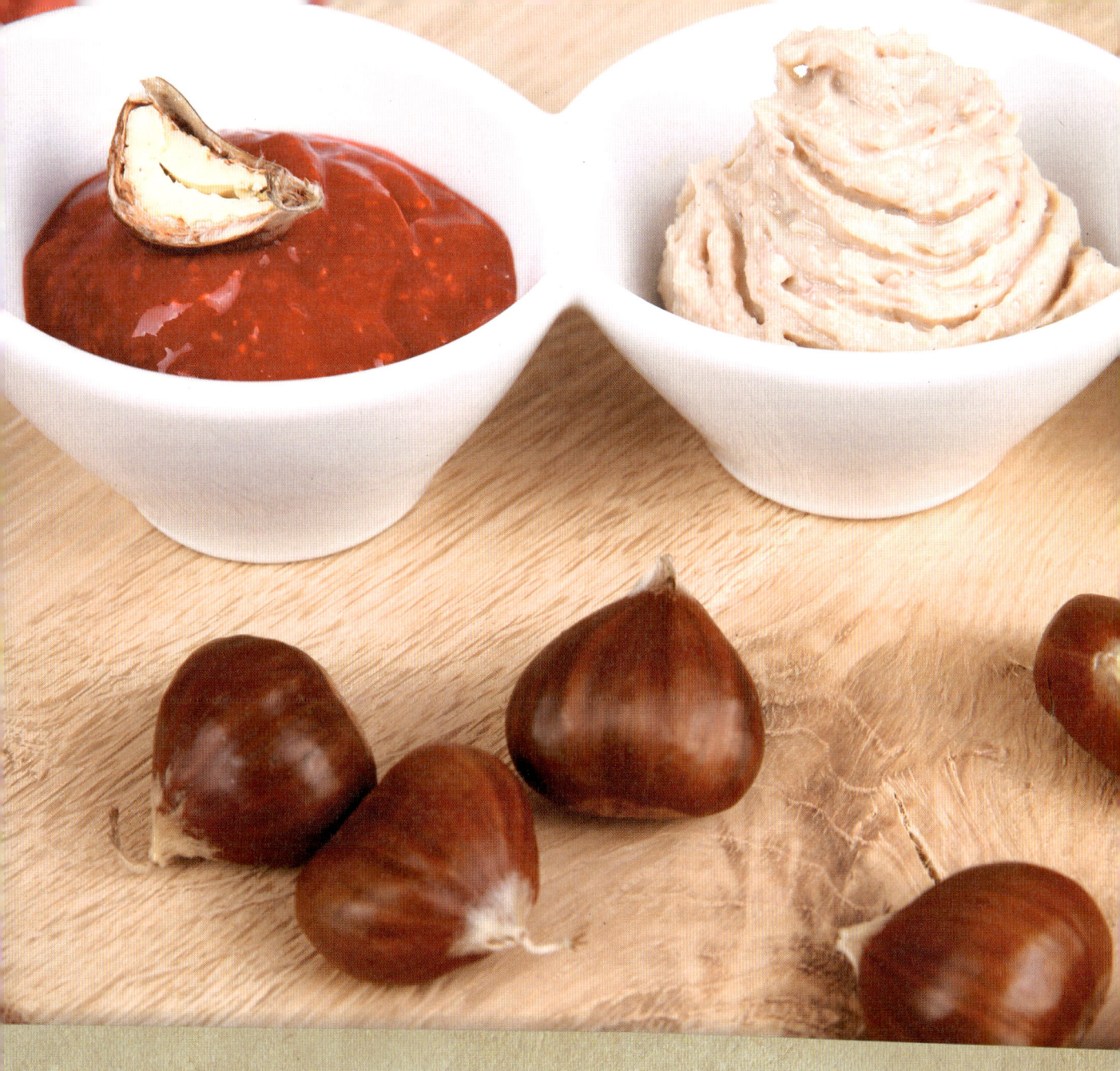

Ein großartiges Geschmackserlebnis
für die Naschkatzen unter Ihnen!

SUPPEN

Suppen nähren die innere Mitte, sagt die chinesische Medizin und dem können wir nur zustimmen. Im Grunde kann man sie morgens, mittags und abends essen – für unseren Verdauungstrakt ist eine Suppe zu jeder Tageszeit eine willkommene, leicht verdauliche Mahlzeit. Unsere Rezeptvorschläge lassen sich ganz individuell abwandeln, also: Seien Sie kreativ!

KOKOS–SÜSSKARTOFFEL-SUPPE MIT EINLAGE

Zutaten

400ml Kokosmilch
  (je höher der Kokosanteil,
  desto cremiger die Milch)
200ml Wasser
100g Zuckerschoten
150g Süßkartoffeln
50g Amaranth
  (oder Quinoa. Siehe
  Thearpeutinnen-Tipp)
Kokosöl
Salz & Pfeffer

1 Amaranth/Quinoa gut waschen und in der doppelten Menge Wasser für 20-25 Min. köcheln lassen. Zuckerschoten in Rauten schneiden. Die Süßkartoffeln schälen und in mittelgroße Würfel schneiden.

2 Kokosöl in einem Topf erhitzen, die Süßkartoffeln und Zuckerschoten 2 Min. scharf anbraten. Mit Kokosmilch ablöschen, den Amaranth hinzufügen und aufkochen. Zuckerschoten und Süßkartoffeln sollten noch leichten Biss haben.

3 Mit Salz und Pfeffer abschmecken und in einer hohen Schüssel servieren.

Variante: Dieses feine Süppchen lässt sich je nach Belieben und Verträglichkeitsstufe erweitern. Wer möchte, kann den Amaranth durch Quinoa oder Reis ersetzen. Auch Hühnchen oder Putenbrustfilet in feine Streifen geschnitten und für 5-7 Min. in der warmen Kokossuppe mit gar ziehen lassen, schmeckt lecker.

Wer es sämig liebt, kann die Suppe vor der Beigabe von weiteren Zutaten auch pürieren. Aber ein paar Zuckerschoten sollten Sie zur Dekoration zurückbehalten – die grünen Rauten auf der orangefarbenen Suppe regen den Appetit noch mehr an.

> **Therapeutinnen-Tipp**
> Diese Suppe können Sie auch gut am Abend essen (statt der üblichen Brotmahlzeit). Wenn Sie vegetarische/vegane Küche bevorzugen, haben Sie mit Amaranth oder Quinoa eine wertvolle Eiweißquelle.
> Statt Thai-Basilikum oder Zitronengras, das beides die Suppe geschmacklich abrunden würde, jedoch oftmals nicht gut vertragen wird, fügen Sie normales Basilikum zu. Wie die meisten italienischen Kräuter ist es sehr gut verträglich.

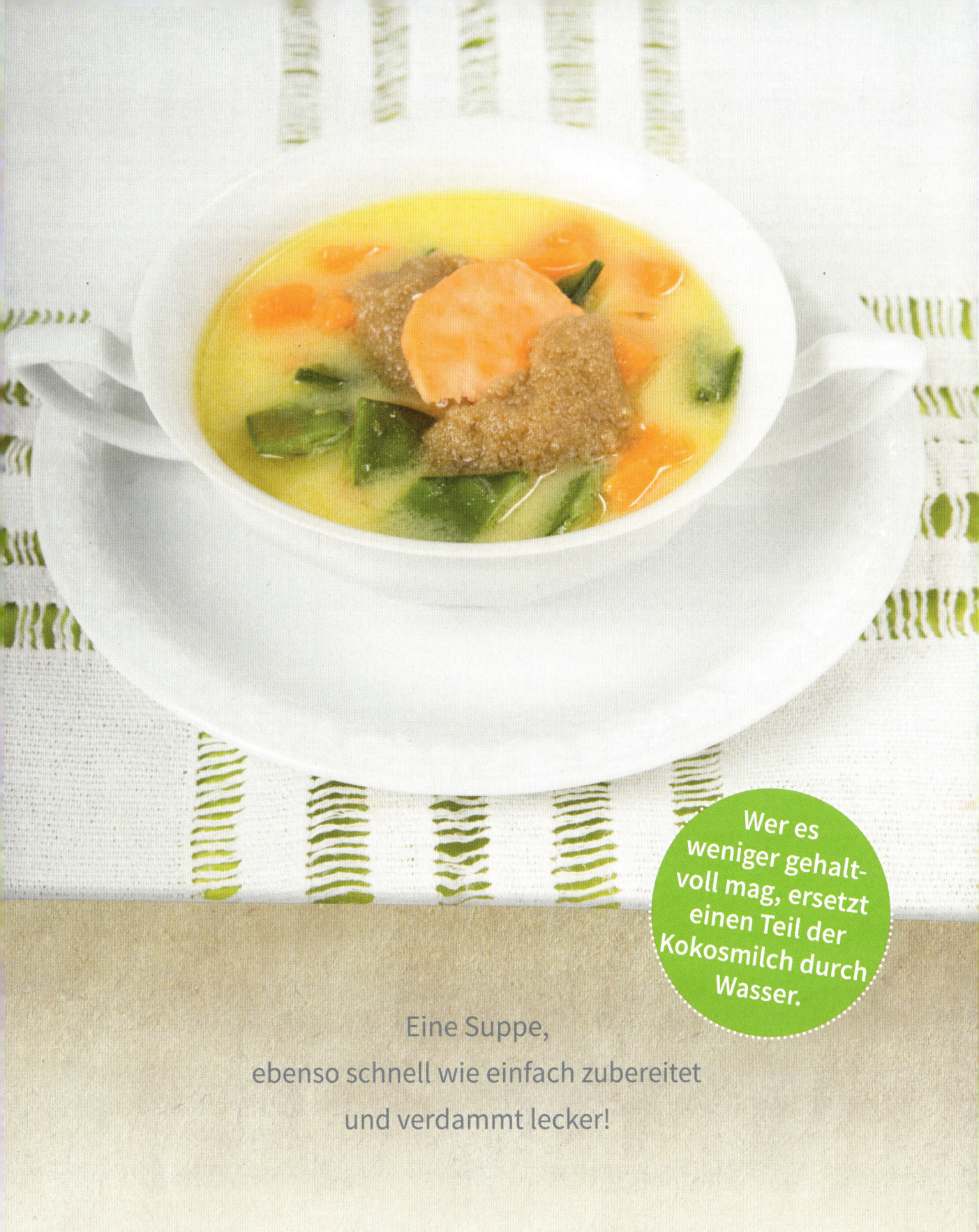

Wer es weniger gehalt-voll mag, ersetzt einen Teil der Kokosmilch durch Wasser.

Eine Suppe,
ebenso schnell wie einfach zubereitet
und verdammt lecker!

GEMÜSE-LINSENSUPPE

1 Kartoffeln schälen und in feine, kleine Würfel schneiden (1x1cm). Zucchini und Fenchel ebenfalls klein schneiden. Die Mangoldstile von den Blättern trennen und zerkleinern. Die Blätter in Streifen schneiden.

2 In einem Topf die Linsen und die gemörserten Gewürze kurz anschwitzen, bis die Linsen leicht glasig werden. Mit Wasser oder der selbst gemachten Gemüsebrühe aufgießen (die Linsen sollten mit Wasser bedeckt sein). Kurz aufkochen lassen, die Temperatur zurückdrehen, die Kartoffelwürfel hinzufügen und sanft aufkochen lassen. Jetzt das übrige Gemüse – bis auf die Mangoldblätter – hinzufügen und solange köcheln lassen, bis Linsen, Kartoffeln und Gemüse gar sind.

3 Die kleingeschnittenen Mangoldblätter erst kurz vor dem Garwerden hinzufügen und in der Suppe ziehen lassen. Wer die Suppe eher flüssig mag, fügt noch Wasser hinzu. Wir bevorzugen eine eher eintopfmäßige Konsistenz. Nach Geschmack mit Salz und etwas Pfeffer würzen.

Wenn Ingwer und Kurkuma erlaubt sind, können Sie damit etwas indischer würzen. *Wenn es in Richtung „deutscher Eintopf" gehen soll:* Bündnerfleisch klein schneiden und zusammen mit dem Mangold zum Schluss mitziehen lassen. Dickere Scheiben würfeln und mit den Gewürzen zu Beginn des Kochvorganges anschwitzen.

Zutaten

- 75g gelbe Linsen
- 75g rote Linsen
- 1 mittelgroße Kartoffel
- 1/2 Zucchini
- 1/2 Fenchel
- 2 Mangoldblätter
  (wahlweise auch roter
  oder gelber Mangold)
- 1/2 TL Senfsamen
- 1/2 TL Kreuzkümmel
- 3 EL Sonnenblumenöl
- Wasser oder Gemüsebrühe
- Pfeffer & Salz

Vorratshaltung betreiben! Einfach die Mengen verdoppeln und die Hälfte einfrieren. Das spart Arbeit und Sie können sich schon auf die nächste Suppe freuen.

Therapeutinnen-Tipp

Dieses Gericht soll als Anregung dienen, anstelle von Fleisch öfter Hülsenfrüchte als Eiweißquelle auf den Speiseplan zu setzen, da die meisten Sorten sehr gut verträglich sind. Eine großzügige Prise Kaisernatron im Kochwasser entspannt den Blähfaktor, der allerdings bei den roten und gelben Linsen ohnehin sehr gering ist. Die im Rezepte angegebenen Gewürze wie **Senfsamen, Kreuzkümmel oder Kardamom** sind bei einer deutlichen Unverträglichkeitsproblematik nicht erlaubt, und auch **Ingwer** und **Kurkuma** fallen vorläufig unter das Weglassgebot. Normaler Kümmel ist eher verträglich und mit Majoran und Thymian können Sie jederzeit geschmacklich abrunden. Die Suppe schmeckt auch ohne die asiatischen Gewürze sehr lecker!

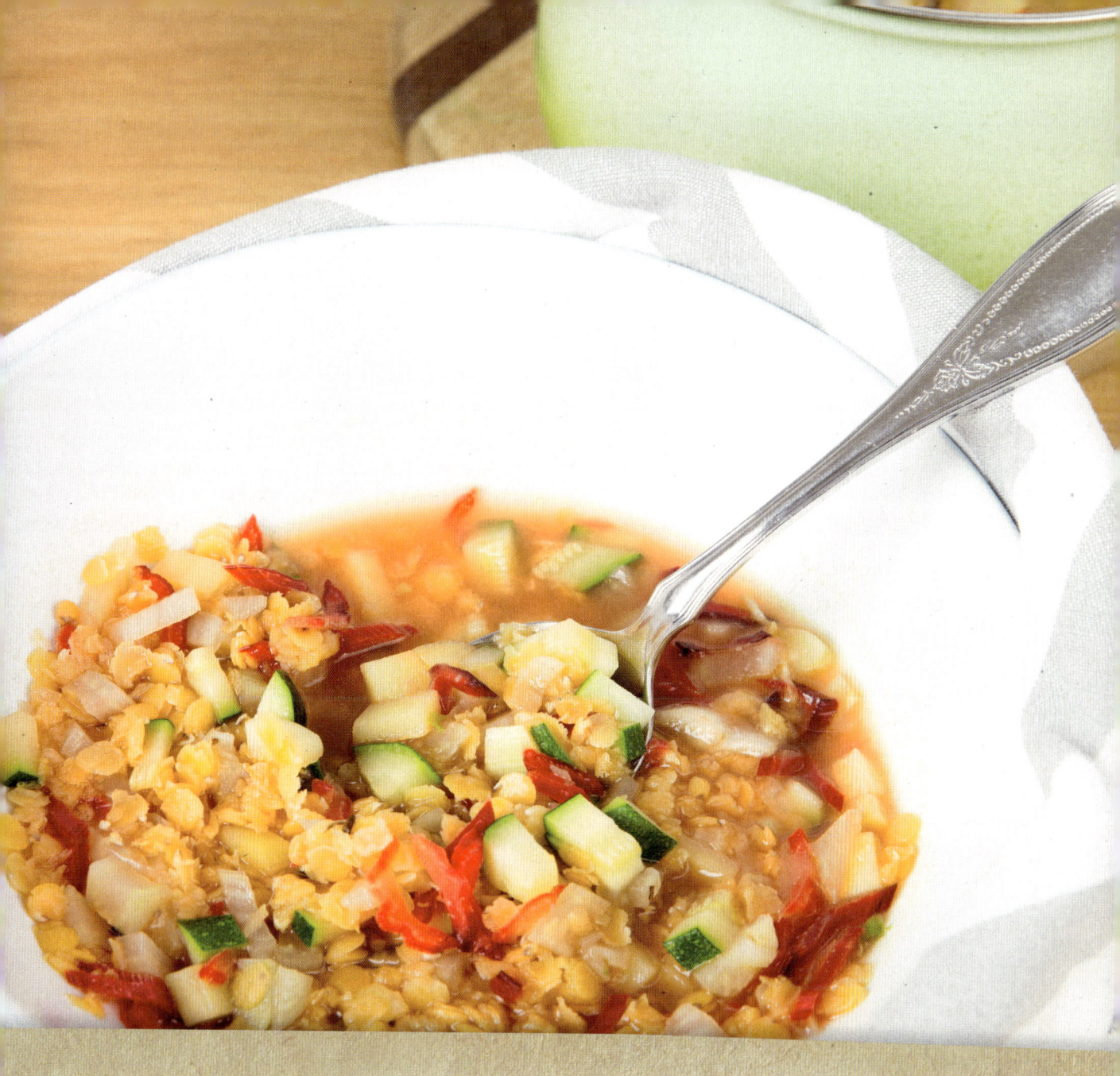

Kindheitserinnerungen an Linsensuppen sind meist
mit Naserümpfen und einem gewissen Widerwillen verbunden.
Dieses Rezept kann jegliches Linsentrauma beheben und genießerische
Behaglichkeit hervorrufen. Es ist eine harmonische Mischung
aus traditioneller Linsensuppe und einem indischen Dhal.

KRÄFTIGE HÜHNERBRÜHE UND KLARE GEMÜSESUPPE

1 Bio–Suppenhuhn

je 3 Zweige Thymian und Rosmarin

2 Lorbeerblätter

8 schwarze Pfefferkörner

1 kleine Süßkartoffel
   statt Karotte, geviertelt

1 Fenchelknolle
   statt Sellerie, geviertelt

1 Pastinake, geviertelt

1 kleiner Kohlrabi, geviertelt

1 Lorbeerblatt

Hier die Variante
für eine reine Gemüsebrühe:

je 3 Zweige Thymian und Rosmarin

1 kleine Süßkartoffel
   statt Karotte, geviertelt

1 Fenchelknolle
   statt Sellerie, geviertelt

1 Pastinake, geviertelt

1 kleiner Kohlrabi, geviertelt

1 Lorbeerblatt

Und nach Belieben:

Brokkolistiele

Chinakohlreste
   oder Kohlblätter

2 getrocknete Shitake-Pilze
   oder Steinpilze

1 Schneiden Sie Fenchel und Pastinake in grobe Stücke und dünsten Sie diese in etwas Öl an, dann mit ca. 1 ½ Liter Wasser aufgießen und das Suppenhuhn zusammen mit den anderen Gemüsezutaten und den Gewürzen in den Topf geben. Die Suppe ca. 1 ½ -2Stunden köcheln lassen.

2 Das Huhn mit einer Schaumkelle herausheben und das Fleisch von Haut und Knochen lösen. Das Fleisch in mundgerechte Stücke schneiden. Die Brühe durch ein Feines Sieb abgießen und mit Salz und Pfeffer würzen.

Variante für eine reine Gemüsesuppe: Beginnen Sie wie bei der Hühnersuppe mit dem Andünsten von Fenchel und Pastinake. Gießen Sie Wasser auf und fügen neben Kohlrabi, Pastinake und den Gewürzen die Brokkolistiele und Pilze hinzu. Ca. 2 Stunden leicht wallen lassen, das Gemüse abseihen und die Suppe mit etwas Salz würzen.

Entweder gleich verwenden oder in Schraubgläsern im Kühlschrank lagern.

Suppeneinlagen

Gemüse: Erbsen, Bohnen, Zuckerschoten einfach für 5 Min. mit in der Suppe ziehen lassen. *Frittaten:* aus dem Rest der Pancakes vom Frühstück. Pancake zusammenrollen und in feine Streifen schneiden. *Hirse- oder Quinoanockerl:* 30g Hirse oder Quinoa in doppelter Menge Wasser gar kochen. Mit Salz und Pfeffer abschmecken. Mit Biobin oder Agar Agar binden. Mit zwei Esslöffeln aus der Masse schöne Nockerl formen. Für 3 - 5 Min. mit in der Suppe ziehen lassen. *Haferflockennockerl:* In einer Pfanne 50g Haferflocken trocken anrösten, mit 1/8 l Schafs- oder Ziegenmilch aufgießen und unter ständigem Rühren ca. 5 Min. quellen lassen. Ein Ei untermengen, mit etwas Salz und Pfeffer würzen. Nockerln formen und 5 Min. in schwach kochendem Salzwasser ziehen lassen. *Polentataler:* 80g Polenta in zweieinhalbfacher Menge Salzwasser in einem Topf dünsten, einen Stich Sauerrahmbutter zugeben und abschmecken. Die Masse auf ein mit Wasser benetztes Blech streichen, erkalten lassen und mit einem runden Ausstecher Taler ausstechen. In einer Pfanne mit heißem Öl beidseitig goldbraun braten. Erst wenn die klare Suppe im Teller ist, die Polentataler hinein geben. *Reis/Amaranth:* Als Einlage eignen sich natürlich auch bestens vorgekochter Amaranth, roter oder schwarzer Reis. Wenn noch ein paar Gemüseschnitze mitschwimmen, ist das Ganze nicht nur farbenfroher, sondern auch noch eine Spur vitalisierender.

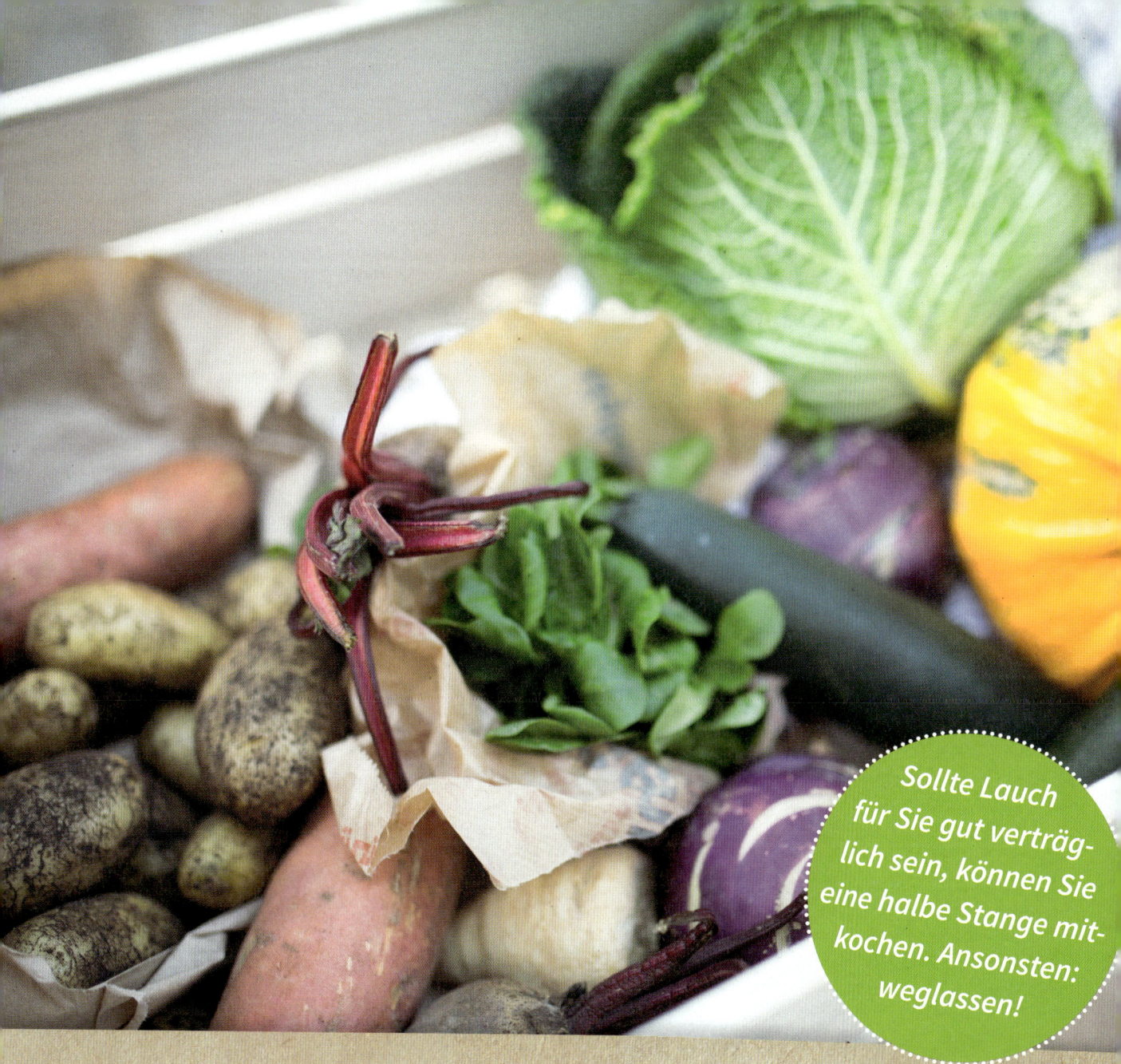

Sollte Lauch für Sie gut verträglich sein, können Sie eine halbe Stange mitkochen. Ansonsten: weglassen!

Fast jeder von uns hat wohlige Erinnerungen an Mutters Hühnersuppe, die serviert wurde, wenn wir wieder einmal kränkelnd das Bett hüten mussten. Diese Kraftsuppe lässt sich einfach zubereiten. Einige der weniger verträglichen Zutaten aus dem Familienrezept fallen wegen Unverträglichkeit weg – aber: es gibt Ersatz dafür!

KÜRBISSUPPE

Zutaten

400g Kürbis

1 kleine Pastinake

1 Zweig Rosmarin
  (oder Thymian)

2 EL Sonnenblumenöl
  (oder Rapsöl)

ca. 1l Gemüsebrühe
  (wer es etwas exotischer mag,
  verwendet zur Hälfte Kokosmilch)

Pfeffer & Salz

4 TL Kürbiskernöl

Für das Topping

1 kleine Rote Beete (vorgegart)

Ein paar Kürbiskerne

Fenchel- oder Anissamen

1 Stich Sauerrahmbutter

2 EL Reissirup

1 Den Kürbis waschen, halbieren und die Kerne und Fasern herauskratzen. Beim Hokkaidokürbis ist auch die Schale zum Verzehr geeignet. Alle anderen bitte schälen. Kürbis in ca- 2 x 2 cm große Stücke würfeln.

2 Pastinake schälen, ebenfalls in Stücke schneiden. Die Rosmarinnadeln bzw. Thymianblätter von den Zweigen entfernen.

3 Einen großen Topf erwärmen und das Gemüse im Öl 5-7 Min. scharf anbraten. Mit Gemüsebrühe ablöschen (die Kürbisstücke sollten bedeckt sein), aufkochen lassen und für ca. 20 Min. bei geschlossenem Deckel leicht köcheln lassen.

4 In der Zwischenzeit Rote Beete in feine Stifte schneiden, Kürbiskerne grob hacken und die Fenchel- oder Anissamen mörsern.

5 Butter in der Pfanne schmelzen, die Samen zugeben und leicht anrösten. Kürbiskerne und Rote Bete 3-4 Min. mitbraten und mit dem Reissirup karamellisieren. Fertig ist das Topping!

6 Wenn die Kürbisstücke schön weich sind, die Suppe pürieren. Mit etwas Salz und Pfeffer abschmecken. In Schalen schöpfen, das Topping auf die Suppe setzen und nach Gusto mit Kürbiskernöl beträufeln.

Therapeutinnen-Tipp

Sollten Rote Beete nicht gut verträglich sein, ist ein Topping mit Avocadomus ein appetitlicher Farbtupfer auf der Kürbissuppe und geschmacklich eine interessante Kombination. Wir lieben Kürbis, weil er sich auf so viele Arten zubereiten lässt – ob pikant oder süß, er ist immer eine kulinarische Überraschung und eine reiche Quelle an Carotinoiden und Vitamin A.

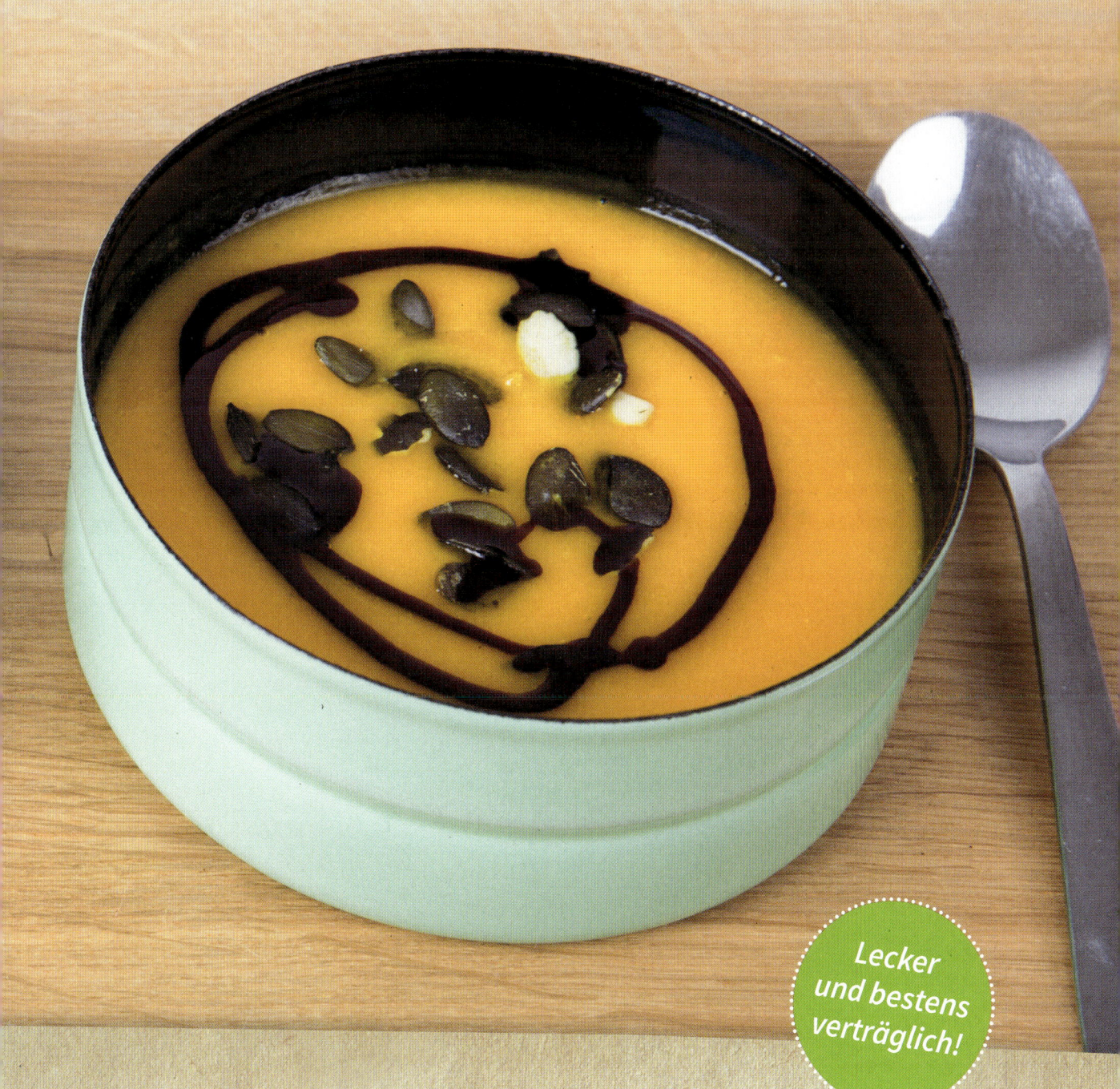

Hokkaidokürbis ist der Klassiker und einfach in der Vorbereitung, da die Schale mitgegessen werden kann. Wir empfehlen wärmstens, Muskat- und Butternusskürbis zu probieren. Die Geschmacksvielfalt bei den Kürbissorten ist riesig.

FRISCHE SALATE

Salate müssen keineswegs bloß ein Beilagen-
Dasein fristen: Mit Hülsenfrüchten oder Getreide
kombiniert, ergeben sie eine vollwertige Mahlzeit.
Nur bei den Salatsaucen müssen Sie Vorsicht
walten lassen – Aceto Balsamico ist oft unverträglich, ebenso Apfelessig oder Zitronensaft.
Essigalternativen finden Sie auf Seite 40.

VOGERLSALAT MIT FENCHEL, AVOCADO UND WEISSEN BOHNEN

Zutaten

150g Vogerl- oder Feldsalat

1 kleiner Fenchel

1 Avocado

75g weiße Bohnen
  (entweder selbst eingeweicht
  oder aus der Dose)

Olivenöl
  (oder Kürbiskernöl)

Kürbiskerne
  (oder gesalzene Cashews)

Salz & Pfeffer

1 Salat waschen und von den kleinen Würzelchen befreien. Ganz wichtig: Die Salatblätter immer trocken schleudern.

2 Fenchel waschen, Strunk entfernen und in feine, dünne Scheiben schneiden. Das Fenchelgrün lässt sich wunderbar zum Verzieren verwenden. Fenchel schmeckt auch roh gut – je feiner geschnitten, desto besser.

3 Die Avocado halbieren, Kern entfernen und mit einem kleinen Teelöffel auslöffeln – so bekommt man kleine Nocken, die man direkt auf dem Salat verteilen kann. Wenn die Avocado reif ist, lässt sich die Schale abziehen, anschließend in Streifen oder kleine Würfel schneiden.

4 Entweder weißen Bohnen über Nacht in Wasser einweichen und gar kochen. Oder vorgegarte weiße Bohnen aus dem Glas verwenden. Nicht vergessen, diese gut abzuspülen und abtropfen zu lassen!

5 Alle Zutaten in eine Schüssel geben und vorsichtig miteinander vermischen. Oliven- oder Kürbiskernöl über den Salat geben und mit Salz und Pfeffer abschmecken. Für eine saure Note sorgt ein Schuss Ume Su, Reisoder Himbeeressig. Vor dem Anrichten geröstete Kürbiskerne oder die zerkleinerten, gesalzenen Cashews über den Salat streuen.

Therapeutinnen-Tipp

Da Trauben oft unverträglich sind, fällt für einige Zeit der beliebte **Aceto Balsamico** für das Salatdressing aus. Was noch als Essigersatz dienen kann, lesen Sie auf Seite 40. Fertige Salatsaucen sind absolut tabu, da sie Geschmacksverstärker, unerwünschte Würzmischungen, Glutamat und Zucker enthalten. Bereiten Sie sich Ihr Dressing mit hochwertigen Ölen, Meersalz, den erlaubten Essigersatzprodukten und ggf. einem Tropfen Stevia oder Agavendicksaft zu. In ein Schraubglas gefüllt, können Sie es in die Kantine oder ins Restaurant mitnehmen, denn auch dort werden Sie die angebotenen Salatdressings meiden müssen.

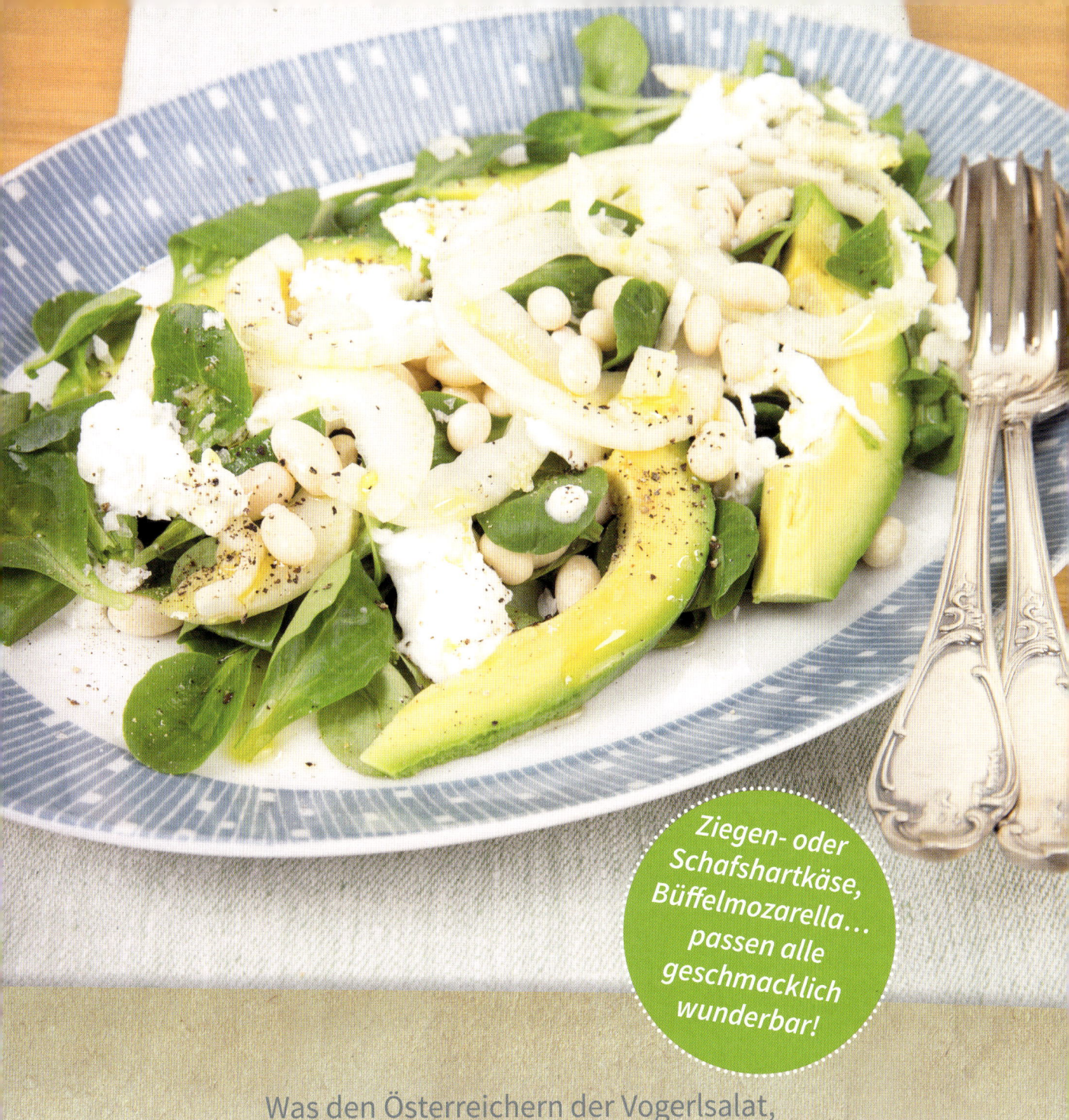

Ziegen- oder Schafshartkäse, Büffelmozarella… passen alle geschmacklich wunderbar!

Was den Österreichern der Vogerlsalat, ist den Deutschen der Feldsalat. Überall gilt: Das Spiel mit verschiedenen Texturen macht diesen kräftigen Wintersalat so spannend.

GURKENSALAT SPEZIAL

Zutaten

2 Gurken

2-3 EL Cashewkernmus
  (oder Sonnenblumenkernmus)

Olivenöl

Salz & Pfeffer

Cashewkerne
  (oder Sonnenblumenkerne)

1 Die Gurke mit einem Sparschäler schälen. Statt sie in Scheiben zu schneiden, die Gurke nun weiter in Streifen „schälen", bis Sie zu den Kernen kommen. Die kommen in den Kompost. Sollten die Streifen zu lang geraten, einfach kürzen. Die Streifen in ein Sieb geben, leicht salzen und 30-40 Min. entwässern lassen. Das Salz zieht das Wasser aus den Gurken und der Salat schmeckt dann nicht so verwässert.

2 Für die Vinaigrette Cashewmus mit etwas Wasser, Olivenöl, Salz und Pfeffer zu einer homogenen Flüssigkeit verrühren. Wenn Sie Sonnenblumenkernmus verwenden, eventuell noch etwas Olivenöl hinzufügen. Für eine säuerliche Komponente einen Schuss Essig oder Essigersatz beigeben.

3 Die Vinaigrette über die Gurkenstreifen gießen und gut miteinander vermischen. Auf einem Teller oder Schüssel anrichten und mit zerkleinerten Cashewkernen garnieren.

Wenn Sie die Cashews kurz in trockener Pfanne anrösten, intensiviert sich ihr Geschmack deutlich.

Therapeutinnen-Tipp

Cashews sind zweifellos köstlich und gesund. In der veganen (Kochbuch-)Szene sind sie jedoch momentan ein absoluter „Renner" – und so erlebe ich immer wieder, dass sie bei zu häufigem Genuss Symptome hervorrufen. Sollte dies bei Ihnen der Fall sein, weichen Sie auf Sonnenblumenkerne aus. Diese bestehen zu 22 Prozent aus Protein und enthalten Spurenelemente, Antioxidantien, sowie verschiedene Vitamine (besonders Vitamin E). Außerdem sind sie sehr gut verträglich. Dennoch gilt auch hier: nicht täglich, sondern am besten im 3-Tagesrythmus zu sich nehmen.

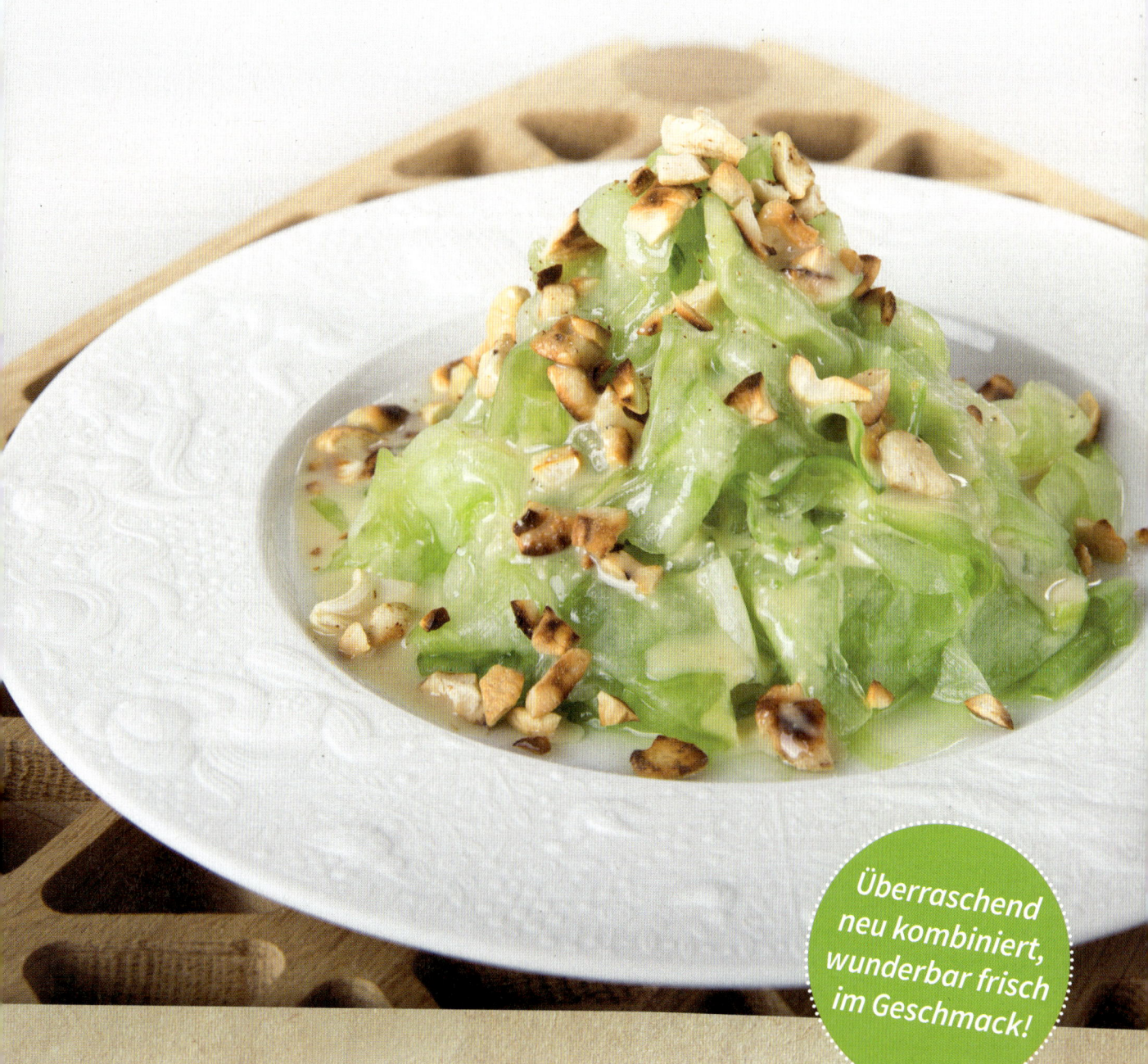

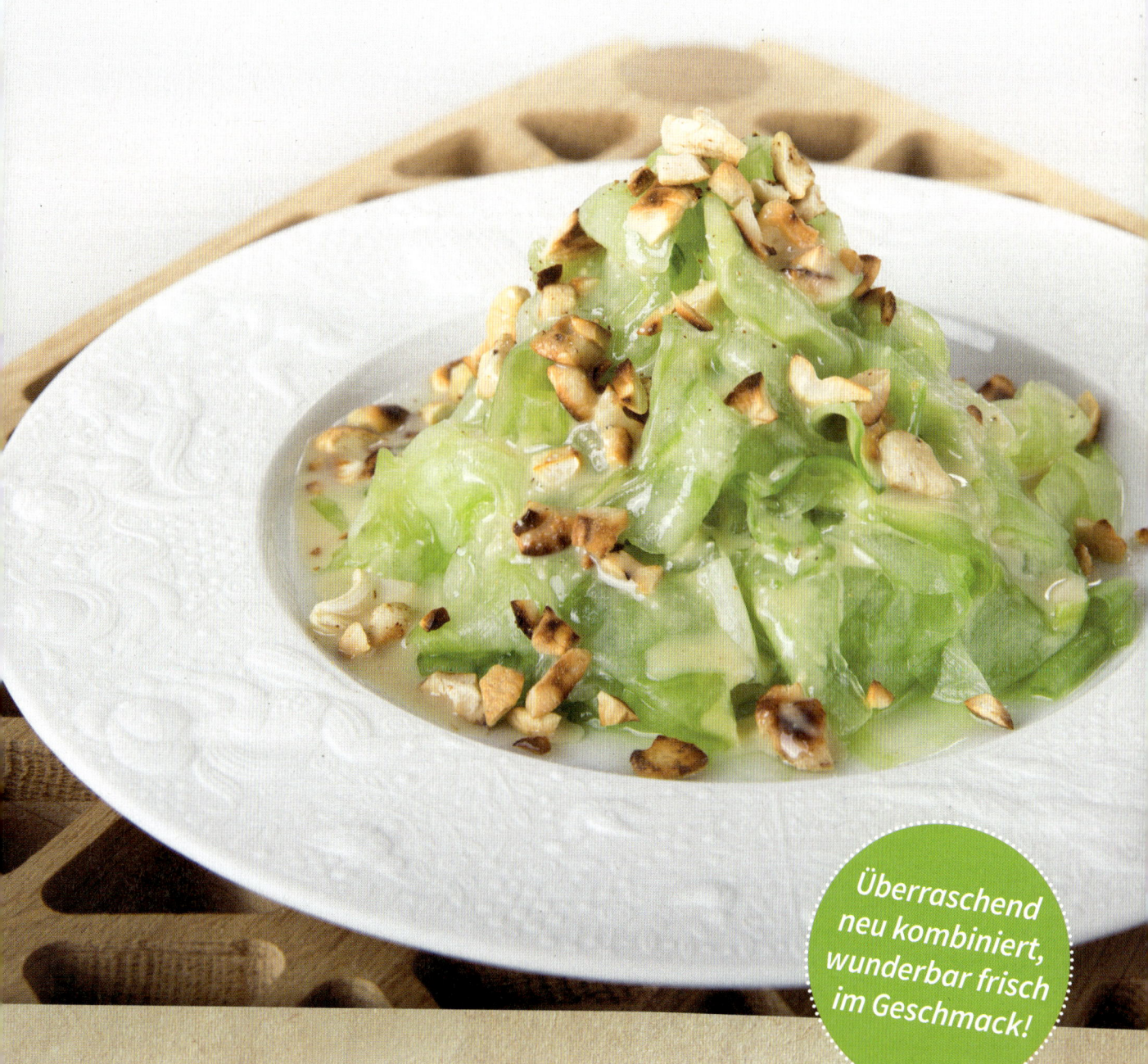

Überrraschend neu kombiniert, wunderbar frisch im Geschmack!

Dieser Gurkensalat birgt eine ungewöhnliche Geschmacks-
komponente, die Sie so wahrscheinlich noch nicht gekostet haben.
Ein perfekter Sommersalat, der zu gegrilltem Fleisch und Gemüse passt.
Im Büro weckt er zur Mittagspause die Lebensgeister.

KRAUTSALAT

Zutaten

1 großer Weißkohl

2 EL Salz

2 TL Kümmel

3 EL Ume Su

3 EL Rapsöl

Weißer Pfeffer

Brunnenkresse

Agavendicksaft (nach Belieben)

1 Den Kohlkopf halbieren, den festen Strunk entfernen. Hobeln Sie den Kohl möglichst fein, denn: Je feiner der Kohl, desto feiner der Geschmack! Nun geben Sie das Kraut in eine Schüssel, bedecken es mit reichlich Wasser und rühren das Salz ein. Das Ganze für gute 2 Std. zugedeckt ziehen lassen, zwischendurch immer mal wieder umrühren. Im Anschluss daran gießen Sie das Wasser ab und schwemmen das Salz aus. Am besten pressen Sie das Wasser mit den Händen aus dem Gemüse.

2 Für die Vinaigrette Ume Su, Rapsöl, Kümmel und den weißen Pfeffer in einer Schüssel mischen und abschmecken. Wenn Sie eine leichte Süße mögen, nach Belieben einen Schuss flüssigen Stevia oder (wenn erlaubt) Agavendicksaft hinzufügen.

3 Kraut und Vinaigrette gut miteinander vermischen. Wie viele Gerichte schmeckt auch dieser Salat am nächsten Tag fast noch besser, aber natürlich ist er auch frisch und knackig ein absoluter Genuss!

Als Verzierung eignet sich Brunnenkresse.

Therapeutinnen-Tipp

Alle Kohlarten haben unzählige gesunde Inhaltsstoffe, die sie zu wirksamen Kämpfern gegen die Geißel Krebs machen. Da sämtliche Sorten auch gut verträglich sind, rate ich sehr, dieses Gemüse öfter auf den Tisch zu bringen. Zur großen Kohlgemeinde gehören – neben dem Weißkraut – Rotkraut, Wirsing, Grünkohl, Kohlrabi, Blumenkohl, Rosenkohl, Blumenkohl, Chinakohl und Brokkoli.

Achtung: Menschen, die an einer Histaminunverträglichkeit leiden, sollten aufgewärmtes Kohlgemüse und vor allem Sauerkraut meiden.

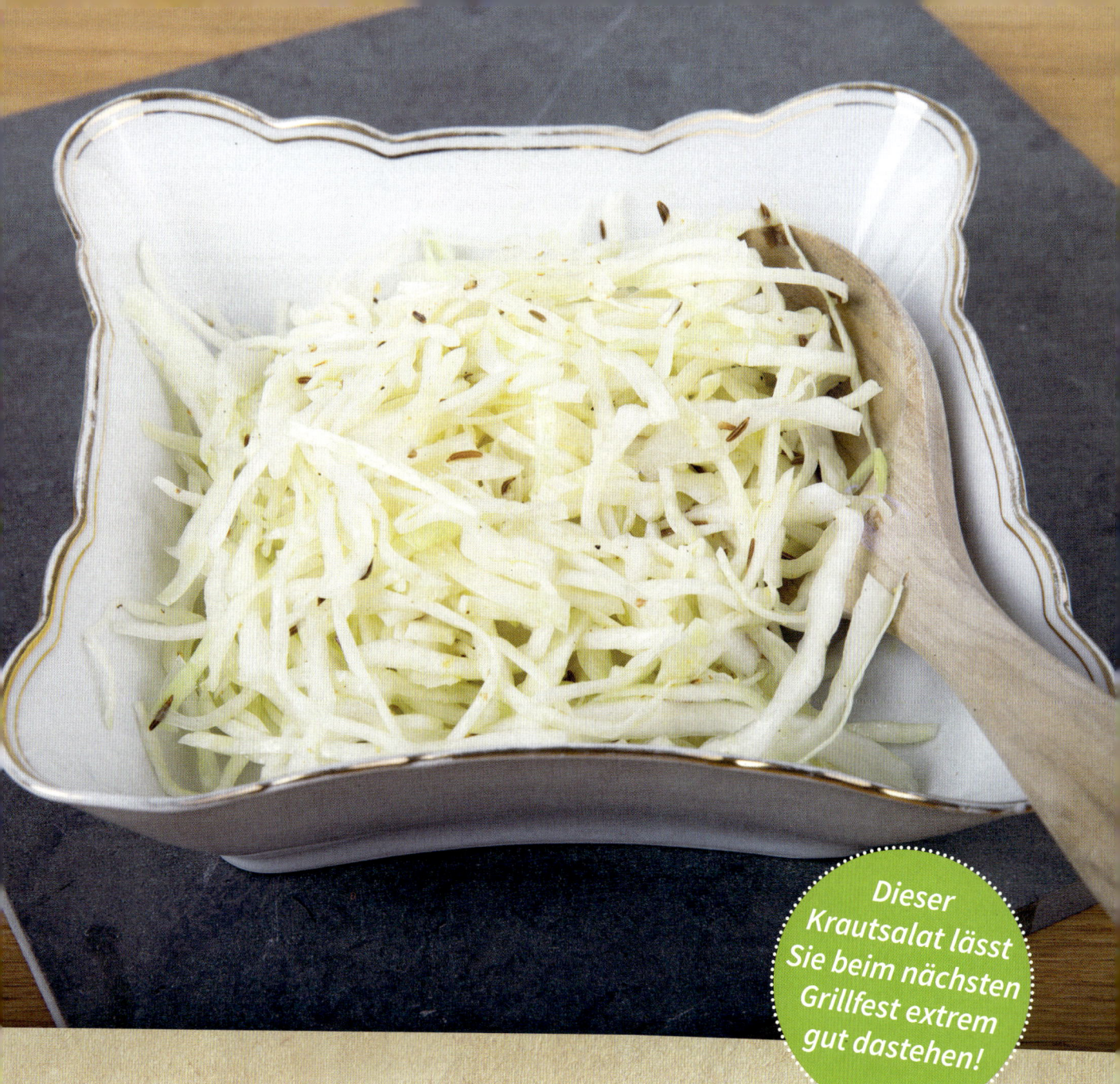

Dieser Krautsalat lässt Sie beim nächsten Grillfest extrem gut dastehen!

Dass es Krautsalat nur in riesigen 10 kg Eimern im Supermarkt gibt, ist ein Gerücht. Er lässt sich ganz einfach selbst zubereiten. Und dafür lohnt sich sogar die Investition in einen guten Gemüsehobel.

BRECHBOHNENSALAT MIT SCHWARZEN BOHNEN

Zutaten

100g schwarze Bohnen
200g frische grüne Bohnen
200ml Gemüsebrühe
Frischer Estragon
2 EL Sonnenblumenkerne
6 EL Distelöl
2 EL Ume Su
Salz & Pfeffer

1 Die schwarzen Bohnen mindestens 6 Stunden in kaltem Wasser einweichen. Einweichwasser abgießen, Bohnen kalt abbrausen und in einem großen Topf mit 2 - 3 Fingerbreit Wasser bedeckt aufstellen. Kurz aufkochen und auf kleiner Flamme weich kochen. Nach ca. 60 Min. sollten die Bohnen den gewünschten Weichheitsgrad erreicht haben. In ein Sieb gießen, mit kaltem Wasser abschrecken und abtropfen lassen.

2 Die grünen Bohnen putzen und waschen. In Gemüsebrühe oder Salzwasser in 6 - 8 Min. gar kochen, anschließend in ein Sieb abgießen, abschrecken und abtropfen lassen. Nach dem Abkühlen die Enden jeweils abschneiden und die Bohnen halbieren.

3 Estragonblättchen in feine Streifen schneiden. Sonnenblumenkerne in einer trockenen Pfanne anrösten.

4 Die Vinaigrette aus Distelöl und Ume Su zubereiten. Grüne und schwarze Bohnen in eine Salatschüssel geben, mit der Vinaigrette übergießen – alles vorsichtig vermischen und gut durchziehen lassen. Nach Bedarf mit Salz und Pfeffer abschmecken. Anrichten, mit Estragonstreifen verzieren und mit gerösteten Sonnenblumenkerne überstreuen.

Therapeutinnen-Tipp

Scheuen Sie sich nicht, Hülsenfrüchte in Ihr Kochrepertoire zu integrieren. Die kleinen Schälerbsen und Linsen sind ohne vorheriges Einweichen schnell gar. Erbsen sind übrigens nicht nur sehr gut verträglich, sondern haben neben einem hohen Vitamin B und Kaliumgehalt auch ein hervorragendes Aminosäureprofil. So sind sie für Vegetarier und Veganer mit Sojaallergie eine gute Proteinquelle.
Zum Thema Blähungen: Spülen Sie die Hülsenfrüchte nach dem Einweichen und Kochen gründlich mit Wasser, denn das Einweich- und Kochwasser absorbiert viele der unverdaulichen Zucker, die Blähungen hervorrufen. Was noch hilft: Dem Kochwasser einen Algenstreifen oder eine großzügige Prise Kaiser Natron zufügen.

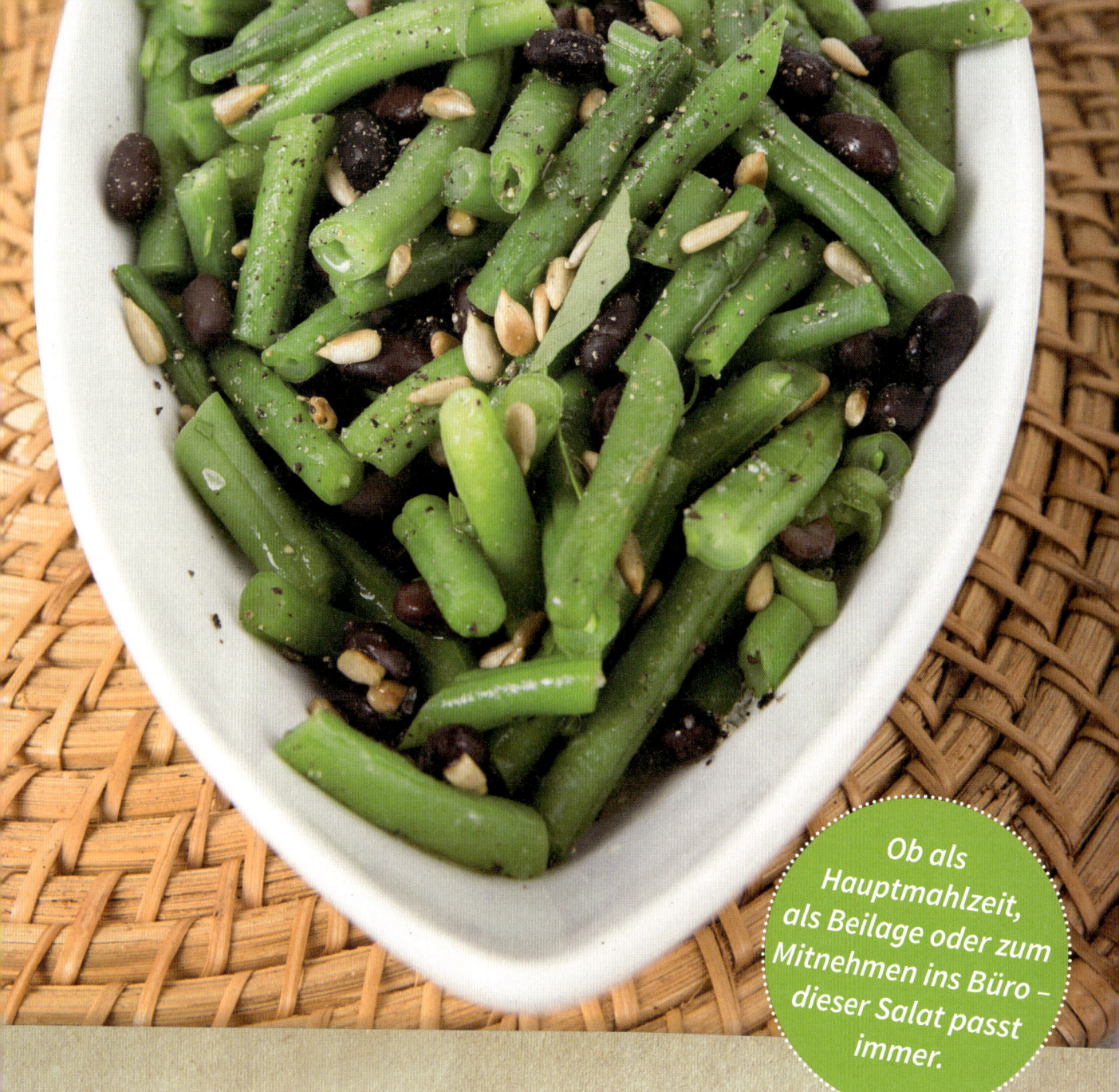

Ob als Hauptmahlzeit, als Beilage oder zum Mitnehmen ins Büro – dieser Salat passt immer.

Wir wollen den Brechbohnensalat aus der Beilagenecke herausholen und ihm einen Ehrenplatz auf der Geschmacks- und Verträglichkeits- skala geben. Die schwarzen Bohnen verleihen ihm jenes gewisse Etwas, das ihn als Buffetmitbringsel Furore machen lässt.

BLUMENKOHL-KICHERERBSENSALAT

Zutaten

1 mittelgroßer Blumenkohl
150g Kichererbsen
1 Stange Lauch
4 EL Olivenöl
2 EL Ume Su
Himbeeressig verdünnt
    (oder Essigessenz verdünnt)
Salz & Pfeffer
Erdmandelblättchen

1 Kichererbsen mindestens acht Stunden in reichlich Wasser einweichen. Dann gut mit kaltem Wasser abspülen und etwa eine Stunde weich kochen. In ein Sieb gießen, mit kaltem Wasser abspülen und gut abtropfen lassen.

2 Den Blumenkohl putzen, waschen und in Röschen teilen. In reichlich kochendem Salzwasser für 6 - 8 Min. weich garen. In ein Sieb gießen, mit kaltem Wasser abschrecken und abtropfen lassen.

3 Den Lauch putzen und waschen. Um auch das letzte Sandkorn zu entfernen, die Stangen am besten vor dem Waschen der Länge nach bis kurz vor dem Schaftende einschneiden. Die unschönen Blattenden entfernen. Das dunkle Blattgrün zunächst in 3 cm lange Abschnitte und dann längs in feine Streifen schneiden. Die hellgrünen und weißen Lauchteile in feine Ringe schneiden.

4 Kichererbsen und Blumenkohlröschen vorsichtig miteinander vermischen und den Lauch unterheben. Mit der Vinaigrette übergießen und den Salat für 20 Min. gut durchziehen lassen. Auf die Teller verteilen und mit Erdmandelblättchen garnieren.

Therapeutinnen-Tipp

Lauch ist im Gegensatz zu Blumenkohl und Kichererbsen oft für eine gewisse Zeit zu meiden, da er auf der Verträglichkeitsskala weiter unten rangiert. Um in diesem Fall ein wenig Grün in den Salat zu bringen, können Sie Basilikumblätter in Streifen schneiden und dekorativ untermischen.

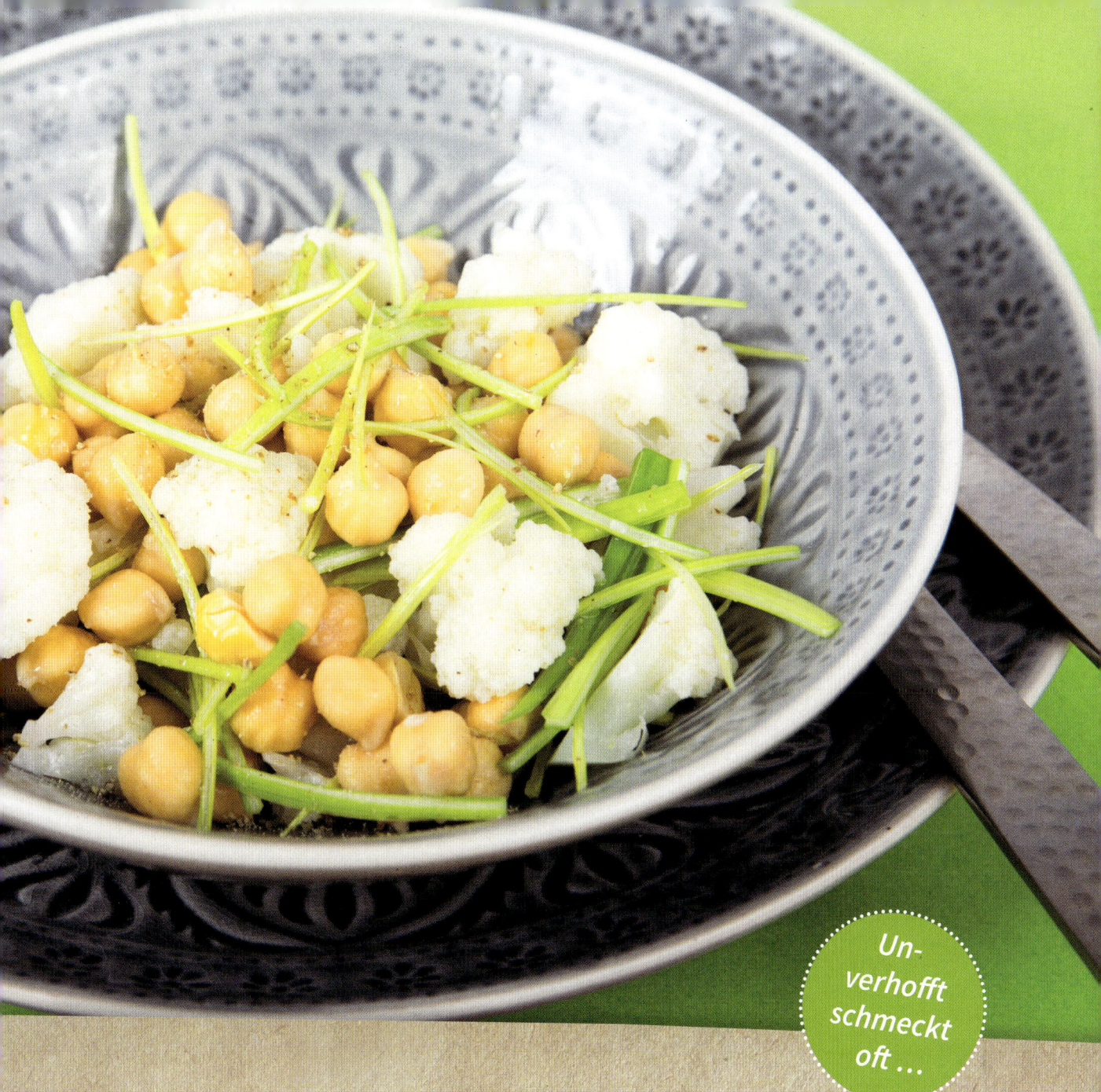

… wenn Zutaten zusammen kommen, die zunächst gar nicht zueinander zu passen scheinen. Auch wenn die Kombination aus Blumenkohl, Kichererbsen und Lauch ungewöhnlich anmutet – der Geschmack überzeugt!

KÄFERBOHNENSALAT ‚STERMETZBERG' MIT ROASTBEEF UND EIERN

Zutaten

200g Käferbohnen
  oder bunte Riesenbohnen
3 Eier
100 g Roastbeef
100g Rucola
Kürbiskernöl
  vorzugsweise Öl aus der
  Steiermark verwenden

*Variante: Zusätzlich einen halben,
in Streifen geschnittenen, Kohlrabi
untermischen.*

1 Bohnen über Nacht einweichen und dann mindestens eine Stunde lang kochen, bis sie wirklich weich sind. Beim Kochen von Hülsenfrüchten das Wasser nicht salzen, sonst bleiben sie hart. Die Bohnen abgießen, mit kaltem Wasser abwaschen und abtropfen lassen.

2 Die Eier wachsweich kochen. Roastbeef beim Fleischer dünn aufschneiden lassen und nun in feine Streifen schneiden. Den Rucola waschen, trocken schleudern und die Blätter halbieren.

3 Variante: *Wenn Sie dem Gericht noch eine kleine farbliche und geschmackliche Note geben möchten, dann schälen Sie eine Kohlrabi, schneiden ihn in kleine, längliche Stücke und mischen diese unter die Bohnen.*

4 Bohnen und Rucola in eine schöne Salatschüssel geben, Eier pellen und vierteln. Das Gericht großzügig mit Öl übergießen und dezent mit Salz und Pfeffer abschmecken. Bohnen und Rucola gut mit dem Öl vermengen, so dass alle Zutaten mit dem feinen Kürbiskernöl überzogen sind. Sodann mit Eiern und Schinken anrichten.

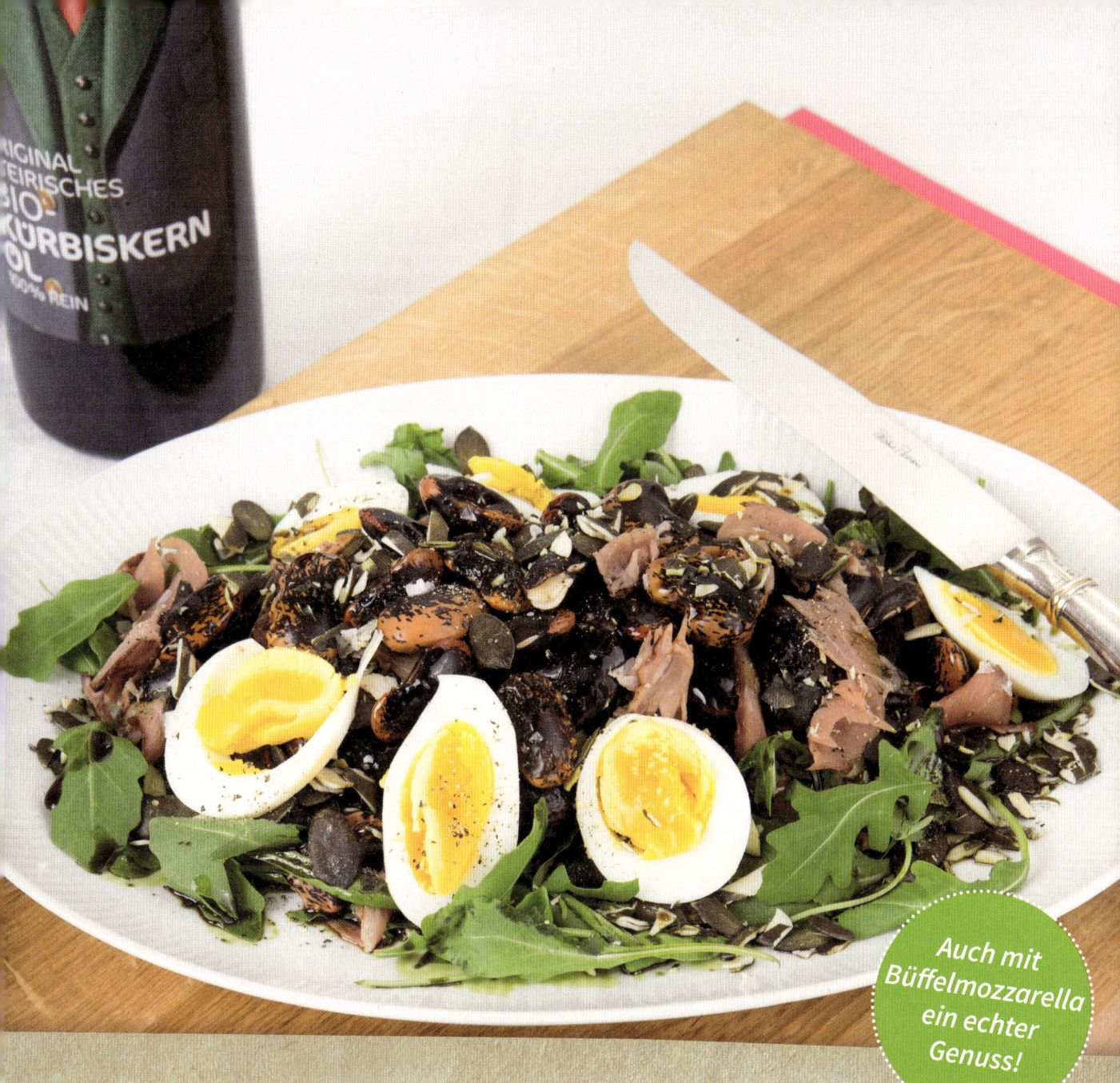

Auch mit Büffelmozzarella ein echter Genuss!

Der Käferbohnensalat ist ein steierischer Klassiker. Wir haben ihn im Hinblick auf das Verträglichkeitsthema ein wenig verändert. Sollten Sie einmal die Süd-Steiermark besuchen, dürfen Sie gerne eine Ausnahme machen und dort zu einem Glas Sauvignon Blanc oder Muskateller den originalen Käferbohnensalat genießen …

HAUPTGERICHTE MIT FLEISCH & FISCH

Fleisch ist grundsätzlich gut verträglich. Tun Sie sich aber den Gefallen: Kaufen Sie nur Fleisch aus artgerechter Tierhaltung (im Bioladen oder beim Biometzger). Fleisch aus konventioneller Tierhaltung ist meist mit Antibiotika und Hormonen vollgepumpt – das kann zu Problem führen. Fisch wiederum ist oft unverträglich. Wenn Sie Fisch essen dürfen, sollten Sie zu Süßwasserfisch greifen – er ist weniger problematisch. Meeresfrüchte verbannen Sie bitte komplett vom Speisezettel.

WIENER SCHNITZEL MIT ERDÄPFEL–VOGERLSALAT

Zutaten

2 Kalbsschnitzel (ca. 150g)
Kichererbsenmehl
Maisflakes
  (oder Roggenbrötchenbrösel)
2 Eier
  (Ersatz: Hafermilch)
Butterschmalz /Ghee
5 mittelgroße,
  festkochende Kartoffeln
½ Tasse Gemüsebrühe
  (oder Hühnerbrühe)
2 EL Ume Su
Prise Salz
150g Feldsalat
Kürbiskernöl
Pfeffer

1 Kartoffeln halb zugedeckt ca. 30 Min. kochen. In der Zwischenzeit die Marinade anrühren: In die erwärmte Brühe eine Prise Salz und Essig bzw. Ume Su einrühren. Die Erdäpfel lauwarm schälen und in feine Scheiben schneiden. Mit der Marinade in einer Schüssel vermischen. Ziehen lassen.

2 Den Feldsalat waschen, von den Wurzeln befreien, trocken schleudern.

3 Die Schnitzel zwischen zwei Frischhaltefolien legen und mit einer schweren Pfanne plattieren – sie sollen schön dünn sein. Für die Panade jeweils einen großen Teller mit Ei (oder Hafermilch), Mehl und zerkleinerten Maisflakes (oder Roggenbrötchenbrösel) vorbereiten.

4 Die Schnitzel salzen und pfeffern, im Mehl wälzen, von beiden Seiten durch das Ei (Hafermilch) ziehen und zuletzt in den Bröseln wenden.

5 Butterschmalz in einer Pfanne erhitzen. Das Fett sollte im flüssigen Zustand einen guten Zentimeter hoch in der Pfanne stehen. Die Schnitzel vorsichtig in die Pfanne legen und ausbacken, bis die Panade goldbraun ist. Immer wieder heißes Butterschmalz über die Schnitzel löffeln – so wird die Panade locker fluffig und wirft schöne Blasen. Auf einem Küchenkrepp abtropfen lassen.

Kartoffelsalat noch einmal durchmischen und abschmecken. Zusammen mit dem Vogerlsalat auf einem Teller anrichten und großzügig mit Kernöl beträufeln. Das Wiener Schnitzel neben den Salat platzieren und servieren.

Therapeutinnen-Tipp

Auch wenn sich das Wienerherz im Schnitzelleib herumdreht: Die Panade aus Kichererbsenmehl und Maisflakebrösel schmeckt großartig. *Wer nur Eigelb verträgt,* versetzt dieses mit sprudeligem Mineralwasser – dann wird die Panade superfluffig. *Wer gar kein Ei essen darf,* kann das bemehlte Schnitzel auch durch Hafer- oder Sojamilch ziehen, bevor es bebröselt wird.

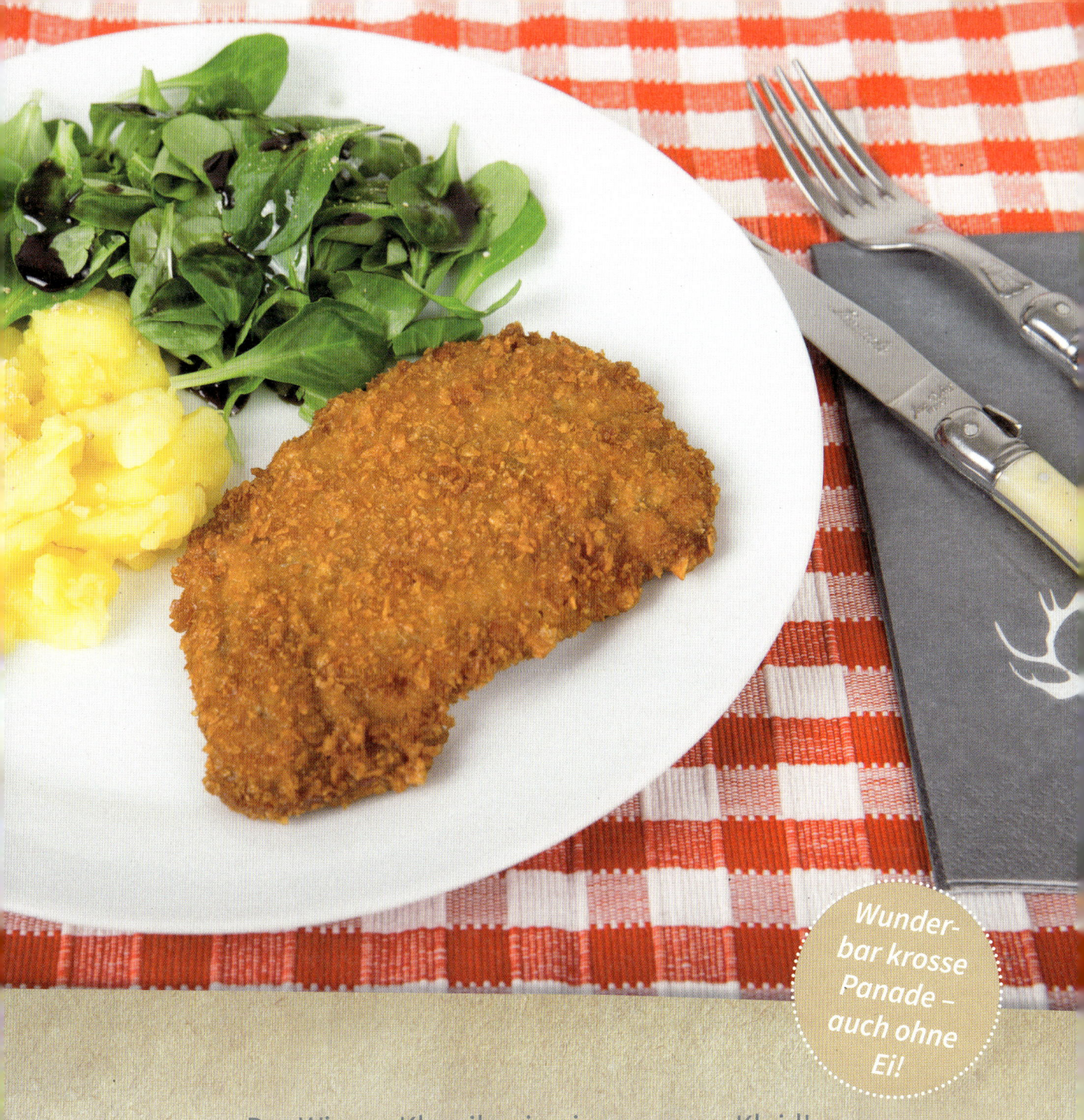

Wunder-
bar krosse
Panade –
auch ohne
Ei!

Der Wiener Klassiker in einem neuen Kleid!
Eher LifeBall als Opernball.

PUTENROULADE MIT BLUMENKOHL UND PASTINAKENPÜREE

Zutaten

1 kleiner Blumenkohl

5 mittlere Pastinaken

0,1 l Schafsmilch

Hanföl

  (oder Olivenöl)

2 Putenschnitzel

  (oder Hühnchenschnitzel)

1 Mozzarella di Bufalla

Basilikum

2 EL Haferflocken

Salz und Pfeffer nach Belieben

1 Blumenkohlröschen vom Hauptstrunk trennen und waschen. 3-5cm Wasser in einen Topf füllen und zum Kochen bringen. Die Kohlröschen in einem Sieb in den Topf stellen und ca. 8-13 Min. lang dünsten. Sie sollen gar sein, aber noch leichten Biss haben.

2 Pastinaken waschen, in Würfel schneiden und in wenig Wasser etwa 13-18 Min. gar kochen. Wasser abgießen und die Pastinaken mit der Schafsmilch pürieren. Je nach Belieben einen Schuss Hanföl oder Olivenöl hinzugeben. Mit Salz abschmecken.

3 Die Schnitzel mit der Pfanne plattieren. Mozzarella in Scheiben schneiden und auf das Schnitzel legen. Mit etwas Olivenöl, Salz und Pfeffer würzen. Die Basilikumblätter auf den Mozzarella legen. Das Schnitzel einrollen und mit kleinen Holzspießen fixieren.

4 Backofen auf 160°C vorheizen. Die kleinen Rollen in einer Pfanne kurz von allen Seiten scharf anbraten. Im Backofen 10-15 Min. durchgaren.

5 Die Mozzarella-Puten-Rolle in der Mitte schräg anschneiden, mit Blumenkohl und Püree auf dem Teller anrichten. Haferflocken in einer trockenen Pfanne anrösten und zusammen mit etwas Oliveböl über den Blumenkohl geben.

Therapeutinnen-Tipp

Fleisch und Geflügel sind relativ gut verträglich, allerdings nur aus ökologischer Tierhaltung. Supermarktware kommt wahrscheinlich aus Masttierhaltung und ist vollgestopft mit Antibiotika und Hormonen. Kunststoff- oder Aluminiumverpackungen kontaminieren das Produkt zusätzlich noch mit chemischen Stoffen. All das kann allergische Reaktionen hervorrufen.

Vom Verzehr der Innereien rate ich ab. Die Entgiftungsorgane Leber und Nieren sind belastet, selbst wenn das Tier artgerecht gehalten wurde.

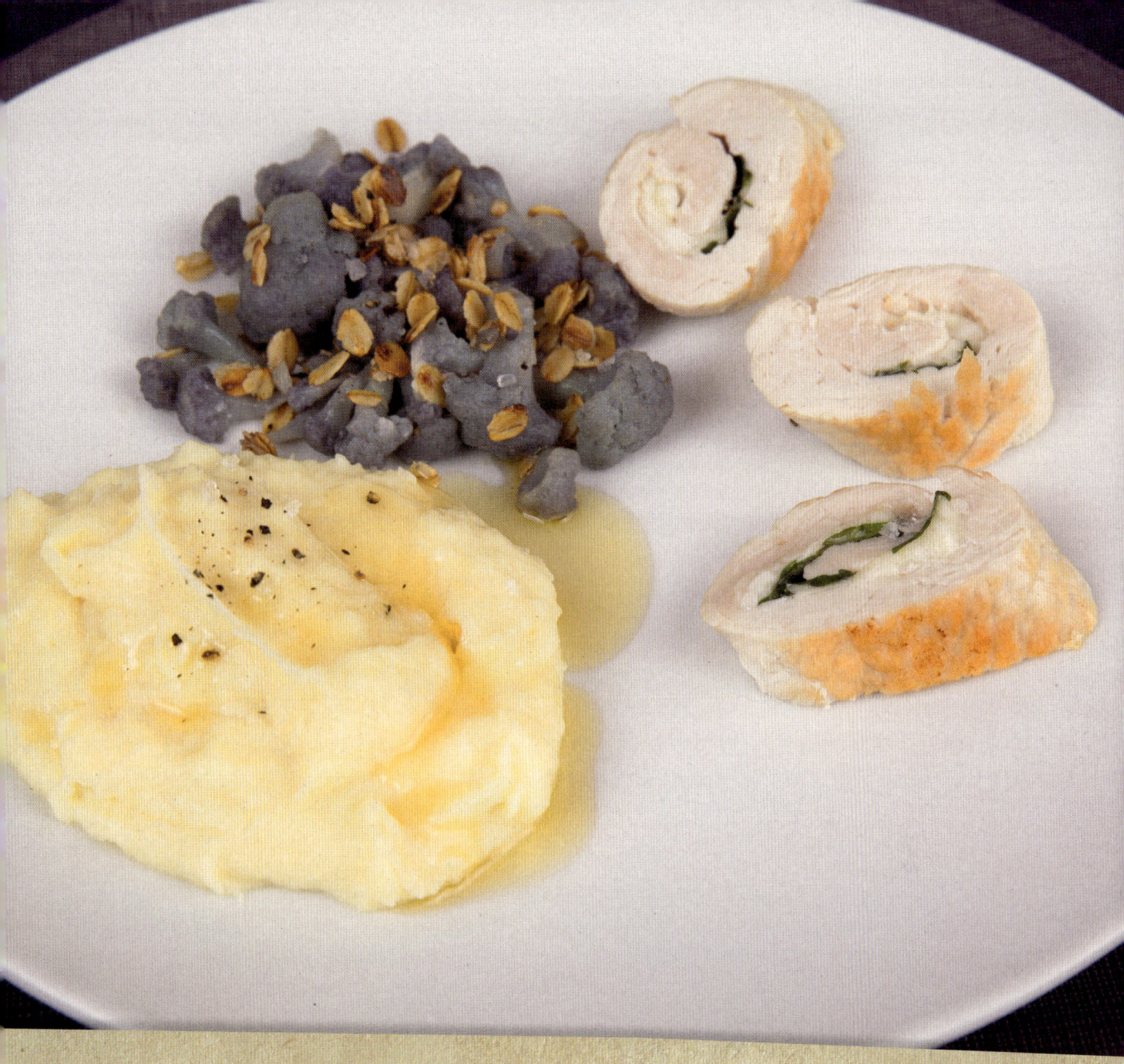

Mit diesem Gericht können Sie auf einfachste Weise etwas zaubern,
das nicht nur lecker schmeckt, sondern auch richtig gut aussieht.
Kartoffelbrei kennt jeder. Versuchen Sie mal die Variante mit Pastinake.
Sie hat einen ganz eigenen, köstlich-unverwechselbaren Geschmack

HIRTENFRIKADELLE MIT GEGRILLTEM GEMÜSE UND KARTOFFELBREI

Zutaten

250g Rindergehacktes
½ Scheibe Pumpernickel
1 Ei
  (oder Ei-Ersatz)
50g Schafsfeta
  (oder Ziegenfeta)
6-8 schwarze Oliven
Majoran, Salz & Pfeffer
Rapsöl
1 Süßkartoffel
1 Zucchini
1 Lauch
6 mittelgroße Kartoffeln
50g Erbsen
Ein Schuss Schafsmilch
  (oder Ziegenmilch)
Olivenöl
  (oder Sauerrahmbutter)

1 Pumpernickel, Käse und Oliven kleinschneiden und anschließend in einer großen Schüssel zusammen mit Hackfleisch, Ei, Majoran, Salz, Pfeffer vermengen. Daraus Frikadellen formen.

2 Zucchini waschen und längs in 5 mm dicke Streifen schneiden. Lauch in der Mitte halbieren und in 7 cm lange Stücke schneiden. Die Süßkartoffel in 5mm dicke Scheiben schneiden.

3 Kartoffeln schälen, halbieren und in Salzwasser in einem mittelgroßen Topf gar kochen. 5 Minuten vor Ende des Garvorgangs die tiefgekühlten Erbsen hinzugeben. Sodann mit etwas Kochwasser, einem Schuss Milch und etwas Öl oder Butter pürieren.

4 Noch während die Kartoffeln kochen, Grillpfanne bei mittlerer Hitze erwärmen. Das Gemüse beiderseits mit Öl bestreichen. Nach und nach in die Pfanne geben und braten (ca. 3-4 Min. pro Seite), bis sich das Grillmuster abzeichnet. Gemüse auf einem Teller warm halten (entweder, indem Sie Alufolie über die Gemüsestreifen legen oder im Backofen bei 60° Grad).

5 Die Frikadellen in einem Schuss Rapsöl von beiden Seiten 3-6 Min. braten.

Therapeutinnen-Tipp
Diese leckeren Frikadellen lassen sich auch vegetarisch aus allen erlaubten Getreiden und Getreideflocken zubereiten. Das am Vortag gekochte Getreide einfach mit Haferflocken, Biobin, Pfeilwurzelmehl oder Kartoffelmehl binden. Dann so vorgehen, wie im Rezept beschrieben. Wenn Sie im Originalrezept keine Eier verwenden dürfen oder wollen, dann verwenden Sie vegetarische Bindemöglichkeiten (siehe Seite 27).

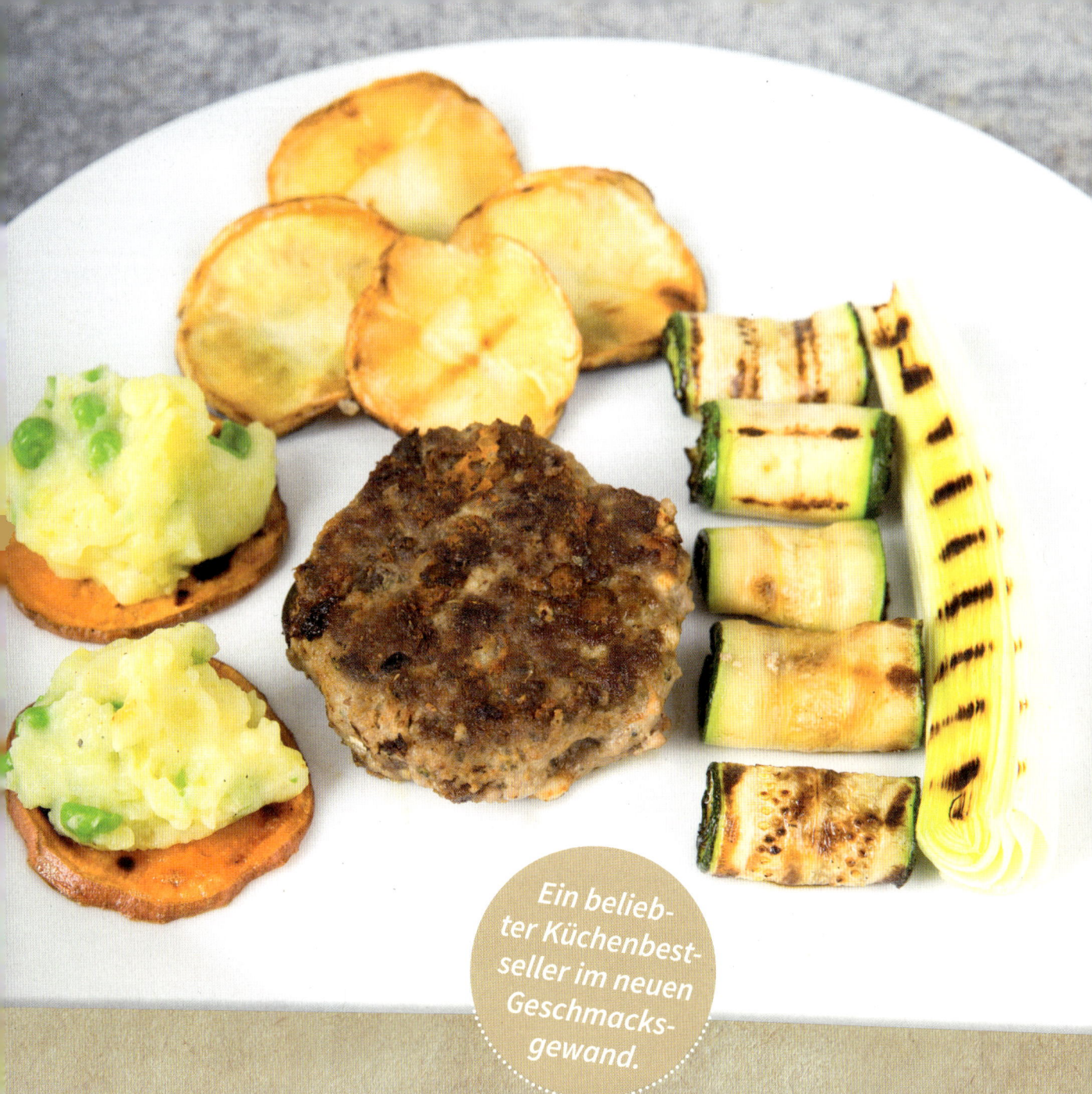

Ein beliebter Küchenbestseller im neuen Geschmacksgewand.

Unsere Hirtenfrikadelle übertrumpft Deutschlands Standardbulette.

Die Zubereitung einer Frikadelle, Bulette, eines Fleischpflanzerls, Hackbällchens oder Fleischlaberls ist ziemlich simpel.

Einfach und schnell! Wetten, dass …?

REISNUDELN MIT GEMÜSE UND PUTENBRUSTSTREIFEN ODER TOFU

Zutaten

200g Glasnudeln
   (aus Reismehl)
125g Putenbrust
   (oder Hühnchenbrust / Tofu)
75g Zuckerschoten
3–5 Stangen grüner Spargel
Kokosöl
Kokoscreme
Cashew (zerkleinert)
Salz & Pfeffer
Koriander
   (oder Basilikum)

1 Die Puten- oder Hähnchenbrust waschen und trocken tupfen. In feine Streifen schneiden. Den Tofu in 5mm dicke Scheiben schneiden oder würfeln – je nach Belieben.

2 Zuckerschoten und grünen Spargel putzen und waschen. Zuckerschoten längs in feine Streifen schneiden. Spargel in 4 cm lange Stücke schneiden und halbieren.

3 Glasnudeln in einem Topf mit heißem Salzwasser gar kochen. *Achtung: Lassen Sie sie nicht zu einem Glasnudelmus verkochen!*

4 Kokosöl in einer Pfanne zerlassen und darin den Spargel anbraten. Nach drei Minuten Zuckerschoten und Fleisch oder Tofu dazugeben und in der Pfanne schwenken. Nun die Kokoscreme hinzufügen und zerlassen.

5 Nudeln abgießen und mit in die Pfanne geben. Gut durchmischen, bis sie sich mit Gemüse, Fleisch/Tofu und der Kokoscreme verbunden haben. Mit Salz und Pfeffer abschmecken, auf einem Teller anrichten und mit dem Cashewbruch bestreuen. Mit Koriander (wenn erlaubt) oder Basilikumblättern dekorativ verzieren.

Therapeutinnen-Tipp

Soja ist bei Unverträglichkeiten ein relativ problematisches Nahrungsmittel. Wer es verträgt, kann gelegentlich Tofu, Sojamilch oder -joghurt zu sich nehmen. Sojasahne macht sich z.B. in einem Züricher Geschnetzelten genauso gut, wie normale Sahne aus Kuhmilch.
Absolut abzuraten ist von Sojagranulatprodukten. Das rein industriell verarbeitete „Nahrungsplastik" hat überhaupt keinen ernährungsphysiologischen Wert. Auch die veganen Wurst- und Fleischersatz-Produkte aus Soja sind keinesfalls für den Dauerkonsum geeignet.

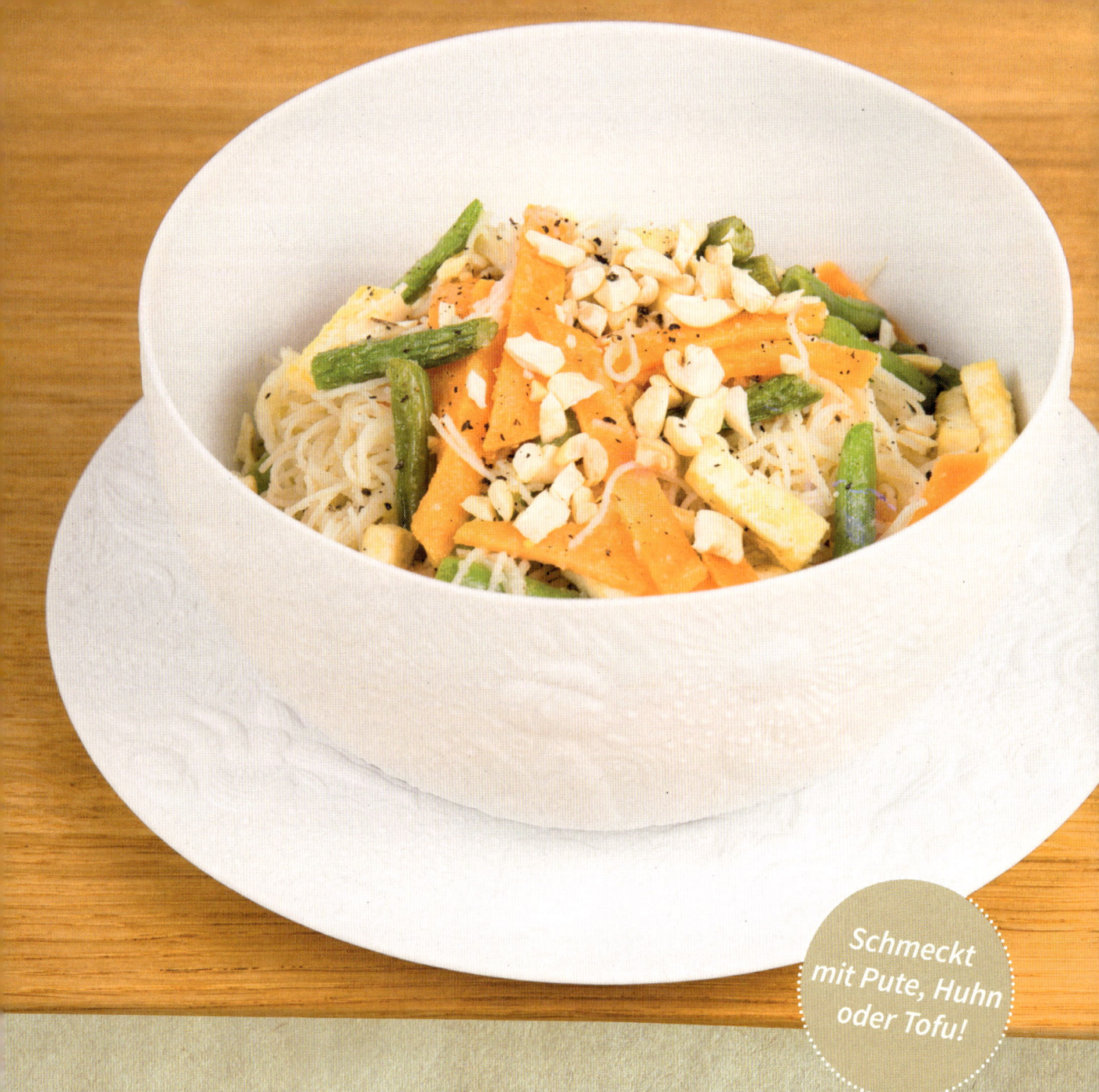

Schmeckt mit Pute, Huhn oder Tofu!

Auch wenn Sie im Rahmen der Nahrungsmittelunverträglichkeit auf asiatische Gewürze nahezu verzichten müssen, ist dieses Rezept zumindest asiatisch angehaucht. Ob man dafür Hühnchen, Pute oder Tofu verwendet, bleibt dem persönlichen Geschmack überlassen.

LAMMKOTELETT MIT MAISKOLBEN UND GRÜNEM SPARGEL

Zutaten

2 Lammkoteletts
  oder auch Lammchops
  (dann gerne 4!)
Ein paar Zweige Thymian
  oder Rosmarin
Pfefferkörner
  gestoßen
2 EL Olivenöl
2 Maiskolben
  (vorgegart)
Eventuell ein paar Tropfen Reissirup zum Karamellisieren der Maiskolben
250g grüner Spargel
Olivenöl zum Anbraten
Salz

1 Die Thymianblättchen oder Rosmarinnadeln vom Zweig zupfen und klein schneiden. Die Pfefferkörner stoßen oder mörsern und im Olivenöl mit Kräutern vermischen. Die Koteletts mit Oliven-Kräuteröl beträufeln und marinieren, idealerweise über Nacht ziehen lassen oder für ein paar Stunden in den Kühlschrank legen.

2 Den vorgegarten Maiskolben auf eine Alufolie legen, mit Olivenöl beträufeln, salzen, pfeffern. Wer mag, kann den Maiskolben mit ein paar Tropfen Reissirup einstreichen. Dann karamellisiert er ganz wunderbar. In Alufolie einhüllen und für ca. 20 Min. im Backofen bei 200° garen.

3 Den grünen Spargel müssen Sie nicht komplett schälen. Es genügt, die holzigen Enden abzuschneiden und das letzte Drittel mit einem Sparschäler zu schälen. Spargel dritteln und in der warmen Pfanne für 8-10 Min. anbraten. Immer wieder durchschwenken, zum Schluss mit Salz und Pfeffer abschmecken. Der Spargel sollte noch Biss haben und leicht angebräunt sein.

4 In der Grillpfanne Olivenöl erwärmen, die Koteletts oder Lammchops von beiden Seiten für ca. 2 Min. anbraten. Wenn Sie den Thymian- bzw. Rosmaringeschmack noch verstärken möchten, geben Sie ein paar weitere Zweige mit in die Pfanne. Auf einem Teller anrichten und genießen.

Therapeutinnen-Tipp

Lammfleisch ist grundsätzlich sehr empfehlenswert, da es sich nicht so wie Rind, Kalb oder Schwein durch fragwürdiges Kraftfutter industriell pushen lässt. Vielleicht muss mancher sich an den kräftigen Geschmack erst gewöhnen, aber es spricht viel dafür, Lamm öfter auf den Tisch zu bringen. Es enthält jede Menge wichtige Mineralstoffe (vor allem Eisen, Zink und Niacin), die Vitamine A, C, D, K und neben anderen B-Vitaminen auch viel B12. Und das bei gleichzeitig wenig Fett und Cholesterin.

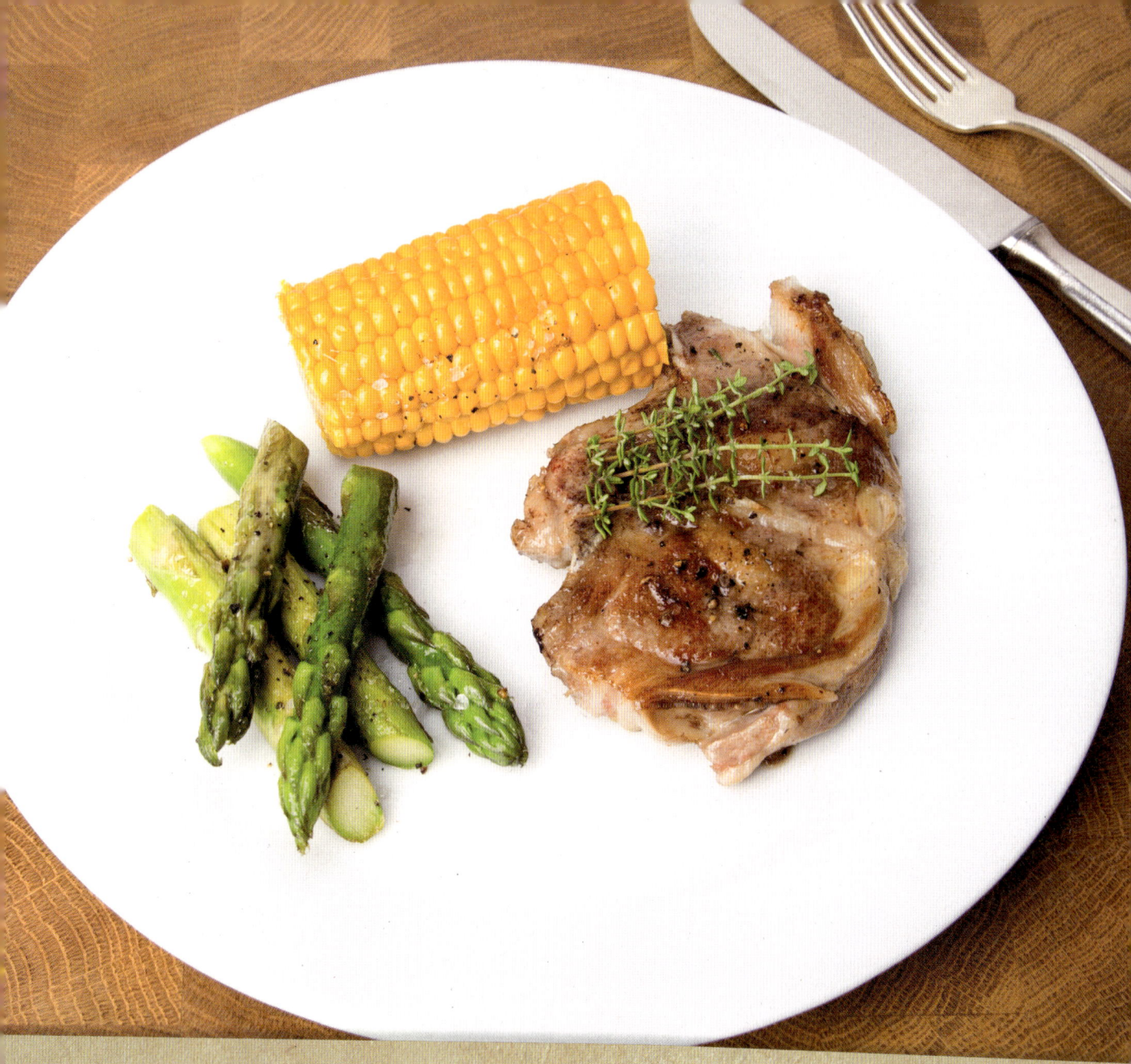

Mit etwas Übung lässt sich das Schmankerl auch im Sommer
auf dem Gartengrill zubereiten – eine Prise Summerfeeling,
die das Feinschmeckerherz noch höher schlagen lässt.

ENTRECÔTE MIT ROSENKOHL UND POMMES FRITES

Zutaten

2 Entrecôte
  (oder Rib-Eye-Steak)
  ca. 3 cm dick
Rosmarin-/ Thymianzweige
200g Rosenkohl
500ml Wasser
25g Sauerrahmbutter
Olivenöl
125g Kichererbsenmehl

* Je nach dem, wie Sie Ihr Fleisch lieben, variiert dessen Garzeit im Ofen. Der Handballen-Test eignet sich gut dazu, die Garstufe zu ermitteln. Vergleichen Sie das Druckgefühl, wenn Sie mit Ihrem Zeigefinger zuerst auf Ihren Handballen und danach auf die Mitte des Steaks drücken.

RARE. *Drücken Sie mit dem Zeigefinger der einen den Handballen der anderen, geöffneten Hand.* Der Handballen ist weich: Kerntemperatur 45-50°C

MEDIUM RARE. *Drücken Sie mit dem Zeigefinger der einen den Handballen der anderen Hand, bei der Daumen und Zeigefinger zusammen gepresst sind.* Der Handballen ist fest, aber nachgiebig: Kerntemperatur 50-54°C

MEDIUM. *Drücken Sie mit dem Zeigefinger der einen den Handballen der anderen Hand, bei der Daumen und Mittelfinger zusammen gepresst sind.* Der Handballen gibt kaum noch nach: Kerntemperatur 54-56°C

1 Für die Pommes Spezial: 250 ml Wasser mit Butter und einem Schuss Olivenöl in einem Topf erhitzen. Das Kichererbsenmehl in eine Schüssel geben und unter ständigem Rühren die restlichen 250 ml Wasser nach und nach zugießen, ein glatter, klümpchenfreier Teig entsteht. Diesen in das kochende Butterwasser geben und 20 Min. sanft köcheln lassen. Von Zeit zu Zeit umrühren. Eine Auflaufform mit Öl auspinseln, den Teig hineingießen, gleichmäßig in der Form verteilen, mit einer Frischhaltefolie abdecken und 6 Std. kühl stellen. Im Anschluss den Teig aus der Form stürzen und in Pommes-Streifen schneiden. Eine Pfanne erhitzen, Rapsöl zugeben und die Streifen schön knusprig ausbraten – zwischendurch wenden. Auf einem Küchenkrepp abtropfen lassen und mit Salz und Pfeffer bestreuen.

2 Den Rosenkohl von den äußeren Blättern befreien. Den Strunk abschneiden und den verbliebenen Strunk kreuzweise einschneiden. Im Siebeinsatz 15-20 Min. dampfgaren, bis er zart aber noch bissfest ist.

3 Olivenöl und einen Stich Butter in eine heiße Pfanne geben – das Fleisch und die Kräuterzweige vorsichtig dazu legen. Die Pfanne nicht zu heiß werden lassen, sonst verbrennt das Öl. Von jeder Seite zuerst 1 ½ Min. scharf anbraten, dann 3 Min. auf jeder Seite ruhen lassen. In den vorgeheizten Ofen schieben und dort zu Ende* ziehen lassen. Wichtig: Das Fleisch zwei Stunden vorm Anbraten aus dem Kühlschrank nehmen und mit Küchenkrepp abtupfen.

Therapeutinnen-Tipp

Die Pommes sind aufwändig in der Zubereitung, keine Frage. Aber: sie schmecken aufregend anders. Da Kichererbsen eine gute Proteinquelle sind, können Vegetarier das Filet weglassen und haben – dank des Rosenkohls – ein vollwertiges Menü. *Für die, die es einfacher haben wollen,* lassen sich Pommes auch hervorragend aus Süßkartoffeln oder Pastinaken herstellen. Auf Ketchup muss vorerst allerdings verzichtet werden, denn Tomaten sind in den meisten Fällen unverträglich. Und das bedeutet einen Verzicht für mindestens 6 bis 8 Wochen.

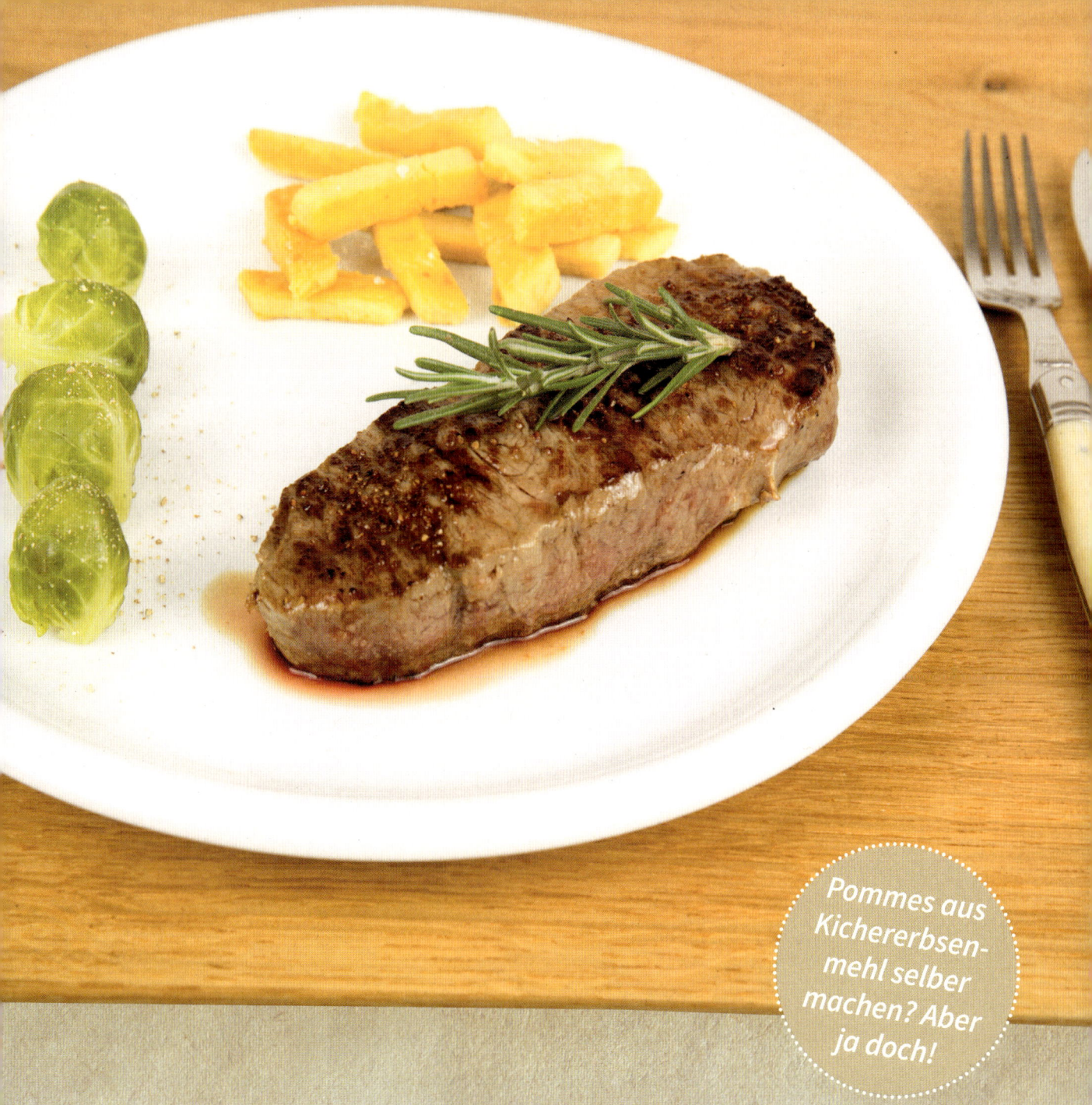

Pommes aus Kichererbsen-mehl selber machen? Aber ja doch!

Ein Sonntagsgericht! Ab und an sollte man sich
ein schönes Stück Fleisch gönnen – das kann ein Entrecôte
oder auch ein Rib-Eye-Steak sein. Dazu gibt es Gemüse und Pommes
der etwas anderen Art. Lassen Sie sich überraschen!

ZANDER MIT GEDÄMPFTEM BROKKOLI & POLENTACREME

Zutaten

2 Zanderfilets mit Haut (ca. 140g)
1 TL Teffmehl (= Zwerghirse)
1 TL Olivenöl
½ EL Sauerrahmbutter
5 Zweige Thymian
1 mittelgroßer Brokkoli
   (gerne auch Romanesco)
125g Polenta
250ml Ziegenmilch
250ml Gemüsebrühe
   (oder Wasser)
1 Eigelb (nach Belieben)
Feinstes Olivenöl
Fleur de Sel

1 Für den Brokkoli einen Topf mit 3-5 cm Wasser zum Kochen bringen. Die Röschen vom Strunk schneiden, vorsichtig putzen und waschen, auf ein Dämpfsieb geben und in den Topf stellen. Bei geschlossenem Deckel 8-13 Min. dämpfen.

2 Für die Polentacrème Gemüsebrühe und Ziegenmilch gemeinsam aufkochen, leicht salzen. *Soll die Crème extra fein werden, verwenden Sie nur Milch.* Polenta mit einem Schneebesen in die kochende Flüssigkeit einrühren, Hitze reduzieren. Kontinuierlich umrühren, bis die Masse eine cremige Konsistenz bekommt. Gehaltvoller wird's, wenn Sie etwas Sauerrahmbutter dazugeben.

3 Den Zander auf beiden Seiten leicht salzen, die Hautseite mit Teffmehl mehlieren. Eine kalte Pfanne mit Olivenöl auspinseln, den Zander mit der Hautseite nach unten in die Pfanne legen und bei mittlerer Hitze 3-5 Min. lang braten. Die Filets wenden, sobald die Haut schön kross und braun ist. Butter und Thymianzweige hinzufügen. Die Filets in der geschäumten Butter in 2 Min. fertig garen. Vorsichtig aus der Pfanne heben und auf Küchenkrepp abtropfen lassen.

4 Die gedämpften Brokkoliröschen halbieren, mit feinstem Olivenöl beträufeln und mit Fleur de Sel bestreut zusammen mit der Polenta anrichten. Die Zanderfilets gemeinsam mit den Thymianzweigen auf den Teller heben.

Therapeutinnen-Tipp

Fisch ist eine hervorragende Omega-3-Fettsäurenquelle, bei all seinem gesundheitlichen Nutzen aber dennoch ein heikles Nahrungsmittel. Vor allem Meeresfische sind mit Quecksilber belastet. Meeresfrüchte und Schalentiere wiederum bergen ein erhöhtes Allergiepotenzial. Zuchtfische sind deshalb problematisch, weil sie häufig unter unhygienischen Bedingungen gehalten und mit Antibiotika gefüttert werden. Viele Patienten vertragen zunächst keinen Fisch, daher wird er komplett weggelassen. Nach der Erholungsphase rate ich, ihn nicht zu häufig zu konsumieren. Wenn überhaupt, dann sollten heimische Süßwasserfische gegessen werden – fetter Meeresfisch nur selten. Meeresfrüchte sollten SIe komplett meiden.

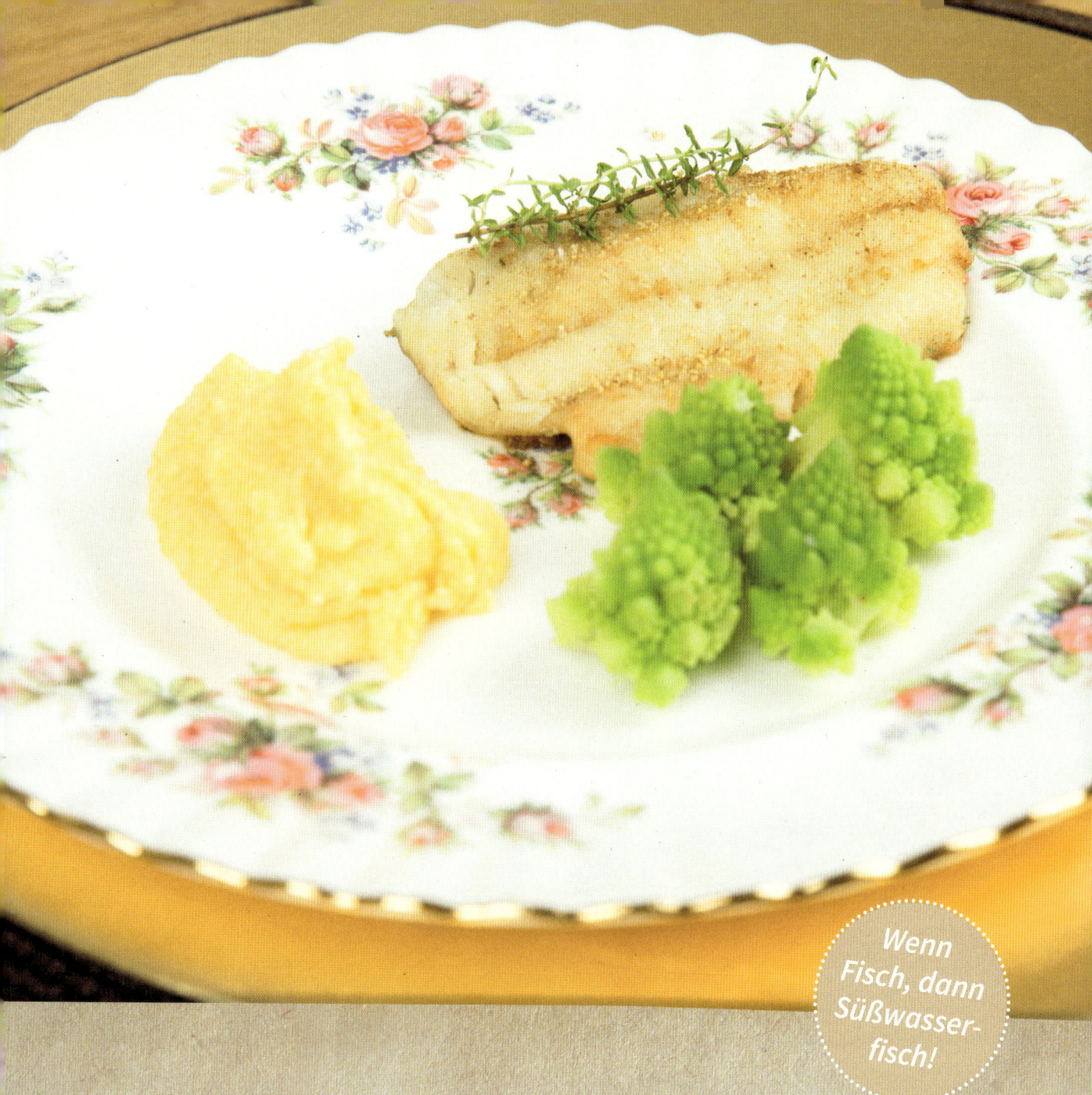

Wenn Fisch, dann Süßwasser-fisch!

Das weiße Fleisch des Zanders ist schmackhaft,
grätenfrei und – ein weiteres klares Plus – der Fisch ist
fast überall regional zu bekommen.

SAIBLING IM MANGOLD-MANTEL MIT JUNGEN KARTOFFELN

Zutaten

4 kleine Saiblingsfilets
2 EL Teffmehl
  (oder Buchweizenmehl)
100ml Gemüsebrühe
2 EL Butter
400g Mangold, rot oder gelb
50g gehackte Walnusskerne
200g Kartoffeln
1TL Salz
Pfeffer

1 Mangold putzen und gut waschen. Den Stiel und den Stielansatz aus den Blättern schneiden. Die Blätter in Salzwasser blanchieren, abschrecken und abtropfen lassen. Stiel in feine Ringe und die grünen Blätter in feine Streifen schneiden.

2 Kartoffeln schälen und in einen Topf geben. Knapp mit Wasser bedecken und Salz hinzufügen. 20 Min. im leicht kochenden Wasser garen.

3 Den Backofen auf 180°C vorheizen. Saibling ringsherum salzen, pfeffern und mehlieren. Butter in einer Pfanne zum Schmelzen bringen. Den Saibling von beiden Seiten kurz (1-2 Min.) anbraten. Die Filets fest in den Mangoldblättern einpacken und in eine gebutterte Form legen. Gemüsebrühe anschütten und 12-15 Min. in den vorgeheizten Backofen geben.

4 Nochmals ein wenig Butter oder Ghee in der Pfanne zerlassen. Darin die Mangoldstiele zusammen mit den gehackten Walnüssen unter ständigem Rühren ca. 4 Min. anbraten. Nun die fein geschnittenen Mangoldblätter dazu geben 2-3 Min. mitdünsten. Mit Salz und Pfeffer abschmecken.

5 Die Mangold-Fischpäckchen, Salzkartoffeln und das Walnuss-Mangoldgemüse auf dem Teller anrichten.

Therapeutinnen-Tipp

Mangold ist in seiner Beliebtheit lange vom Spinat überholt worden, erlebt aber im Moment wieder ein Revival. Wegen des Nitratgehalts sollte man Mangold immer blanchieren oder kochen und das Kochwasser weggießen und nicht weiterverwenden. Das Gemüse sollte man zudem nicht zu häufig verzehren, vor allem dann nicht wenn man unter einer Problematik mit Histaminintoleranz leidet.

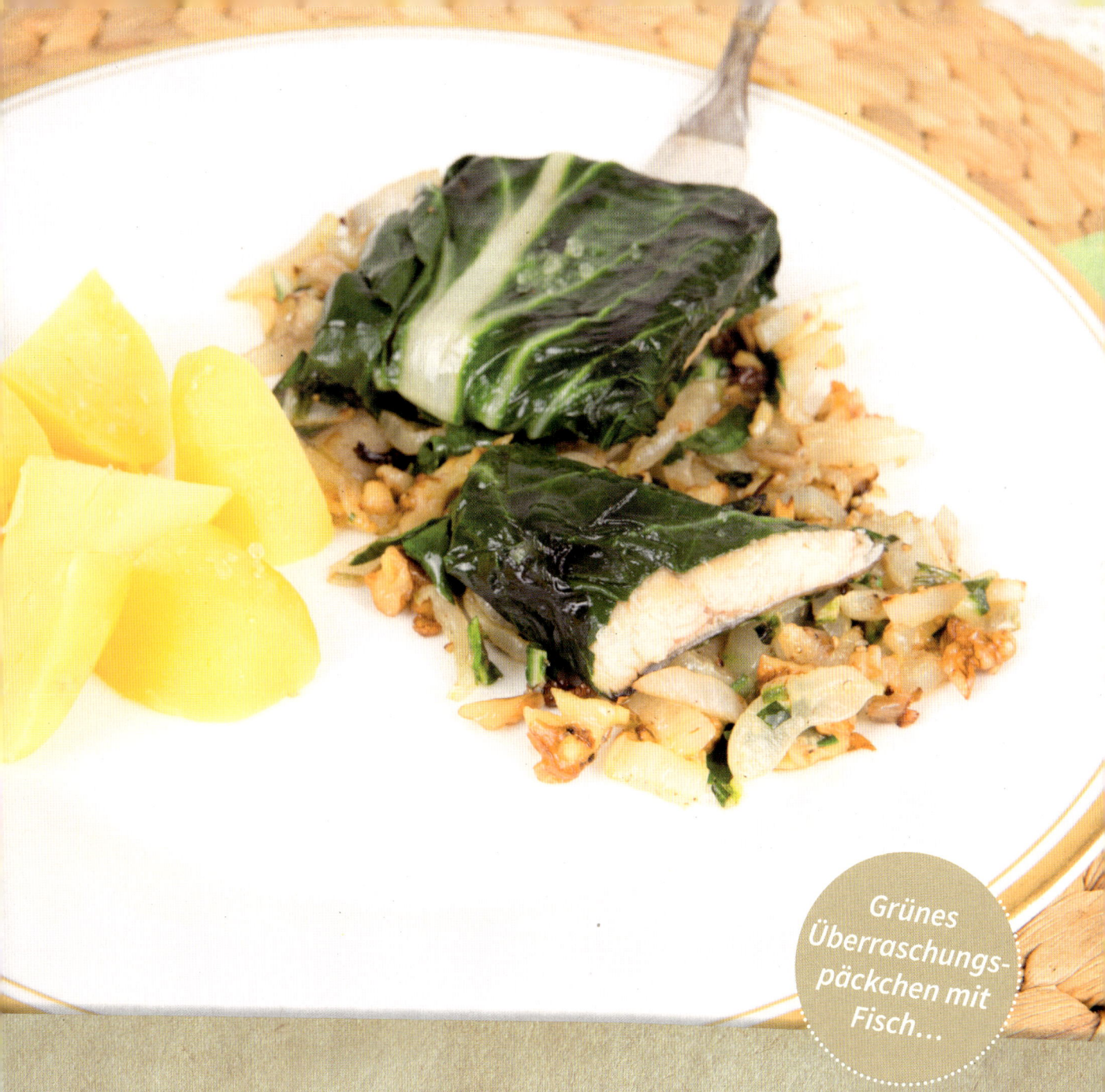

Grünes Überraschungs-päckchen mit Fisch…

Der Mangoldmantel verleiht dem Saibling
nicht nur Wohlgeschmack, sondern bewahrt auch sein Aroma
und den zarten Biss.

VEGETARISCHE HAUPTGERICHTE

Auch wenn wir keiner Ernährungsrichtung den Vorzug geben möchten, wollen wir Sie an dieser Stelle dazu ermuntern, Ihren gesunden Menschenverstand zu aktivieren. Setzen Sie häufiger vegetarische Gerichte auf den Speiseplan. Denn obwohl viele Fleischsorten gut verträglich sind, ist es für Ihren Säure-Basen-Haushalt absolut nicht förderlich, allzu häufig Fleisch zu essen. Lassen Sie sich von unseren vegetarischen Genüssen inspirieren – Sie werden so manche Köstlichkeit neu entdecken!

GEMÜSE-HIRSE-PFANNE

Zutaten

150g Hirse
1 kleine Zucchini
1 kleiner Fenchel
75g Erbsen (tiefgekühlt)
2 EL Kokosöl
2 EL Cashewmus
  (oder Sonnenblumenmus)
Salz & Pfeffer

1 Gemüse waschen und klein schneiden. Die Zucchini werden in Stifte geschnitten – 4cm lang und ca. 5x5mm dick. Fenchel halbieren, Strunk entfernen und in ca. 3mm dicke Scheiben schneiden, gerne auch auf der Mandoline. Die Erbsen einfach aus dem Gefrierbeutel entnehmen und in eine Schale geben.

2 Die Hirse sehr gut waschen, in der doppelten Menge Wasser aufkochen, dann bei schwacher Hitze etwa 8-12 Min. simmern lassen bis alles Wasser aufgesogen ist.

3 Währenddessen eine große Pfanne erhitzen, 2 EL Kokosöl in die heiße Pfanne geben und das Gemüse ca. 5 Minuten anbraten. Nach 4 Min. 2 EL Mus dazugeben und gut mit dem Gemüse vermischen. Mit Salz und Pfeffer abschmecken.

4 Nachdem die Hirse das Wasser komplett aufgesogen hat, kann sie direkt vom Topf in die Pfanne gegeben werden. Gemüse mit der Hirse gut vermischen – fertig.

5 Dazu passt gut ein grüner Salat und Sie haben eine vollwertige Mahlzeit in kürzester Zeit zubereitet.

Therapeutinnen-Tipp

Meine Mission ist es, Hirse, Amaranth und Quinoa unters Volk zu bringen. Denn diese drei Getreidearten sind nicht nur für fast jeden äußerst gut verträglich, sondern auch ein Vitalpaket an Mineralstoffen, Spurenelementen, Vitaminen und wertvollem pflanzlichen Eiweiß. Noch dazu eignen sie sich perfekt für die schnelle Gesundheitsküche, wie dieses Gericht hier beweist. Es schmeckt auch kalt noch gut.

Statt Cashewmus können Sie auch Feta würfeln und untermischen – es gibt viele Variationsmöglichkeiten. Lassen Sie Ihrer Fantasie und Ihrem Geschmack freien Lauf!

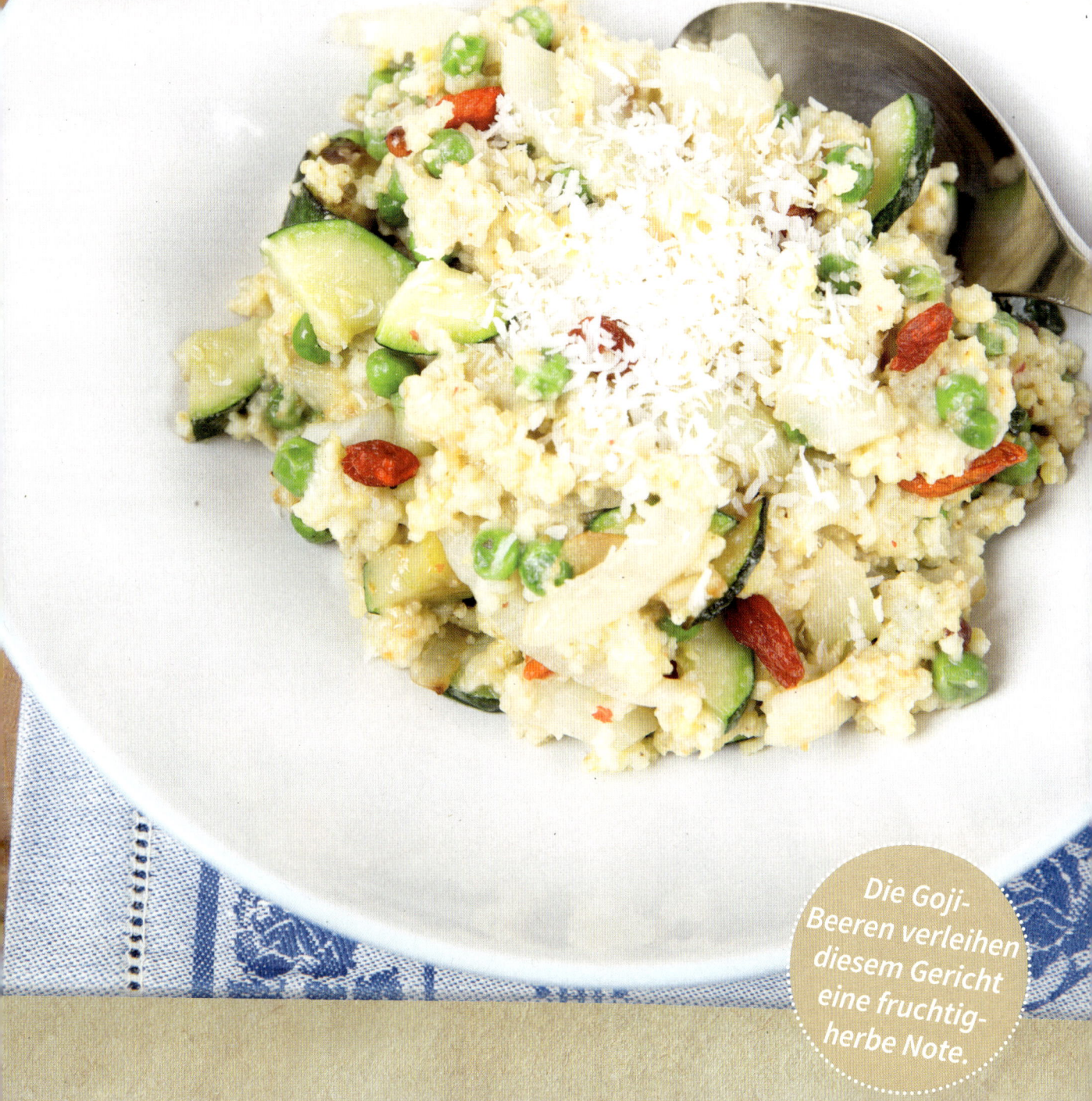

Die Goji-Beeren verleihen diesem Gericht eine fruchtig-herbe Note.

Hirse ist vielfältig einsetzbar – zu jeder Mahlzeit
und für jede Gelegenheit findet sich eine passende Rezeptkreation,
in der dieses wunderbare Korn zur kulinarischen
Geltung kommt.

MARONI-KRAUTFLECKERL SPEZIAL

Zutaten

500g Weißkraut
Kümmel
  (oder Fenchelsamen)
Pflanzenöl
  zum Anbraten/Dünsten
Reissirup
  zum Karamellisieren

Für den Fleckerlteig

250g Maronimehl
2 Eier
  (wenn Eiklar nicht erlaubt sind,
  dann einfach nur das Eigelb verwenden)
2-3 EL Pflanzenöl
Etwas Wasser
Salz
Mehl für die Arbeitsfläche

1 Mehl, Eier, Salz und Öl ordentlich kneten. Bei Bedarf etwas kaltes Wasser hinzufügen. Wird der Teig zu flüssig, erneut etwas Mehl zugeben. Der Teig sollte die Konsistenz eines Mürbeteigs haben, den sie, zu einer Kugel geformt, für mindestens ½ Std. im Kühlschrank lagern.

2 In der Zwischenzeit den Kohl von den äußeren Blättern befreien, in der Mitte halbieren und den Strunk entfernen. Das Kraut in sehr feine Streifen schneiden.

3 Öl in der Pfanne erhitzen, Kraut hinzufügen und mit Salz, Pfeffer und Kümmel/Fenchelsamen würzen. Bei mittlerer Hitze und geschlossenem Deckel dünsten. Häufig umrühren. Nach 10-15 Min. Reissirup einrühren. Das Weißkraut sollte eine hellbraune Farbe annehmen und noch leichten Biss haben – dann ist es perfekt!

4 Den Fleckerlteig ca. 2 mm dünn ausrollen. In Rauten schneiden und für ca. 5 Min. im sprudelnden, gesalzenen Wasser bissfest garen. In ein Sieb gießen, abtropfen lassen und zum Kraut geben – gut verteilt ca. 5-7 Min. mitdünsten.

5 Die Krautfleckerl auf einem Teller anrichten. Stellen Sie sich ein typisches Wiener Beisl vor. Guten Appetit!

Therapeutinnen-Tipp

Muss man auf Grund einer Darmsanierung für einige Wochen auf jegliches Süßungsmittel verzichten, kann man den Reissirup weglassen und durch flüssiges Stevia ersetzen. Aber die Fleckerl schmecken auch ohne zusätzliche Süße gut.

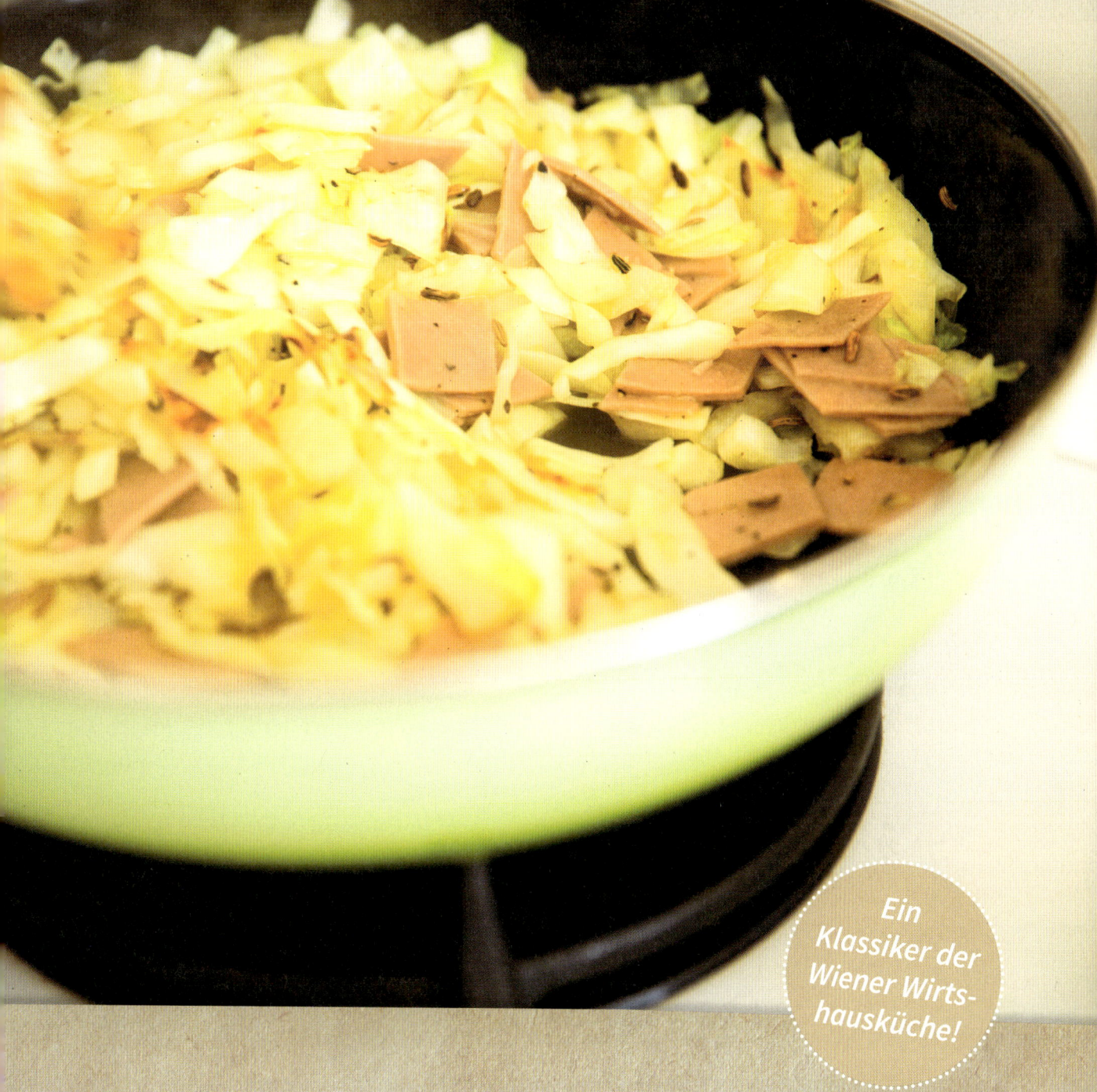

Wir haben diese verträgliche Variante langjährigen Krautfleckerl-Liebhabern serviert und dafür jede Menge Beifall bekommen. Die Fleckerl aus Maronimehl passen gut zum Weißkraut. Probieren Sie selber und erleben Sie eine neue Geschmacksvielfalt.

QUINOA-WIRSING-ROULADE

Zutaten

1 kleiner krauser Wirsing
1 kleine Süßkartoffel
1 kleiner Fenchel
2 EL Distelöl
2 EL Cashewmus
  (oder Sonnenblumenmus)
80g Quinoa
300ml Wasser
Senfsamen
  (oder Fenchelsamen)
100ml Hafercreme
Fleur de Sel

1 Den Wirsing von den äußeren Blättern befreien, Strunk abschneiden und die Blätter einzeln abschälen. Blätter waschen und die 4-6 größten für die Rouladen aufbewahren. Stiel aus diesen Blättern entfernen.

2 Einen großen Topf Wasser zum Kochen bringen, Wirsingblätter für die Rouladen 5 Min. blanchieren. Wasser abgießen, Wirsing in einem großen Sieb abtropfen und abkühlen lassen. Quinoa waschen, kurz in der etwa 2- bis 2 ½-fachen Menge Wasser aufkochen lassen. Bei kleiner Flamme 10-12 Min. sanft köcheln und 10 Min. ausquellen lassen.

3 In der Zwischenzeit die Süßkartoffel schälen und in Würfel schneiden. Fenchel waschen, Strunk entfernen, halbieren. In feine Scheiben schneiden, diese nochmal halbieren. Distelöl in einer Pfanne erhitzen, Süßkartoffel und Fenchel bei mittlerer Hitze bissfest anbraten. Quinoa hinzufügen und alles miteinander vermischen. Das Cashew- oder Sonnenblumenmus unterheben und gut verteilen. Mit Pfeffer und Salz abschmecken.

4 Den Backofen für die Roulade auf 160°C vorheizen. Zwei bis drei gehäufte Esslöffel der Gemüse-Quinoa-Mischung jeweils in die Mitte eines der großen Blätter geben. Aufrollen oder zu einem kleinen Päckchen formen. Die Rouladen in eine geölte Auflaufform geben und für 15-20 Min. in den Ofen schieben.

5 Für das Wirsingbett die übrigen Blätter in feine Streifen schneiden. In einer Pfanne ein wenig Distelöl bei mittlerer Hitze erwärmen. In einem Mörser Senf- oder Fenchelsamen zerstoßen und in der Pfanne verteilen, kurz anrösten. Die Wirsingstreifen hinzufügen und mit der Öl-Samen-Mischung gut verrühren. Mit der Hafercreme ablöschen. Zum Schluss mit Fleur de Sel abschmecken.

6 Wirsinggemüse auf dem Teller anrichten, die Roulade oben auf „betten".

Therapeutinnen-Tipp

Quinoa ist mit Recht zum Superstar der vegetarischen Szene avanciert. Lesen Sie auf Seite 32, warum dieses tolle Nahrungsmittel mit seinem nussigen Geschmack den Appetit auf Weizen vergessen lässt.

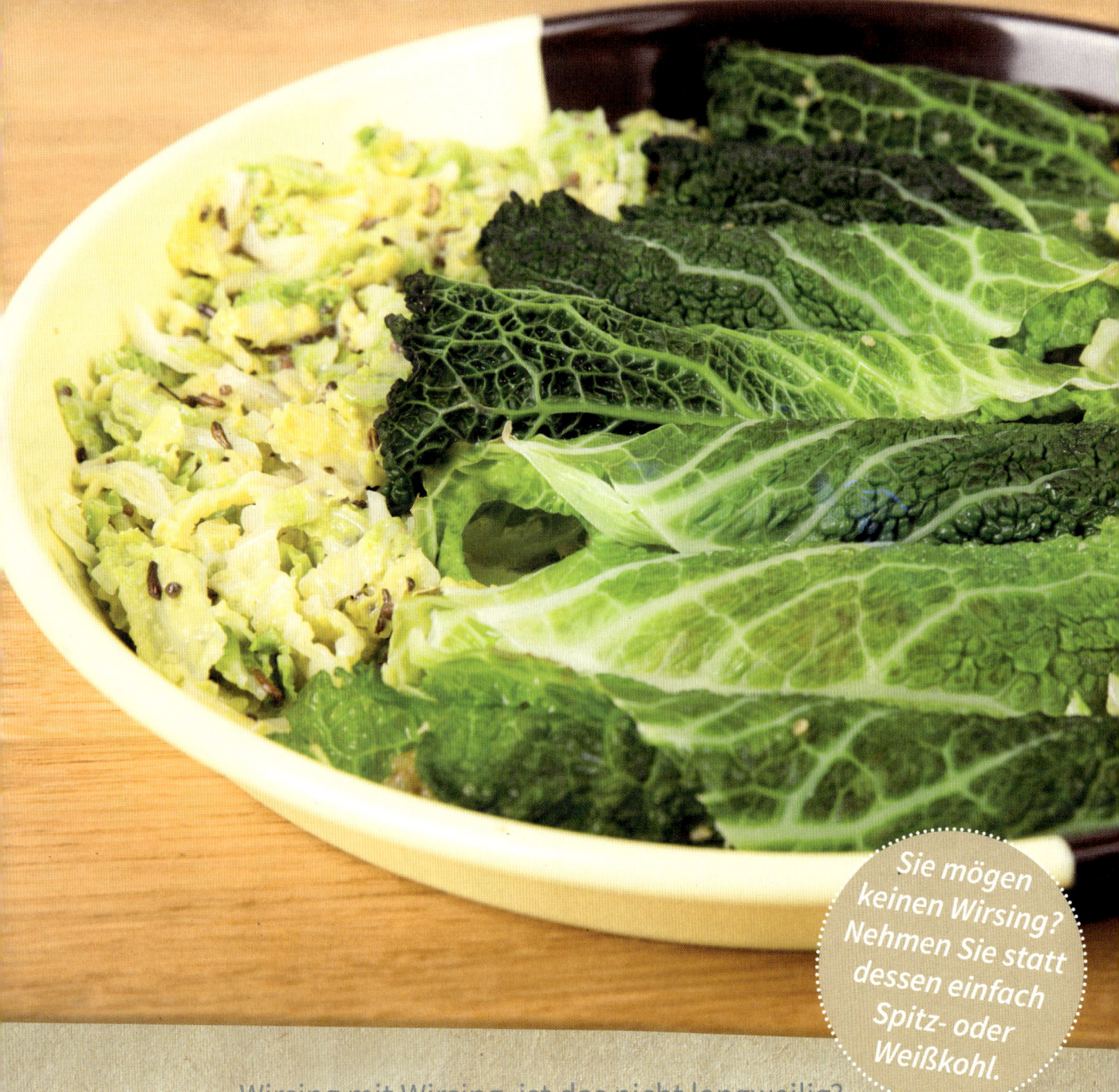

Sie mögen keinen Wirsing? Nehmen Sie statt dessen einfach Spitz- oder Weißkohl.

Wirsing mit Wirsing, ist das nicht langweilig?
In dieser Kombination nicht, da der Wirsing auf zwei unterschiedliche Arten zubereitet wird. Quinoa werden Sie bald häufiger kochen, denn in diesem kleinen Korn stecken enorm viel Power, sämtliche essenzielle Aminosäuren, reichlich B-Vitamine und Ballaststoffe.

MANGOLDTARTE

Zubereitung des Teigs und Blindbacken: siehe Tarterezept auf der nachfolgenden Seite 148.

1 Für die Béchamelsauce Butter in einem Topf zerlassen. Mehl unter ständigem Rühren langsam einrieseln lassen. Kurz dünsten, ohne dass das Mehl Farbe annimmt. Topf von der Platte nehmen und Milch und Lorbeerblätter einrühren. Topf zurück auf die Platte stellen, bei schwacher Hitze 10-12 Min. köcheln lassen. Mit Salz und weißem Pfeffer würzen. Die Béchamel sollte am Ende eine leicht cremige Konsistenz haben.

2 Mangold gut waschen, Stiele keilförmig aus den Blättern schneiden. Blätter vierteln und Stiele in Ringe schneiden. Eine hohe Pfanne bei mittlerer Hitze erwärmen, das Hanföl hinzugeben und die Stiele darin etwa 15 Min. dünsten. Immer wieder schwenken und mit Salz und Pfeffer abschmecken. Nach 10 Min. die Blätter hinzufügen und kurz mitdünsten.

3 Den Teig in die Backform geben und entscheiden ob Sie zunächst ‚blindbacken' möchten oder nicht. Béchamelsauce mit dem Käse mischen. Mangold in der Form verteilen und mit dem köstlichen Gemisch aus Ziegenkäse und der selbstgemachten Béchamel übergießen.

4 Den Ofen auf 180°C bei Ober-Unterhitze vorheizen und die Auflaufform bei mittlerer Hitze ca. 20-30 Min. garen. Die Kruste soll goldbraun backen, dann ist die Tarte perfekt. Kurz abkühlen lassen.

Dazu passt ein einfacher Feldsalat mit etwas Kürbiskernöl.

Zutaten

Für den Teig
150g Braunhirsemehl
150g Teffmehl
2 Eier oder Eiersatz
3-6 EL Hanföl
1 Prise Salz
Etwas Mehl für die Arbeitsfläche

Für die Bechamelsauce
50g Butter
50g Teffmehl
0,5l Ziegenmilch
2 Lorbeerblätter
Weißer Pfeffer
Salz

Für die Mangoldfüllung
400g roter Mangold
400g gelber Mangold
3-5 EL Hanföl
200g geriebener Ziegengouda

Therapeutinnen-Tipp
Nicht nur Nudelteige, auch Pizza-, Mürb- und Rührteig lassen sich mit alternativen, glutenfreien Mehlsorten zubereiten. Es bedarf zunächst einer gewissen Versuchsbereitschaft, bis die Teigkonsistenz gefunden ist, die am besten gelingt. Für einen glutenfreien Teig muss mehr Wasser und/oder Öl genommen werden als für einen herkömmlichen Teig – er darf keinesfalls zu trocken sein. Selbst wenn Dicke und Konsistenz bei den ersten Versuchen ein wenig grobstofflicher ausfallen... der Teig wird trotzdem schmecken.

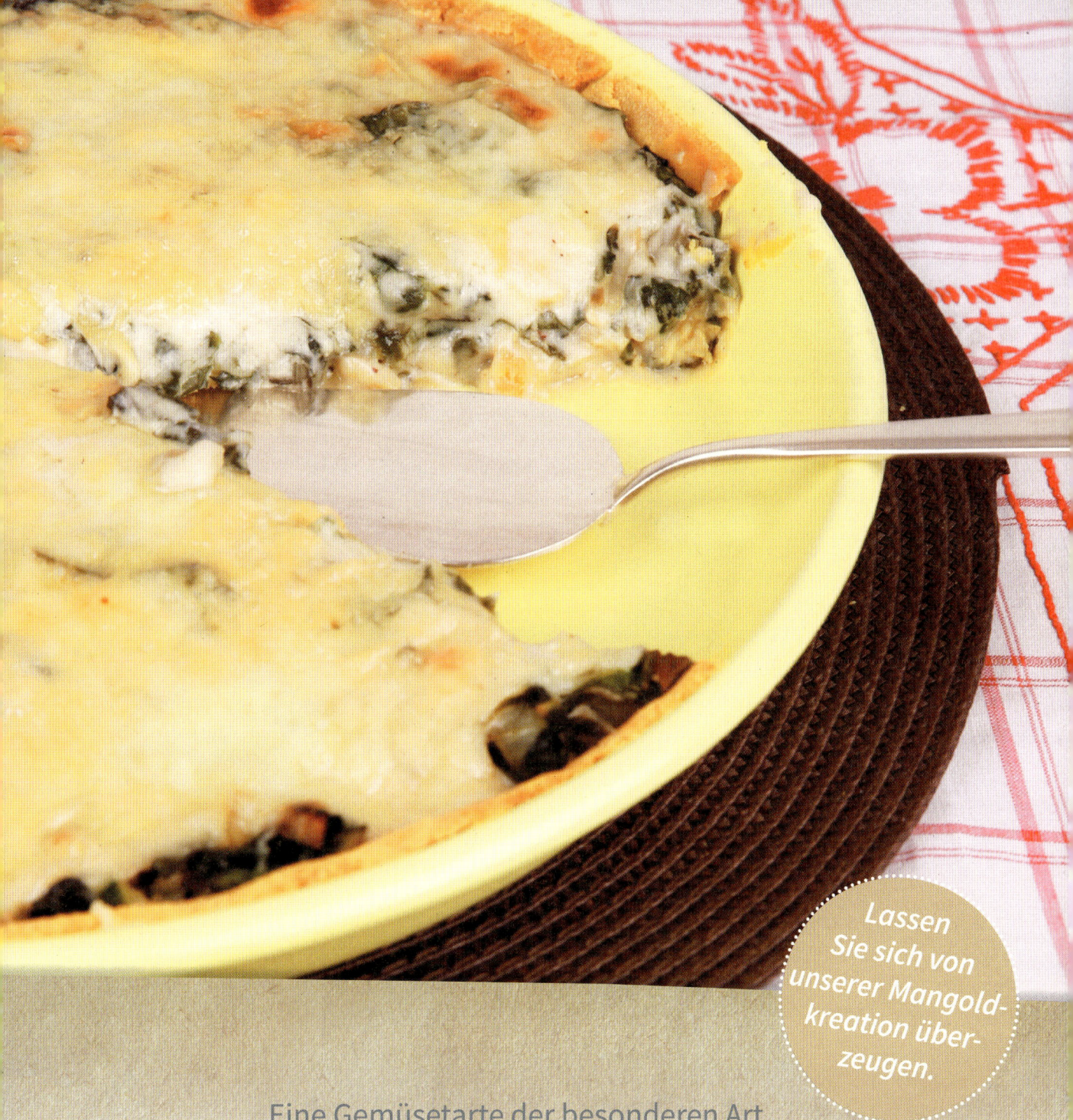

Eine Gemüsetarte der besonderen Art.
Mangold schmeckt in Verbindung mit der Ziegenmilch-Béchamelsauce hervorragend. Alles ist fast im Kochlöffelumdrehen fertig!

TARTE MIT SCHAFSCREME UND GEBACKENEM KÜRBIS

Zutaten

Mürbeteig

250g Kichererbsenmehl
  plus Mehl zum ausrollen
125g weiche Sauerrahmbutter
2 Eier oder Eiersatz
2-3 EL eiskaltes Wasser
2 Prisen Salz

Je nach Belieben eine 26cm runde
Springform oder eine Tarteform

500g Reis oder Bohnen
  zum *Blindbacken (Der Teig wird
  vorgebacken und bleibt knusprig).
  Backpapier über den Teig legen,
  mit 500g Reis/Bohnen beschweren.
  12 Min. im heißen Ofen backen.
  Anschließend Bohnen/Reis entnehmen, Backpapier vorsichtig abhe-
  ben. Falls Teig hängen bleibt,
  nochmals für 10 Min. in den Ofen
  schieben.*

Füllung
Ein kleiner Hokkaidokürbis
100g Schafsquark
400g Schafsjoghurt
3 Eier
  oder Eiersatz
250g Manchego
Frische Thymianzweige

Zubereitung Mürbeteig

1 Weiche Butter in Stücke schneiden. Mehl in eine große Schüssel geben, Salz, Butter, Eier dazu und kneten. Ist der Teig zu krümelig, löffelweise eiskaltes Wasser hinzufügen. Nur so lange kneten, bis die Zutaten gut miteinander vermischt sind. Eine Kugel formen, flach drücken. In Frischhaltefolie eingepackt für 60 Min. (besser länger) in den Kühlschrank.

2 Unbedingt vor dem Ausrollen des Teiges die Form ausbuttern und mit Mehl ‚auskleiden'. Arbeitsfläche, Nudelholz und Teig mit Mehl bestäuben. Den Teig mit dem Handballen vorsichtig platt drücken – dann geschmeidig mit dem Nudelholz in alle Richtungen vorsichtig, aber zügig ausrollen. Je weicher der Teig wird, desto schwieriger ist es, ihn von der Arbeitsfläche zu lösen und in die Form zu legen. Am Ende soll der Teig auf 3 mm ausgerollt werden. Vorsichtig von der Arbeitsfläche lösen und in die Form legen. Einen ca. 4 cm hohen Rand in die Form drücken.

Für die Füllung

Backofen auf 180°C (Ober- und Unterhitze) aufwärmen. Kürbis waschen, Enden abschneiden, halbieren, von Kernen und Fäden befreien. Mit einem Brotmesser in ca. 4 mm dicke Scheiben schneiden. Backblech mit Backpapier auslegen, mit etwas Öl einpinseln. Kürbisscheiben darauf verteilen, salzen. Thymianzweige über die Scheiben geben. Für 15 Min. in den Backofen schieben. Herausnehmen und abkühlen lassen.

Quark, Joghurt und Eier/Eiersatz git miteinander vermischen. Mit Salz und Pfeffer würzen. Manchego reiben, unter die Masse heben. Auch die verbliebenen Thymianzweige unter die Masse ziehen.

Tarteform aus dem Ofen holen. Kürbisscheiben auf dem Boden verteilen (die 5 schönsten zurückbehalten). Käse-Schafscreme in die Form gießen und die 5 verbliebenen Kürbisscheiben dekorativ auf der Masse verteilen.

Auf mittlerer Schiene bei 180° Grad für ca. 30 Min. backen, bis die Füllung eine goldbraune Farbe zeigt. *Die Tarte ist fertig, wenn bei der Stechprobe keine Masse mehr am Holzstäbchen hängen bleibt.*

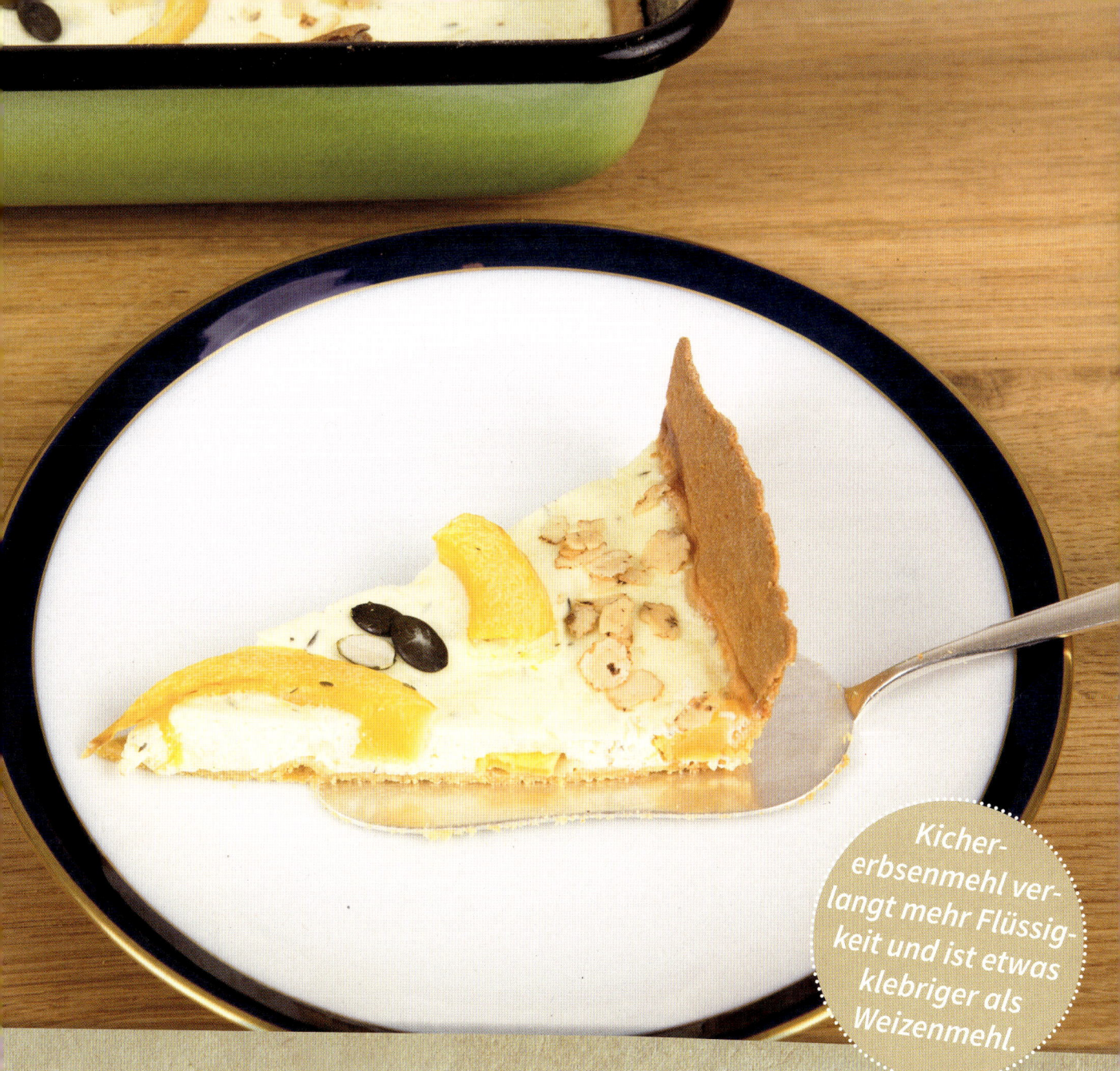

Diese Tarte setzen Sie allen Freunden und Gästen vor,
die bedauern, dass Sie jetzt „auf alles verzichten müssen, was
schmeckt". Der Beweis dafür, dass es kein Verzicht ist, sich gesund
und genussvoll zu ernähren. Kichererbsenmehl ist ein ungewöhn-
licher, doch sehr schmackhafter Begleiter für diese Tartevariante.

ROTE BEETE RISOTTO MIT KARAMELLISIERTEN WALNÜSSEN

Zutaten

250g Risottoreis
Olivenöl
750ml Gemüsebrühe
  oder Hühnerbrühe (siehe S. XXX)
3 mittelgroße Knollen Rote Beete
  (frisch oder vorgekocht)
50g Walnusskerne
1 TL Fenchelsamen
  im Mörser zerstoßen
Reissirup
100g Roquefort
50g Pecorino
Butter

1 Falls Sie die Rote Beete selbst zubereiten, bitte die Knollen von Wurzeln und Blättern befreien, ohne die Knolle zu verletzen. Sie „bluten" sonst beim Kochen aus. In leicht gesalzenem Wasser ca. 45-60 Min. weich kochen. Anschließend auskühlen lassen und in kleine Würfel schneiden.

2 Walnüsse mittelklein hacken. Pecorino raspeln, Roquefort würfeln.

3 Die Kasserolle auf dem Herd bei mittlerer Hitze erwärmen, Olivenöl zugeben, Risottoreis darin glasig andünsten (er darf nicht braun werden!). Mit Hühner- oder Gemüsebrühe ablöschen. Flüssigkeit einkochen lassen – ab und an umrühren (der Reis sollte auf keinen Fall anbrennen!) – einen guten Schuss Flüssigkeit und 2/3 der Roten Beete dazu geben – umrühren – einkochen lassen – Schuss Flüssigkeit – umrühren – usw.

4 Währenddessen in einer Pfanne die Fenchelsamen in Öl andünsten, die Walnüsse und ein Drittel der gewürfelten Roten Beete zugeben, leicht Farbe ziehen lassen und mit Reissirup karamellisieren.

5 Damit das Risotto richtig schön sämig wird, bedarf es – vor allem zum Ende hin – Geduld … und Käse. Wenn der Reis noch leichten Biss hat, Topf vom Feuer nehmen. Risotto kurz setzen lassen, dann Butter und Roquefort unterziehen und vermischen. Sobald der Käse mit dem Reis verschmolzen ist, den Pecorino unterheben. Einige Raspel zur Deko aufbewahren.

6 Risotto auf Tellern verteilen, mit karamellisiertem Walnuss-Rote-Beete-Topping anrichten und nach Belieben mit Pecorinoraspeln bestreuen.

Therapeutinnen-Tipp

Das Walnuss-Topping ist zweifellos eine köstliche Krönung für dieses Risotto, aber eben nicht für jeden verträglich. *Ersetzen Sie die Walnüsse durch Sonnenblumen- oder Kürbiskerne* – beides lässt sich gut karamellisieren. *Als Ersatz für Rote Beete* kann Hokkaido-Kürbis oder Süßkartoffel dienen. *Als Ersatz für Kuhmilchkäse* gibt es wunderbaren Schafs- und Ziegenkäse in großer Auswahl. Pecorino ersetzt Parmesan. Und: Roquefort ist aus roher Schafsmilch hergestellt!

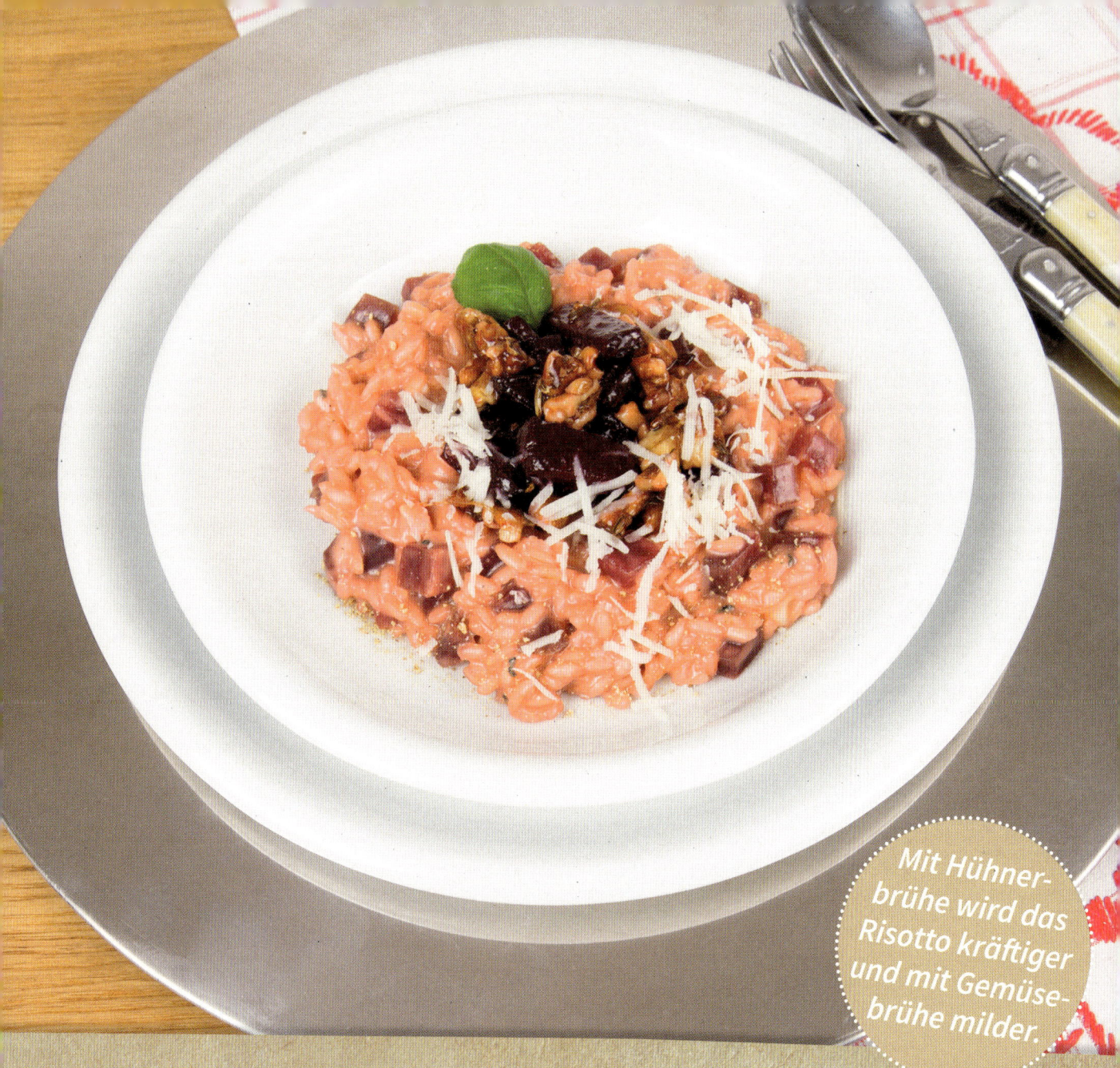

Mit Hühner-
brühe wird das
Risotto kräftiger
und mit Gemüse-
brühe milder.

Das Risottoprinzip ist einfach: Alles in den Topf und öfter mal umrühren. Bleibt am Ende bloß ein Topf plus das Schneidebrett für den Abwasch und man kann sich beim Zubereiten entspannt unterhalten. Und ja: Es geht auch ohne Zwiebeln, Knoblauch, Sellerie und Wein oder Martini. Sogar sehr gut!

KÜRBISCARBONARA

Zutaten

250g Pasta
  (Mais-, Reis- oder
  Buchweizennudeln)
3 Eier
125g Hokkaidokürbis
Pecorino
  nach Belieben
Salz & Pfeffer
  nach Belieben

Das Mus gibt es fertig zu kaufen, Sie können es aber auch selbst herstellen: 50g Mandeln oder Cashewkerne in den Mixer geben, etwas Wasser dazu, vorsichtig zerkleinern. Anschließend das restliche Wasser (insgesamt ca. 100 ml Flüssigkeit), eine Prise Salz, einen Schuss Agavendicksaft hinzufügen und Mixer bei voller Stärke 2 Minuten laufen lassen.

1 Nudelwasser zum Kochen bringen. In der Zwischenzeit den Kürbis in kleine Würfel schneiden. Die Eier verquirlen, mit Salz und Pfeffer würzen. Pecorino hobeln, zur Eiermasse geben und unterrühren. Etwas Pecorino beiseite stellen.

2 Nudeln in sprudelndes Wasser geben und al dente kochen. In ein Sieb abgießen, abtropfen lassen. Im Topf etwas Olivenöl erwärmen und die Kürbiswürfel darin scharf anbraten. Die Nudeln dazugeben und gut miteinander verrühren.

3 Jetzt kommt das Herzstück der Carbonara: die Zusammenführung der verquirlten Eier mit den Nudeln. Der Topf ist noch heiß genug, um die Eimasse langsam zu stocken. Bitte von der Herdplatte ziehen, sonst stockt das Ei zu schnell. Die Ei-Pecorino-Masse zu den Nudeln geben und alles gut miteinander vermischen. Schon fertig!

4 Auf Tellern anrichten – Pecorino darüber streuen – genießen

Therapeutinnen-Tipp

Anstelle der Eier schmeckt Mandel- oder Cashewmus sehr lecker. 3 Esslöffel Mus mit Wasser verrühren, so dass eine homogene Masse entsteht. Den Pecorino untermischen und fortfahren, wie im Rezept beschrieben. *Wenn Sie weder Ei, noch Mandeln oder Cashewes essen dürfen:* Entweder die Spirelli puristisch nur mit den Kürbiswürfeln und Pecorino essen oder Folgendes probieren: Ein Glas gekaufte und vorgekochte Kichererbsen in ein Sieb schütten und gründlich waschen, möglichst mit kochend heißem Wasser. Kichererbsen in den Mixer, Wasser dazu, einen großzügigen Schuss Sonnenblumen- oder Hanföl, etwas Ume Su, Salz, Pfeffer. Auf höchster Stufe mixen, bis eine homogene Masse entstanden ist. Einen Teil davon verwenden Sie für die Pseudo-Carbonara, einen Teil stellen Sie in den Kühlschrank und genießen ihn als Aufstrich oder Dip.

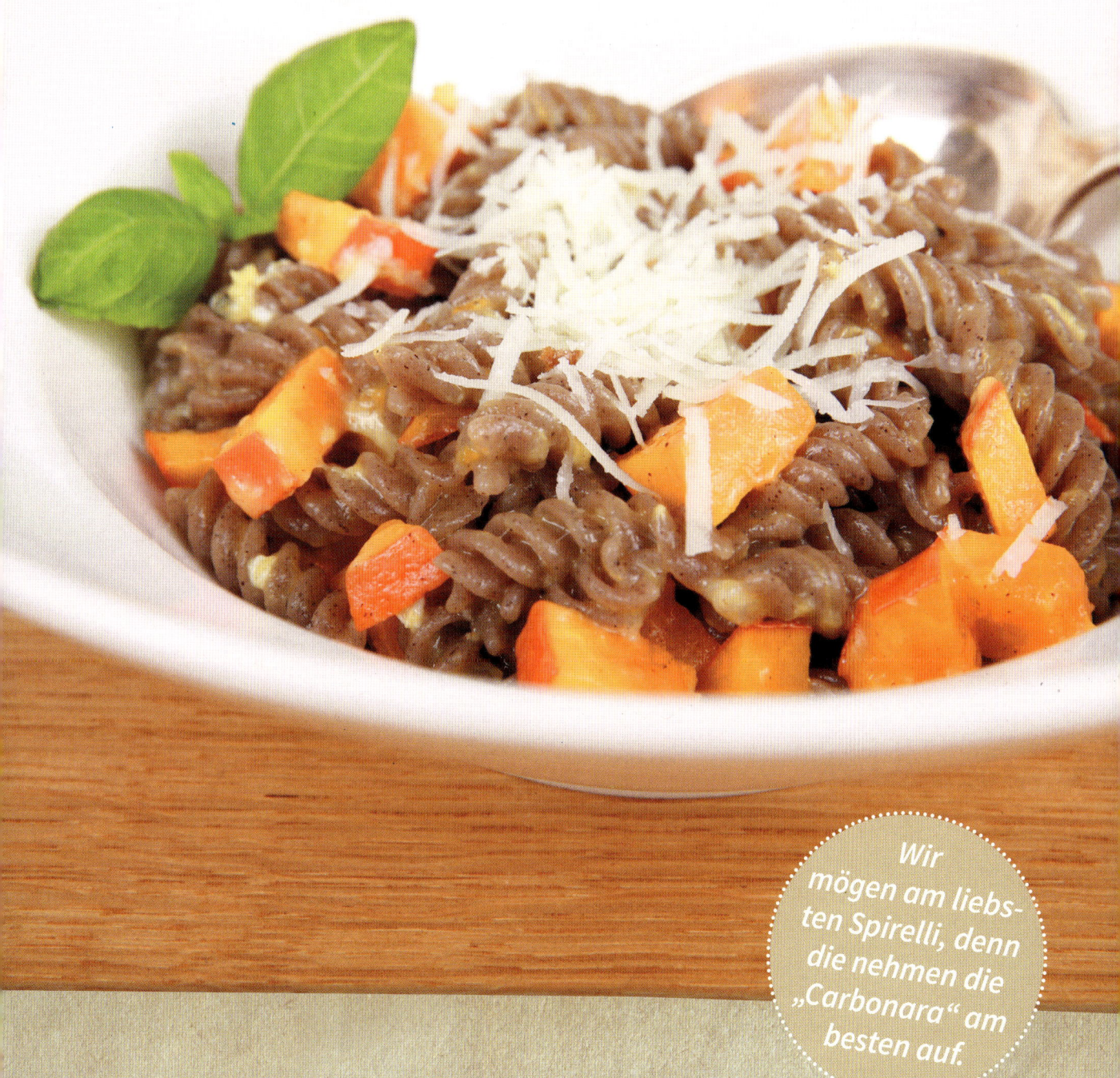

Wir mögen am liebsten Spirelli, denn die nehmen die „Carbonara" am besten auf.

Wird die echte Carbonara nun mit
oder ohne Sahne zubereitet? Dieses ewige Streitthema
lassen wir beiseite, denn unsere Carbonara ist ganz
anders und schnell zubereitet!

PASTA AL RISO

1 Zucchini, Zuckerschote und Rucola waschen. Zucchini in dünne Streifen, die Zuckerschote in Rauten schneiden und den Rucola in der Mitte teilen. Pecorino grob hobeln. Mehr Vorbereitung braucht es nicht.

2 Wasser sprudelnd aufkochen, etwas Salz hinein und die Nudeln bissfest garen. Abgießen und abtropfen lassen.

3 Eine Pfanne bei mittlerer Hitze erwärmen, 1 EL Kokosöl hineingeben. Die Zuckerschoten 2-3 Min. scharf anbraten, dabei mit dem Holzschieber wenden. Die Zucchinistreifen kurz für ca. 2 Min. mit anbraten. Dann die Pasta dazu geben und alles durchschwenken. Das Gemüse sollte sich schön mit den Nudeln vermischen. Mit Salz und Pfeffer abschmecken.

4 Zum Schluss den Rucola unter die Gemüse-Pasta Mischung heben und ihn für max. 1 Minute in der Pfanne durchschwenken – er sollte nur lauwarm werden. Direkt aus der Pfanne auf die Teller verteilen und großzügig mit Pecorino überstreuen.

Zutaten

200g breite Reisnudeln
  oder Maisnudeln
1 mittelgroße Zucchini
75g Zuckerschoten
75g Rucola
75g Pecorino
Kokosöl
Salz
Pfeffer

Therapeutinnen-Tipp

Maispasta ist bei Kids sehr beliebt, schon allein wegen ihrer schönen gelben Farbe. Auch Popcorn (ohne weißen Zucker natürlich) ist gar nicht so vitalstoffarm wie man denken könnte, wenn man den weißen Zucker weglässt. Und in der glutenfreien Ernährung spielt Mais ohnehin eine große Rolle. **ABER:** *Mais nicht immer verträglich, da er in sehr vielen Produkten enthalten ist und somit zu häufig konsumiert wird.* In den USA ist er sogar auf dem Index der allergieauslösenden Nahrungsmittel. Das beliebte Maltodextrin enthält hauptsächlich Maisstärke und wird als Verdickungsmittel für Kindernahrung, Süßwaren, Fleisch und Wurst, als Fettaustauschstoff in Light-Produkten eingesetzt und ist ein häufiger Bestandteil von isotonischen Getränken oder Energy-Gels, da es um Vergleich zu anderen Kohlenhydratgemischen langsamer resorbiert als andere Kohlenhydrate und der Blutzuckerspiegel steigt weniger schnell an.

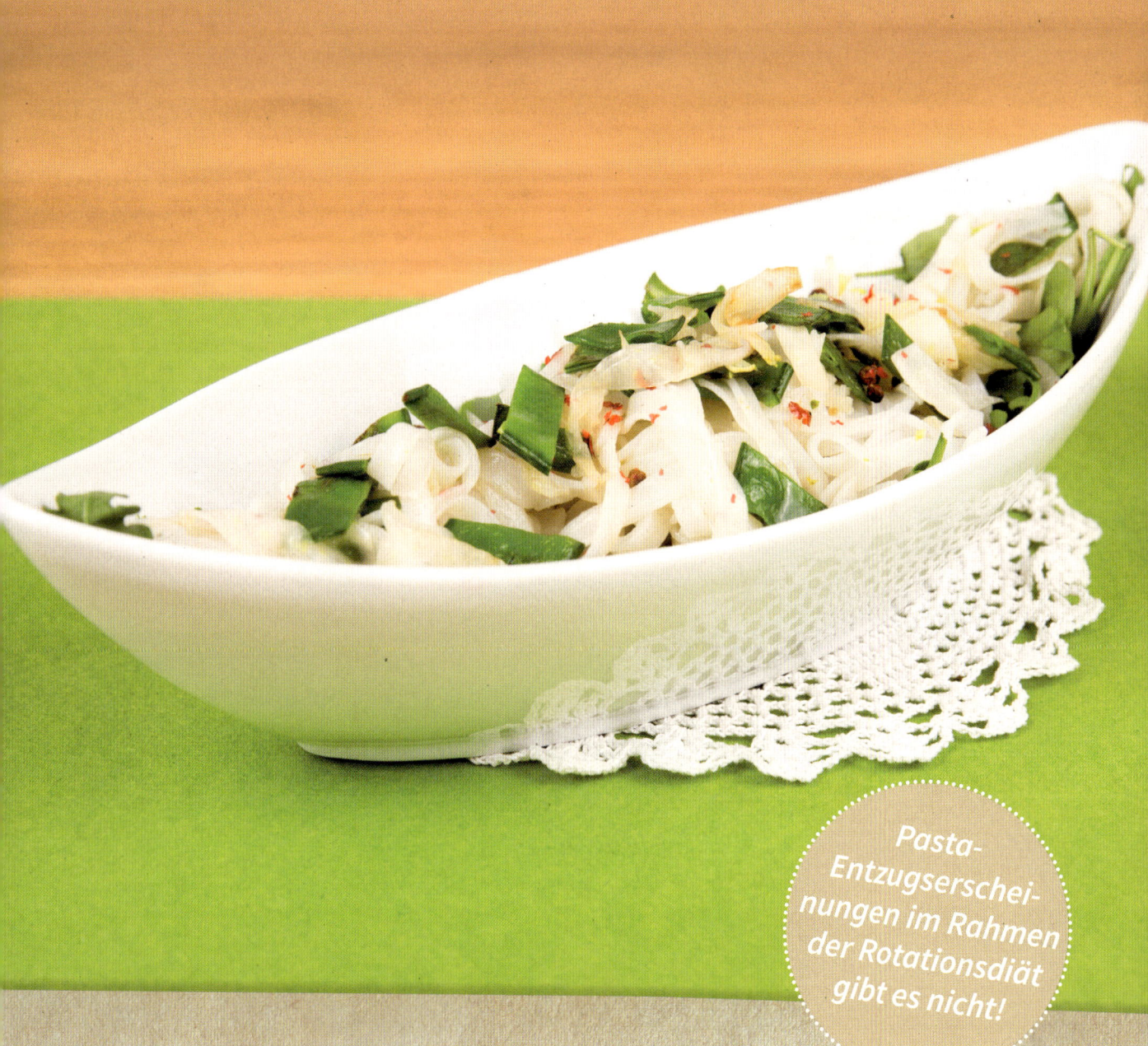

Pasta-Entzugserscheinungen im Rahmen der Rotationsdiät gibt es nicht!

Pasta ist eindeutig der Spitzenreiter, was Lieblingsgerichte angeht. Und keine Sorge: Auch wenn der Weizen wegfällt, die Pasta bleibt. Denn es gibt in der Zwischenseite eine große Bandbreite an Nudelsorten aus Alternativmehlen.

PASTA GENOVESE

Zutaten

150g Pasta
  (Mais-, Reis- oder
  Buchweizennudeln)
150g Kartoffeln
150g Brechbohnen
Pesto
  (siehe Seite 86)
Basilikumblätter und Pecorino
  zum Garnieren

1 Kartoffeln schälen und in kleine Würfel schneiden(ca. 1,5 x 1,5 cm). Die Bohnen in ca. 3 cm lange Stücke schneiden. Die Kartoffelwürfel benötigen etwa 10 Min., bis sie gar sind, die Nudeln (je nach Sorte) 6 - 9 Min. und die Bohnen sind in 4 Min. bissfest. Also einfach in entsprechender Reihenfolge ab ins Wasser mit den leckeren Zutaten. Wenn sie gar sind, abgießen. Dabei eine Tasse Nudelwasser abgreifen.

2 Nudeln in eine große Schüssel füllen, vier EL Pesto darauf verteilen, einen Schuss Nudelwasser zugeben und alles gut miteinander vermengen.

3 Pasta Genovese anrichten – geriebenen Pecorino und Basilikum darüber streuen. Buon Appetito!

Therapeutinnen-Tipp

Für alle Pastaliebhaber fangen natürlich erst einmal harte Zeiten an, wenn Weizen & Co. vom Speiseplan gestrichen werden. Doch man kann sich auch an die Alternativnudeln gewöhnen, so schlecht sind sie nicht. Allerdings sollte man bei den ersten Kochversuchen nah am Kochtopf bleiben und immer wieder kosten, damit auch wirklich ein al dente-Ergebnis und nicht Nudelpüree herauskommt.

Reis- und Hirsenudeln sind schnell gar, Mais- und Buchweizennudeln dauern eine Spur länger. Die Nudelvariante spielt hinsichtlich Kochzeit ebenfalls eine Rolle, denn die Bandbreite auf dem Alternativsektor ist ziemlich groß, ob als Spirelli, Spaghetti, Penne, Tagliatelle, Farfalle oder Lasagneblätter. *Falls Sie weder Ziegen- noch Schafsmilchprodukte vertragen oder verwenden wollen:* Sonnenblumenkerne (50g), Cashewkerne (30g) und Salz (1 Tl) in einem Mixer oder mit dem Zauberstab fein zerkleinern und drüberstreuen. Schmilzt allerdings nicht...

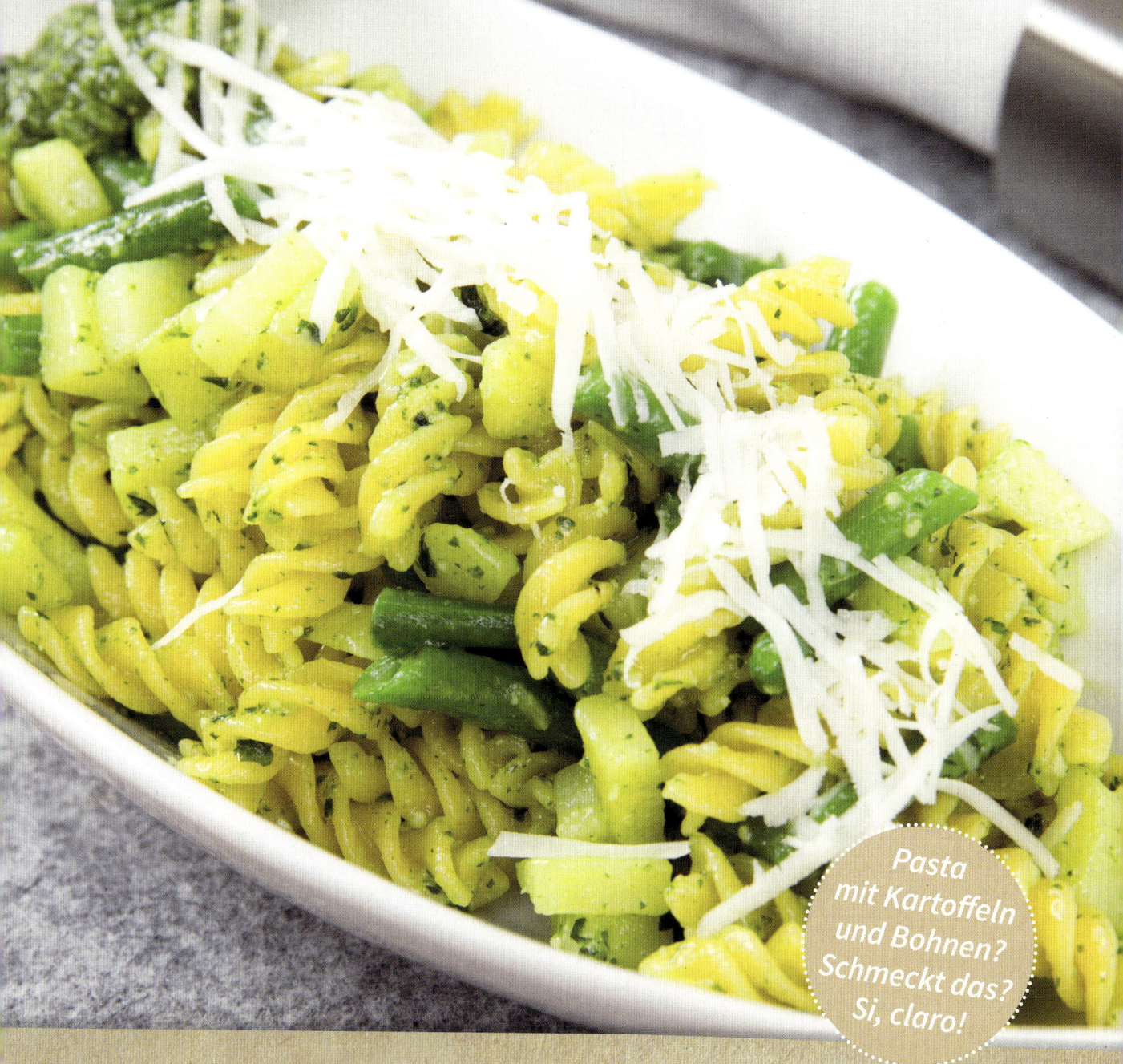

Pasta mit Kartoffeln und Bohnen? Schmeckt das? Si, claro!

Wir garantieren Ihnen, dass diese Pasta absolutes Starpotenzial hat. Der einzige Trick bei diesem italienischen Klassiker ist es, das Gemüse in die richtigen Maße zu bringen und alle Zutaten zum passenden Zeitpunkt nacheinander in das sprudelnd kochende Wasser zu geben, damit am Ende alles auf den Punkt genau gegart ist.

GNOCCHI MIT SPINAT UND ZIEGENKÄSE

Zutaten

Grundrezept Gnocchi

1kg sehr mehlige Kartoffeln

100g Teffmehl

50g Kartoffelstärke
 oder Maisstärke

Salz

Rezept mit Spinat und Ziegenkäse

250g Gnocchi

400g frischer Blattspinat

1 Stich Sauerrahmbutter

100g Ziegenfrischkäse

1 MSP geriebene Muskatnuss

50g Pecorino

Salz

Pfeffer

Grundrezept

1 Die ungeschälten Kartoffeln in einem großen Topf mit kaltem Wasser bedecken und ca. 45 - 60 Min. weich kochen. Den Ofen auf ca. 100°C vorheizen und die Kartoffeln anschließend im Ofen trocknen und warm halten.

2 Die heißen Kartoffeln pellen und durch eine feinmaschige Kartoffelpresse drücken. In eine große Schüssel geben und Mehl, Kartoffelstärke, Salz und Pfeffer hinzufügen. Den Teig gründlich vermengen. Sobald sich alles verbunden hat, aufhören zu kneten.

3 Die Arbeitsfläche leicht bemehlen, den Teig ca. 1,5cm dick ausrollen. In 2cm breite Streifen scheiden, jeden einzelnen Streifen leicht bemehlen und mit den Handballen zu einem ‚Rundstab' rollen. 2-3 davon nebeneinander legen und in Stücke schneiden, die wieder ca. 1,5cm lang sind.

4 Das Linienmuster entsteht mit einer Gabel: Die Stücke vorsichtig rollend drücken. Das erfordert etwas Übung und Fingerspitzengefühl!

Rezept mit Spinat und Ziegenkäse

1 Spinat waschen und in große Stücke schneiden/reißen. In einer Pfanne Butter zerlassen und den Spinat in der Pfanne schwenken. Ziegenfrischkäse dazugeben und schmelzen lassen. Mit Muskatnuss, Salz und Pfeffer würzen.

2 Einen Topf mit reichlich Wasser zum Kochen bringen. Wasser salzen und Gnocchi kurz aufwallen lassen. Sobald sie sich an der Oberfläche sammeln, sind sie gar. Das dauert nicht lange, ca. 1-2 Min. Sofort herausnehmen, in die Pfanne mit dem Spinat-Ziegenkäsegemisch geben und gut durchschwenken. Anrichten und mit etwas Pecorino überstreuen.

> ### Therapeutinnen-Tipp
>
> **Falls Sie noch nie von Teffmehl gehört haben:** Teff (Zwerghirse) ist ein Getreide aus der Familie der Süßgräser. Das Teffkorn ist glutenfrei und beinhaltet viel Kalzium, Eisen, Zink und Kalium. Es hat einen niedrigen glykämischen Wert, ist somit blutzuckerfreundlich und gut fürs Abnehmen.

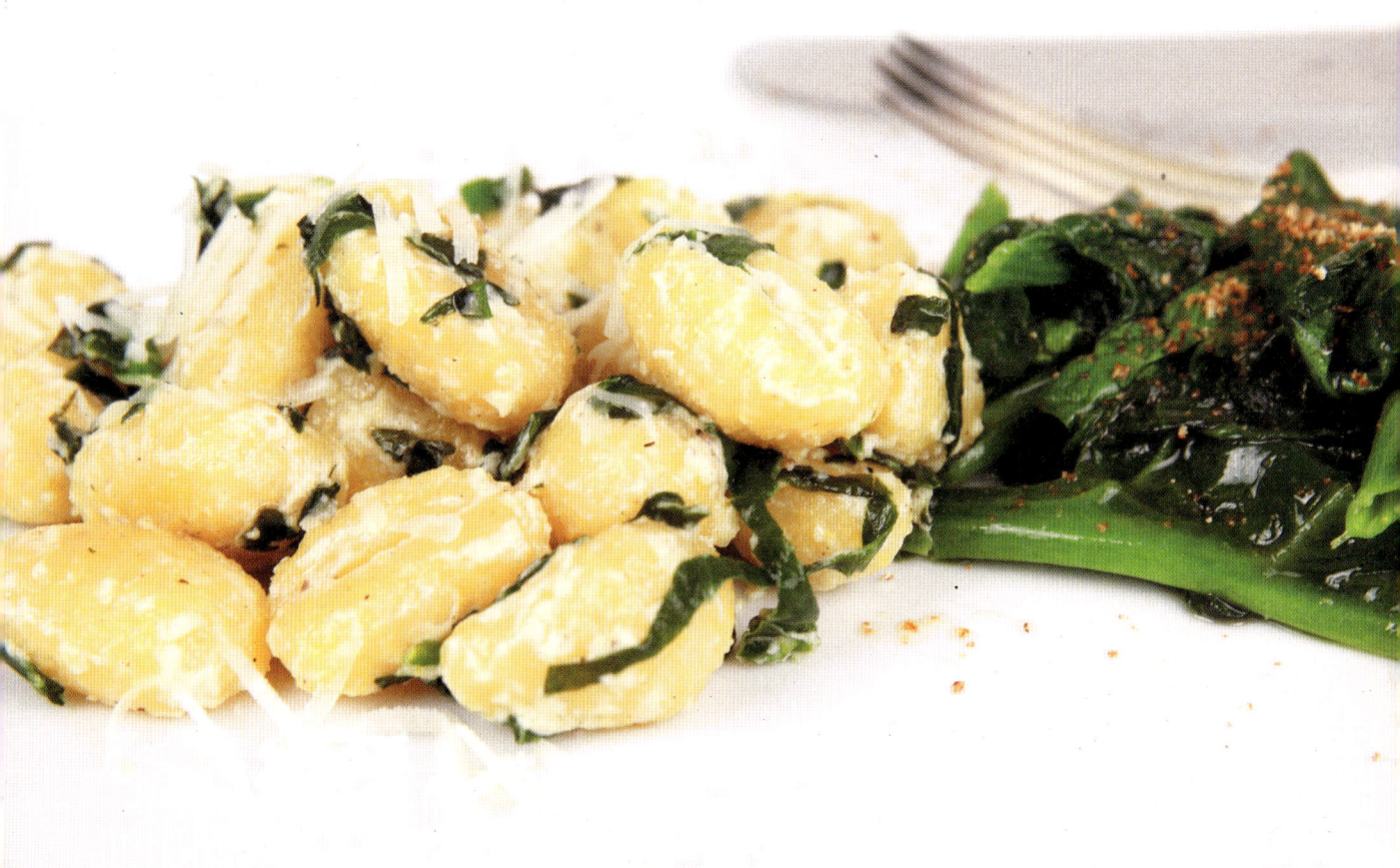

Auch einfach nur mit schäumender Salbeibutter serviert sehr lecker!

Gnocchi sind unkomplizierter zuzubereiten
als befürchtet. Ein wenig Aufwand ist allerdings schon damit verbunden.
Daher haben wir die Mengen unseres Rezeptes so berechnet, dass Sie
einen Teil einfrieren können. Sollten Sie keine Vorratshaltung
betreiben wollen, halbieren Sie einfach die Zutatenmengen.

PIZZA MIT GEMÜSE UND BÜFFELMOZZARELLA

Zutaten

150 g Schafsquark

1 Prise Salz

1 Ei

6 EL Sonnenblumenöl

250 g Braunhirsemehl
   oder Roggenmehl

2 TL Weinstein Backpulver

8 rohe Kartoffeln
   oder so viele, wie für ein
   Pizzablech benötigt werden

1 kleine Zucchini

1 kleine Süßkartoffel

6 Rosmarinzweige

2x Mozzarella di Bufala

gutes, kräftiges Olivenöl

Fleur de Sel und Pfeffer

1 Quark, Öl, Ei und Salz in einer großen Schüssel gut miteinander vermischen. Dann Mehl und Weinsteinbackpulver mit dem Knethaken unter die Quark-Öl Masse heben. Mit den Händen zu einer schönen Kugel formen, in Frischhaltefolie wickeln und für 15 - 30 Min. in den Kühlschrank legen.

2 Die rohen Kartoffeln, die Zucchini und die Süßkartoffel gleichmäßig 3mm stark aushobeln. Büffelmozzarella mit einem scharfen Messer ebenfalls in dünne Scheiben schneiden. Rosmarinadeln von den Zweigen abknipsen.

3 Teig nun auf einer bemehlten Arbeitsfläche ca. 5 mm dick ausrollen. Backblech mit Backpapier auslegen, ausgerollten Teig darauf platzieren und in die Ecken ziehen. Mit einem Pinsel satt Olivenöl auftragen. Die Kartoffeln, die Zucchini und die Süßkartoffel locker darauf verteilen. Mit dem Pinsel einölen und mit Pfeffer und Salz würzen. Rosmarin über die Kartoffeln streuen. Zum Schluss den Mozzarella verteilen.

4 Backofen auf 220°C Grad (Ober- und Unterhitze) vorheizen und das Pizzablech auf mittlerer Schiene für 20 - 25 Min. in den Ofen schieben.

Therapeutinnen-Tipp

Wer kein Roggenmehl essen darf und Quarkteig nicht mag, kann einen Pizzaversuch mit Mais- und Reismehl starten. Vermengen Sie dazu in einer Schüssel 100g Maismehl, 20g Reismehl, 20g Maisstärke und 1 TL Meersalz. 2 EL Sonnenblumenöl oder Rapsöl und 100 ml Wasser hinzugeben und alles zu einem geschmeidigen Teig verkneten. Backrohr auf 200°C Umluft vorheizen. Teig in zwei Teile teilen und jeweils auf einem Backpapier in eine dünne runde Fladenform (ca. 20 cm Durchmesser) drücken. Die Pizzen samt Backpapier auf Backbleche ziehen und für ca. 10 Min. bei 180°C/Umluft backen. Aus dem Backofen herausnehmen, Temperatur auf 150°C/Umluft reduzieren. Pizzen reichlich mit Olivenöl oder Pesto (Seite 000) bestreichen und mit Zucchini, Fenchel, Brokkoli, etc. belegen. Gemüse vorher dünn hobeln und kurz anbraten! Mit Büffelmozzarella belegen oder mit Pecorino bestreuen und für weitere 15 Min. bei 150°C/Umluft fertig backen und servieren.

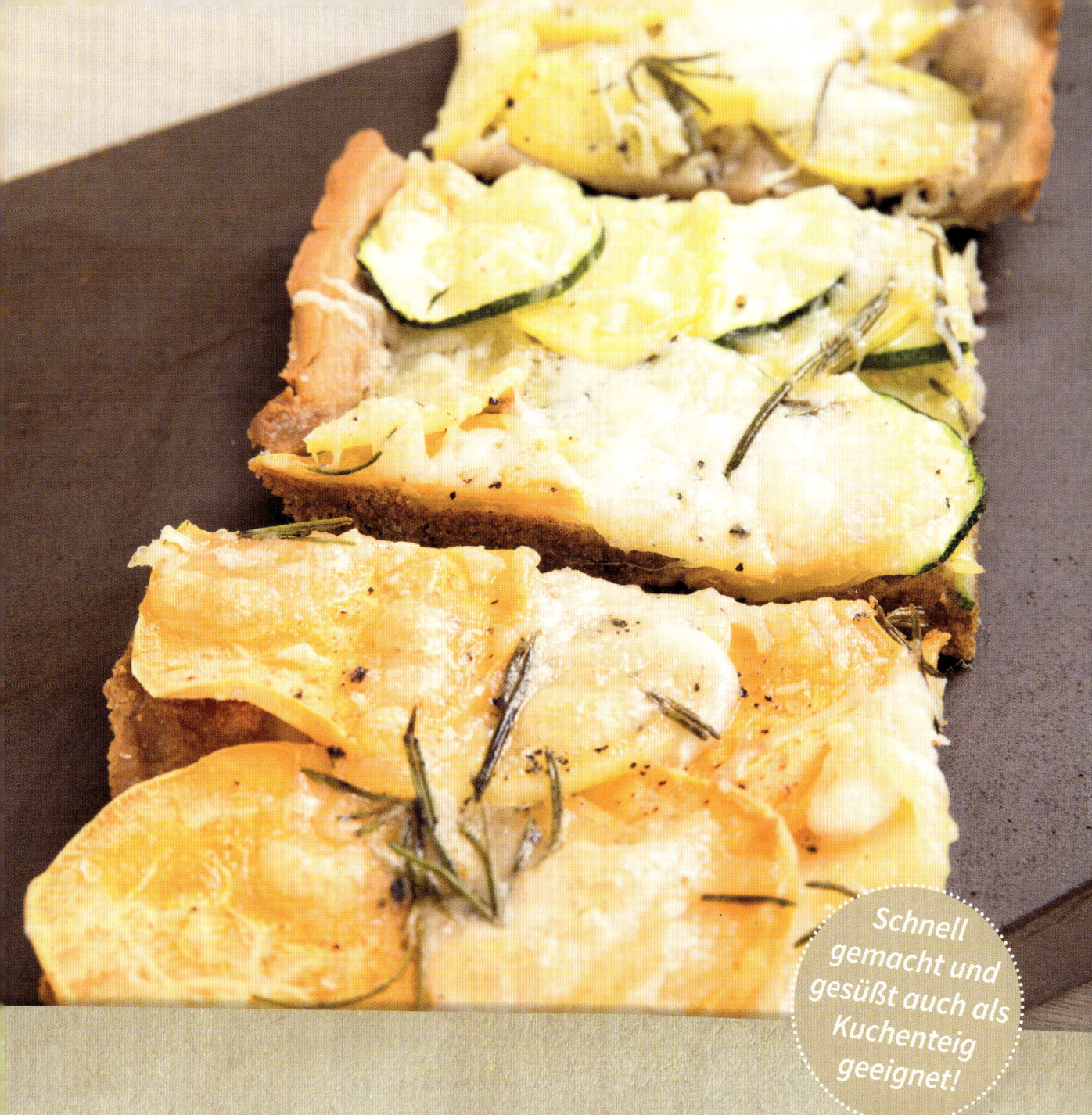

Pizza? Ohne Hefeteig und ohne Tomaten-
sauce? Ja! Dafür mit einem Quark-Öl-Teig und typisch
italienischem Belag.

QUINOA-BRATLINGE MIT KOHLRABI

Zutaten

100g Quinoa
100g Kürbis
  oder auch Süßkartoffel
2 EL gemahlener Leinsamen
Majoran
2 Kohlrabi
Stich Butter
20ml Gemüsebrühe
4-6 EL Hafercreme
Estragon
Salz
Pfeffer

1 Quinoa in doppelter Menge Wasser für ca. 15 Min. köcheln lassen. Das Leinsamenmehl mit 6 EL Wasser vermischen und quellen lassen. In der Zwischenzeit den Kürbis/die Süßkartoffel waschen und schälen. Mit einer Reibe in feine Schnitze reiben. Alles gut mit Majoran, Salz und Pfeffer verkneten und kleine Bällchen formen.

2 Bällchen in einer eingeölten Form für 15 - 20 Min. bei 180° C (Ober- und Unterhitze) in den Backofen schieben.

3 Kohlrabi putzen, in Scheiben und dann in Stifte schneiden. Butter in einem Topf zerlassen und Gemüse bei niedriger Temperatur andünsten. Mit Gemüsebrühe ablöschen und bei geschlossenem Deckel für 15 Min. bei weiterhin niedriger Temperatur dünsten.

4 Den Estragon in feine Streifen schneiden und zusammen mit der Hafercreme in die Pfanne geben. 3 - 5 Min. mitdünsten. Vorsichtig umrühren, damit das Kohlrabigemüse von allen Seiten mit der Hafercreme umzogen sind. Vorsichtig mit Salz und Pfeffer abschmecken.

5 Die Quinoa Bratlinge auf ihrem Kohlrabibett anrichten. Sie schmecken auch kalt und ohne das Kohlrabigemüse!

Therapeutinnen-Tipp

Dieses Gericht ersetzt jede Fleischmahlzeit, da Quinoa und Leinsamen äußerst eiweißreich sind. Statt Quinoa kann man auch mal Hirse verwenden – schmeckt genauso gut und ist gesund und verträglich.
Wer Soja essen darf, kann zur Abwechslung Soja Cuisine anstelle der Hafercreme verwenden. Oder man verrührt Mandelmus mit ein wenig Wasser und überzieht das Kohlrabigemüse damit. Sie werden Sahne aus Kuhmilch nicht mehr vermissen!

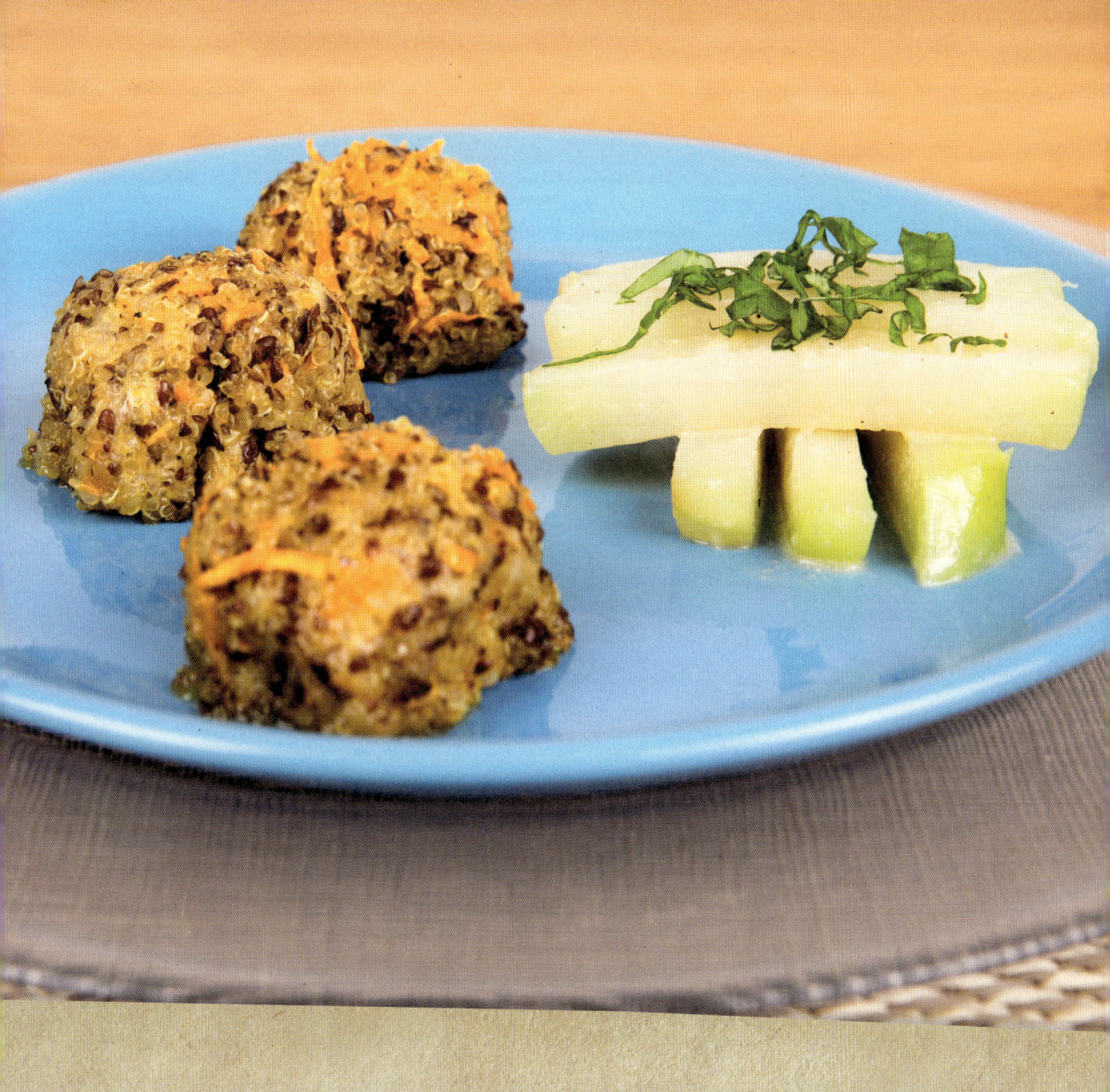

Ein partytaugliches Rezept,
das auch Frikadellenfans schmecken wird!

ZUCCHINISCHIFFCHEN

Zutaten

2 große Zucchini

1 Fenchelknolle

75g roter Quinoa

50g Gouda
   (Schaf oder Ziege)

70g Mais
   (ein kleines Glas)

1 EL Sonnenblumenöl

50ml Gemüsebrühe

Rosa Pfeffer

Salz

1 Quinoa waschen, in Wasser für 35 Min. köcheln und ausquellen lassen. In der Zwischenzeit die Zucchini waschen und längs in der Mitte halbieren. Die Kerne und das weiche Fleisch mit einem Löffel herausschaben. Fenchel waschen und halbieren, den Strunk großzügig herausschneiden. Fenchelgrün abtrennen, feinhacken und beiseite stellen. Den Fenchel mit einem Gemüsehobel sehr fein hobeln.

2 Sonnenblumenöl in einer Pfanne erhitzen, den Fenchel darin kurz anschwitzen und mit Gemüsebrühe ablöschen. Für 2-3 Min. bei geschlossenem Deckel dünsten lassen. Dann den Deckel anheben und die Flüssigkeit einkochen lassen. Mit Salz und den rosa Pfefferbeeren abschmecken. Den Käse hobeln.

3 Den gekochten Quinoa mit Fenchel und Mais vermengen und die Mischung in die Zucchini-Schiffchen füllen. Mit gehacktem Fenchelgrün und gehobeltem Käse bestreuen. In einer Auflaufform für 20-25 Min. im Backofen bei 180° C fertig garen.

Therapeutinnen-Tipp
Kinder für Gemüse zu begeistern, ist manchmal recht schwierig. Mit den Zucchinischiffchen lassen sich Kinderherzen aber leicht für eine gesunde Mahlzeit erwärmen. Für dieses Gericht eignet sich auch kleinkörnige Hirse oder Reis als „Füllstoff". Phantasievolle Eltern können ihren Kindern dieses Rezept eventuell mit einer kleinen Geschichte schmackhaft machen.

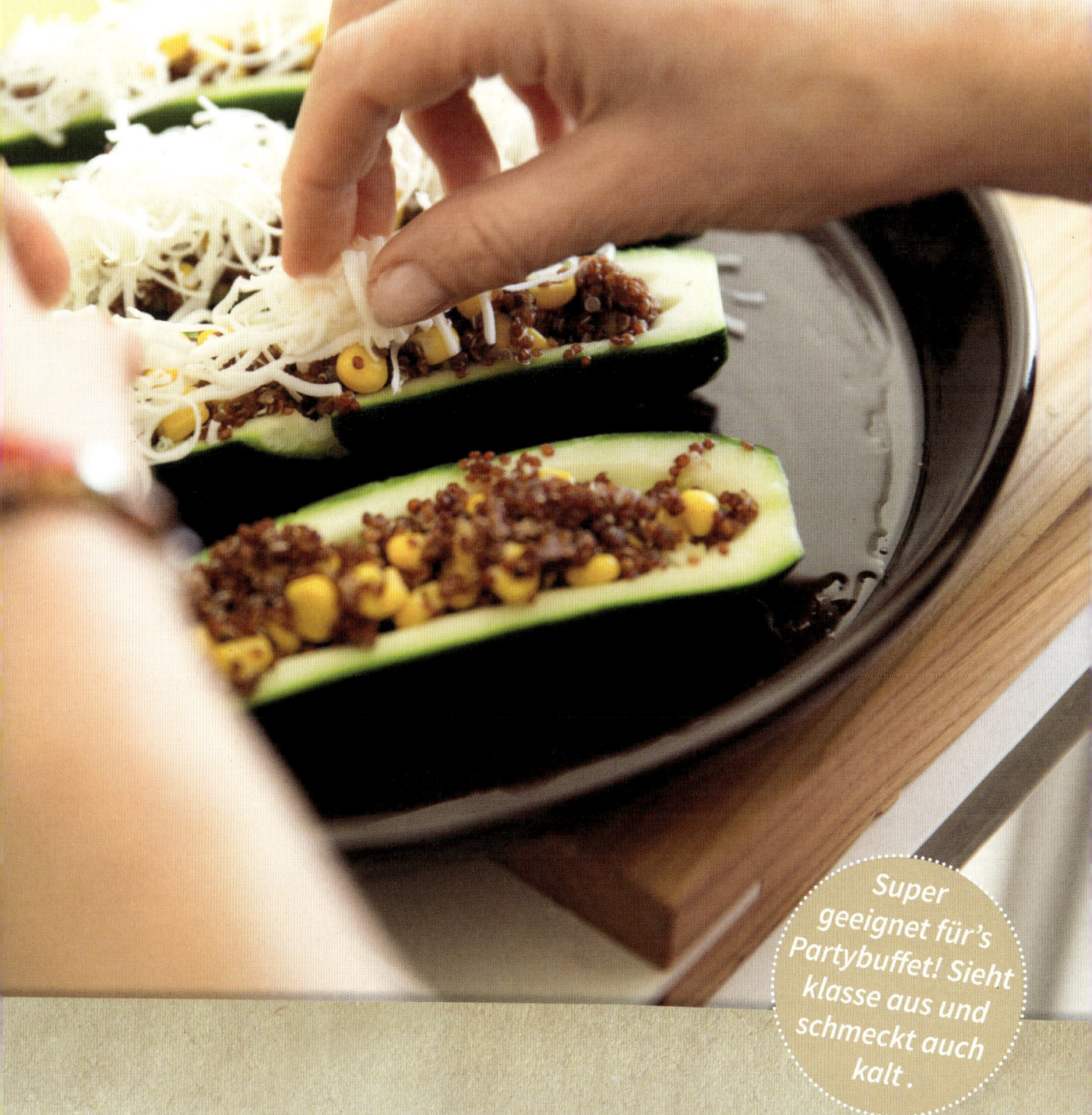

Super geeignet für's Partybuffet! Sieht klasse aus und schmeckt auch kalt.

Ein Kochbuchklassiker im neuen Gewand –
schnell zubereitet, appetitlich anzusehen und sehr lecker.
Erhöht auch bei Kindern die Lust auf Gemüse!

KARTOFFELKÜCHLEIN MIT KÜRBISCHUTNEY

Zutaten

800g Kartoffeln
  vorwiegend festkochend
Salz
Majoran
1 Ei
2 EL Maismehl
Distelöl
  zum Ausbacken
600 g Butternusskürbis
5 Thymianzweige
20g getrocknete Cranberries
  oder Goji Beeren
Butter
2 EL Reissirup
ca. 0,15 l Wasser
1 MSP Vanillepulver
Prise Zimt

1 Die Kartoffeln schälen und an einer Vierkantreibe grob raspeln. In eine Schüssel geben, salzen und gut vermischen – ca. 10 Min. ziehen lassen. Majoran klein schneiden. Kartoffelraspel in ein Sieb geben und gut ausdrücken. Wieder zurück in die Schüssel und sorgfältig mit Ei, Mehl und Majoran verkneten.

2 Den Butternusskürbis schälen, Kerne und Fäden entfernen, in Würfel zu 2 x 2 cm schneiden. In einem Topf Butter zerlassen und bei mittlerer Hitze die Kürbiswürfel, die Beeren und Thymianzweige glasig dünsten. Etwas Wasser angießen und mit geschlossenem Deckel ca. 20 Min. köcheln lassen.

3 In der Zwischenzeit die Cranberries oder Gojibeeren klein schneiden und nach 10 Min. Kochzeit zum Kürbis dazugeben.

4 Wenn das Wasser fast verkocht ist, Reissirup dazugeben und gut untermischen. Eine Messerspitze Vanillepulver beifügen und die Prise Zimt einstreuen. Die Thymianzweige herausnehmen und den Kürbis mit der Gabel zerdrücken.

5 Für das Herausbacken der Kartoffelküchlein eine schwere Pfanne erhitzen und mit Distelöl auspinseln. Pro Küchlein 2 EL Teig in die Pfanne geben, mit einem Holzlöffel platt drücken und jede Seite ca. 2-3 Min. braten, bis sie goldbraun sind. Die ausgebackenen Kartoffelküchlein auf Küchenkrepp abtropfen lassen. Lauwarm mit dem Chutney servieren.

Therapeutinnen-Tipp
Anstelle von Maismehl passt auch Kichererbsenmehl hervorragend. Und das Ei lässt sich problemlos durch 2 TL Speisestärke ersetzen.

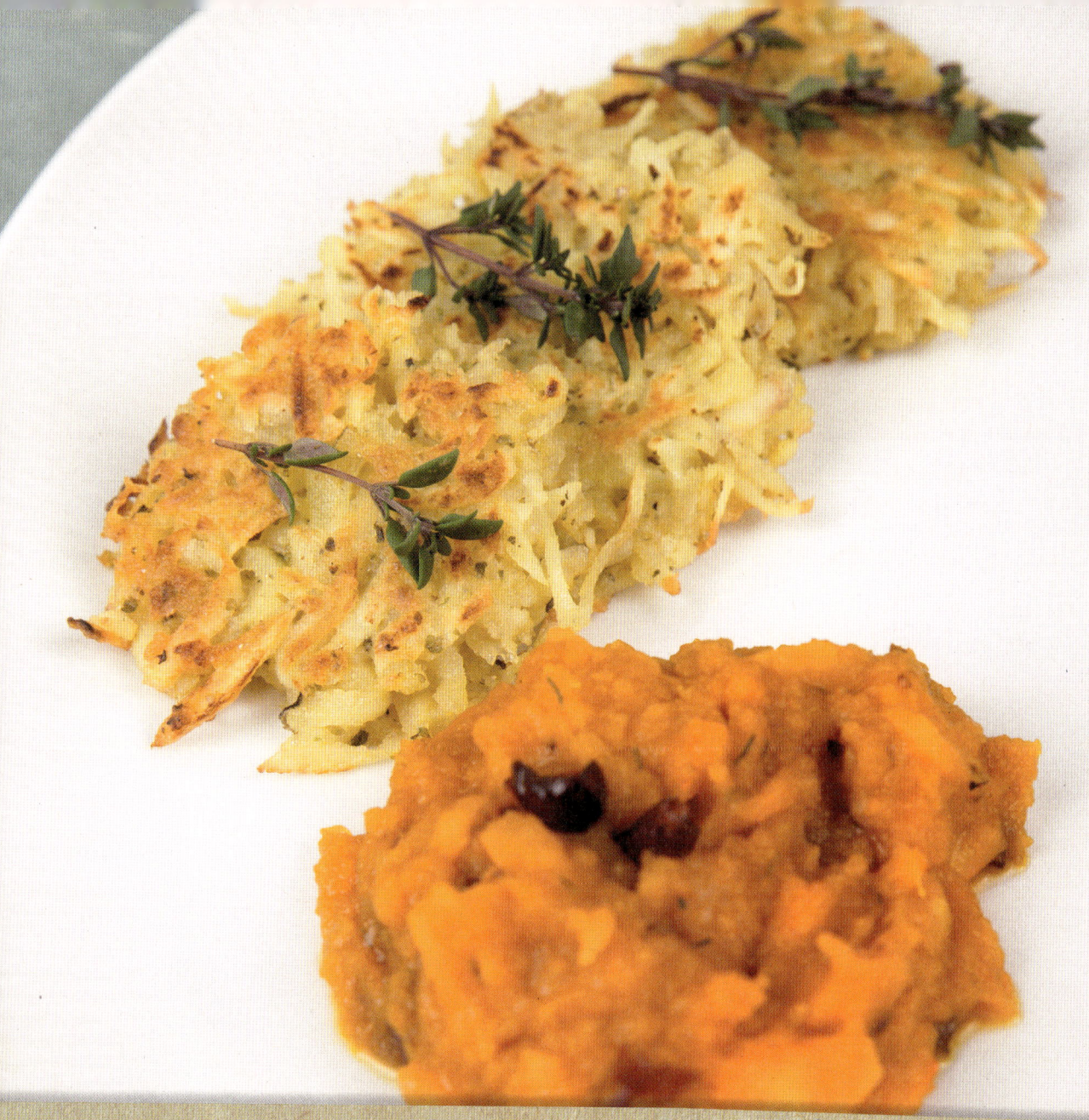

Auch unter dem Namen *Kartoffelpuffer, Reiberdatschi, Flinsen* oder *Grumbeerpfannekuche* sind Kartoffelküchlein äußerst beliebt und lassen sich mit den verschiedensten Beilagen servieren. Unsere Variante mit Kürbischutney ist ungewöhnlich, aber mehr als köstlich!

BUCHWEIZENTORTE MIT GEMÜSE UND ZIEGEN-FRISCHKÄSE

Zutaten

Buchweizenpfannkuchen

200 g Buchweizenmehl
2 Eier
500 ml Ziegenmilch
  oder Schafsmilch
1 TL Salz
etwas Öl
  oder Butter/Ghee*
  zum Anbraten
  (*siehe Seite XXX)

Gemüse und Käse

1 Fenchel
1 Zucchini
Rote-Beete-Aufstrich
  oder Kürbisaufstrich
Kümmel, Fenchel oder Anis
  für die Rote Beete
etwas Öl
  oder Butter
  zum Anbraten
frischer Ziegenkäse
Salz
Pfeffer

Buchweizenpfannkuchen

1 Mehl, Ei, Milch und Salz miteinander verquirlen - der Teig sollte eine recht flüssige Konsistenz haben. Für ½ Std im Kühlschrank rasten lassen.

2 In einer Pfanne wenig Öl, Butter oder Ghee schmelzen lassen. Den Pfannkuchenteig portionsweise in die Pfanne füllen und schwenken, damit sich der Teig gleichmäßig in der Pfanne verteilt. Sobald die Ränder sich heben, den dünnen Pfannkuchen wenden und auch die zweite Seite leicht braun anbraten.

Gemüse und Käse

1 Fenchel halbieren, Strunk entfernen und in feine Scheiben schneiden. Zucchini in feine Scheiben schneiden und alles in nicht zu heißem Öl anbraten. Mit etwas Salz und Pfeffer würzen.

2 Rote Beete in Stifte schneiden, mit Kümmel, Fenchel oder Anis anbraten und mit etwas Salz und Pfeffer würzen. Mit Reisessig ablöschen und kurz weiterbraten. *Variante: Darf man Reissirup einsetzen. 2 EL in der Pfanne karamellisieren, dann erst die Stifte mit dem entsprechenden Gewürz darin anbraten, mit Reisessig ablöschen und kurz weiterbraten.*

3 Nun wird Tortenschichtkunst geübt: Pfannkuchen – Gemüse – Pfannkuchen – Ziegenkäse verstreichen … . Die letzte Schicht sollte Gemüse oder Rote Beete-Aufstrich (oder Kürbisaufstrich) sein.

Therapeutinnen-Tipp

Buchweizen ist als ganzes Korn nicht jedermanns Geschmack, aber als Mehl ist er bei meinen Patienten (und den Kindern!) durchwegs beliebt. *Wenn Ei unverträglich ist:* Verwenden Sie 250 ml Ziegenmilch (oder Reis-, Hafer-, Hirsemilch), 250 ml sehr sprudeliges, eiskaltes Mineralwasser und geben einen Esslöffel beliebiges Öl dazu. Oder Sie bereiten die Pfannkuchen nur mit Wasser zu. Schmeckt ebenfalls …

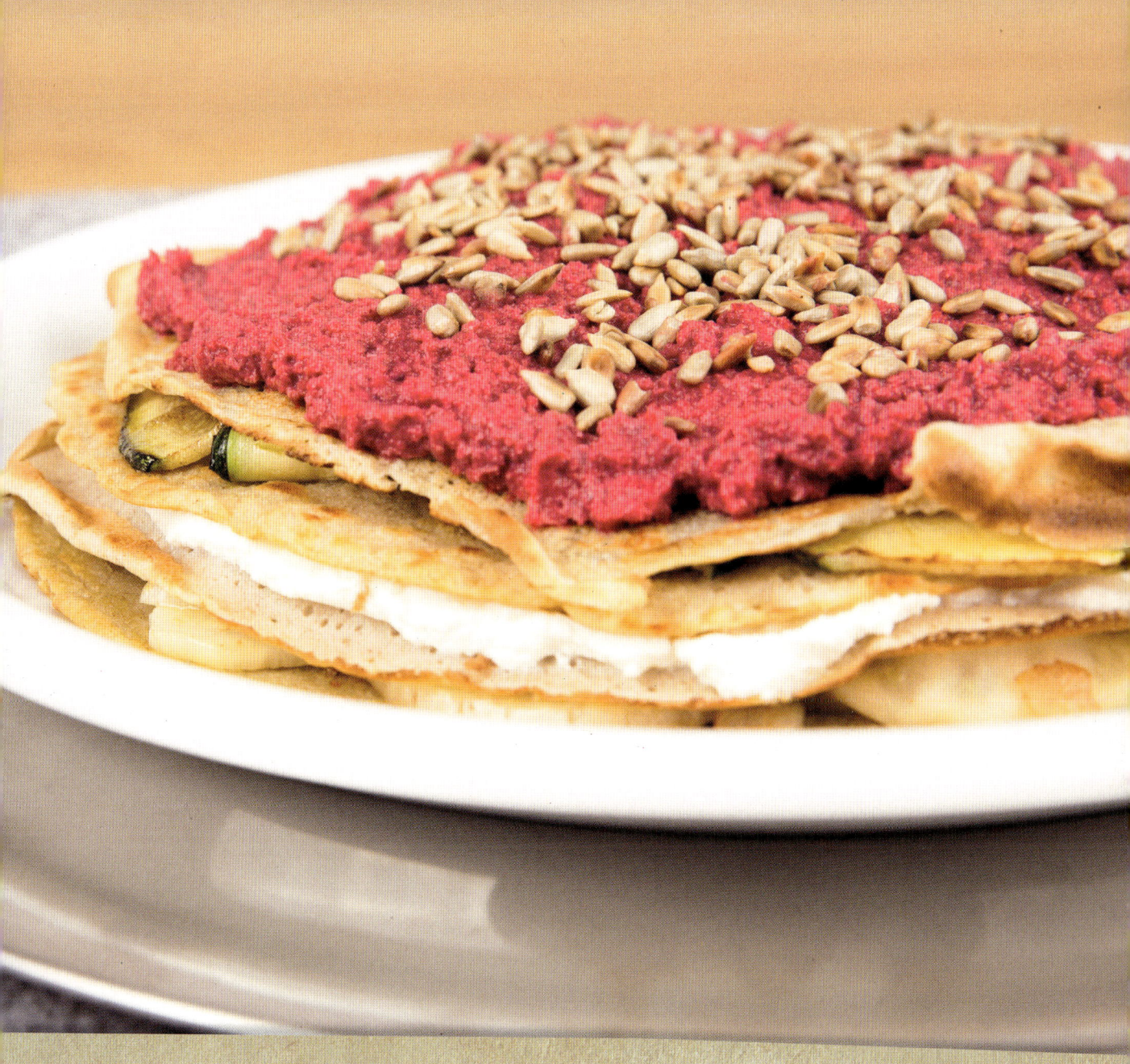

Buchweizen wird demnächst öfter auf den Tisch kommen,
denn er ist ein gesundheitlich hochwertiges ‚Pseudogetreide' –
auch in Mehlform schmackhaft und äußerst wandelbar.
Diese Torte lässt nicht nur die Herzen der VegetarierInnen
höher schlagen …

TO GO – GERICHTE ZUM MITNEHMEN

Was tun Sie, wenn Sie realisieren, dass fast alle Kantinengerichte in irgendeiner Form für Sie unverträgliche Zutaten enthalten? Und auch die geliebte Pizza-Pasta-Kombi beim Italiener ist ein Weizen-Hefe-Tomaten-Kuhmilchkäse-Konglomerat. Bereiten Sie Ihre Mahlzeiten zuhause vor!

HIRSESALAT MIT GEBRATENEM GEMÜSE

Zutaten

125g Hirse

75g Erbsen

1 Zucchini

75g Zuckerschoten

Kokosöl

Salz

  nach Belieben

1 Hirse gut waschen und in der doppelten Menge Wasser für 15 - 20 Min. köcheln lassen (evtl. eine Prise Salz zugeben). Zwischenzeitlich die Zucchini in Scheiben und die Zuckerschote in Rauten schneiden. Die Erbsen aus dem Beutel befreien.

2 Kokosöl in einer Pfanne erwärmen. Alle drei Gemüse gleichzeitig anbraten – sie haben einen ziemlich ähnlichen Garpunkt. Das Gemüse darf ruhig etwas Farbe annehmen bzw. leicht anrösten.

3 Hirse und Gemüse etwas abkühlen lassen und dann lauwarm miteinander vermischen. *In ein oder zwei passende Gefäße oder Schraubgläser füllen. Sollten Sie das Gericht am Vorabend zubereiten, stellen Sie es über Nacht in den Kühlschrank.*

Therapeutinnen-Tipp
- Bereiten Sie abends Hirse, Quinoa, Reis, Gerstenbulgur, Nudeln, etc. zu. Das ist die perfekte Basis für Ihre Mitnehm-Salate, die Sie mit Gemüse und grünem Salat zu einer Vitalitätsbombe aufpeppen.
- Fetawürfel sind immer eine köstliche Ergänzung.
- Gemüselaibchen und Quiches lassen sich portionsweise einfrieren und schmecken auch ohne Aufwärmen. Über Nacht auftauen, mitnehmen und mit Salat genießen.
- Kohlrabi, Gurken, Fenchel, Avocados, Kraut morgens oder evtl. auch erst im Büro raspeln/aufschneiden.
- Kombinieren Sie Ihren Salat mit Maroni, trocken gerösteten Kürbis- oder Sonnenblumenkernen, mit Chia-Samen, Amaranthpops oder Braunhirseflakes.
- Kichererbsen mit Süßkartoffeln sind eine leckere Kombi. Rote und weiße Bohnen mit Schafskäsewürfeln machen satt, nicht schlapp!

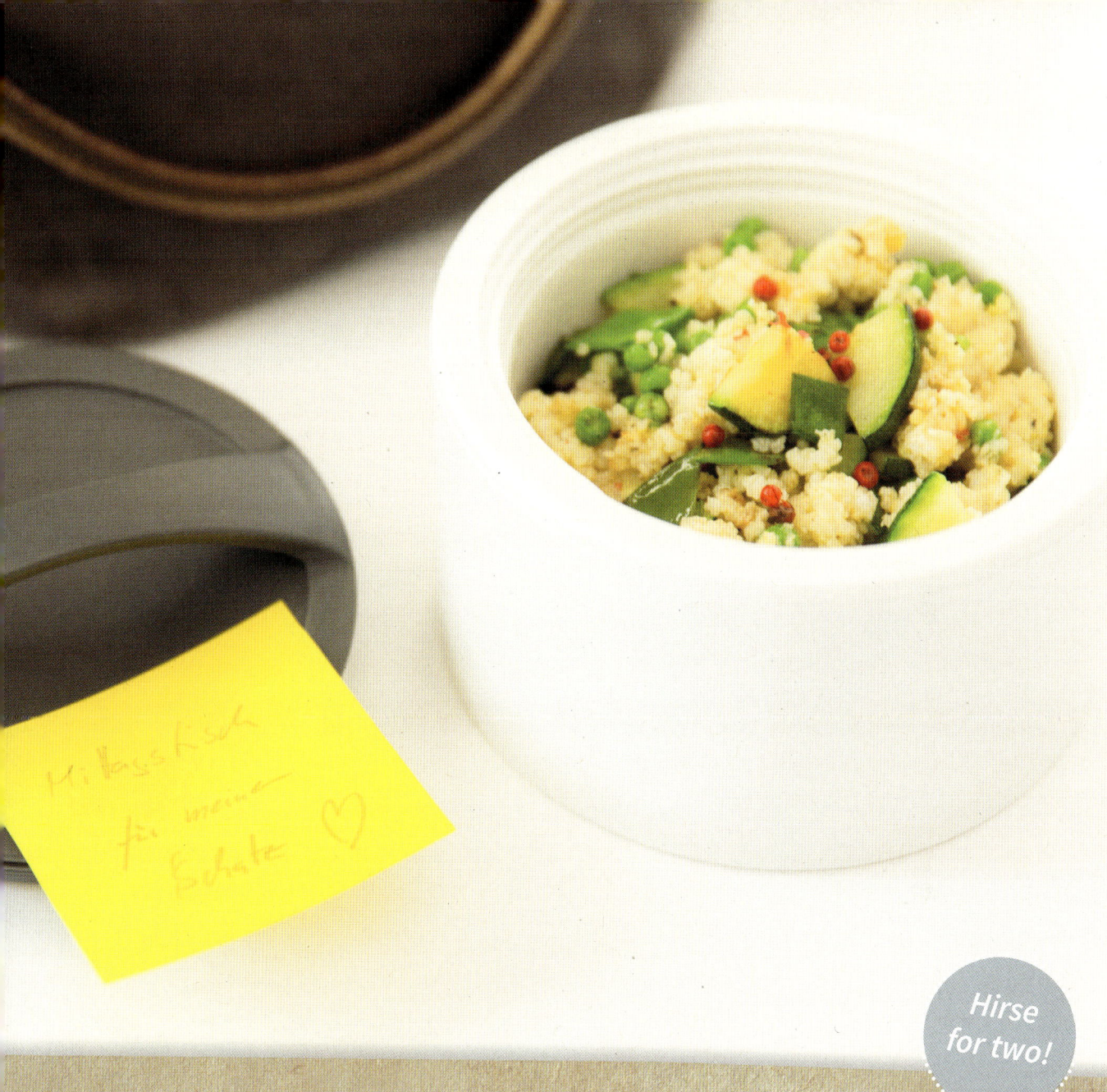

Hirse for two!

Hirse ist ein Zubereitungs-Chamäleon. Zum Frühstück –
als warmes Gericht – haben wir sie in süßer Form kennengelernt.
Hier nun unsere pikante To-Go Variante für die Mittagspause.
Am Vorabend zubereitet, kann der leckere Getreidesalat
über Nacht gut durchziehen.

QUINOASALAT YOMAN

1 Quinoa kochen, abkühlen lassen. Rucola waschen und mit einer Schere in kleine ‚Abschnitte' schneiden. Beides zusammen kann schon in eine Dose gefüllt und über Nacht im Kühlschrank gelagert werden.

2 Die Avocado lässt sich am einfachsten direkt im Büro auslöffeln: Kleine Stücke abstechen und zum Salat geben. Mango und Fenchel in Stücke bzw. feine Scheiben schneiden. Alles in eine Schüssel geben, vermischen, mit Öl und Salz/Pfeffer abschmecken – genießen. *Gegen den Zugriff der Arbeitskollegen verteidigen oder gleich die doppelte Menge machen.*

Sollte keine Teeküche vorhanden sein, mischen Sie alles morgens zu Hause zusammen.

Zutaten

125g roter Quinoa
1 Avocado
1 Mango
1 kleiner Fenchel
125g Rucola
Salz
Pfeffer
Hanföl
Ein Schuss Himbeeressig
   oder Ume Su (nach Belieben)

*Sie brauchen für **eine Portion** nur jeweils die Hälfte von Avocado, Fenchel und Mango.*
***Wenn Sie den Salat allerdings mit Ihren Kollegen teilen wollen,** dann sollten Sie die Zutaten komplett verwenden.*

Therapeutinnen-Tipp
Bereiten Sie das Dressing für Ihre Bürosalate zu Hause zu und transportieren sie es in einem kleinen Schraubglas. Kurz vor dem Verzehr untergemischt schmeckt es frischer und besser.

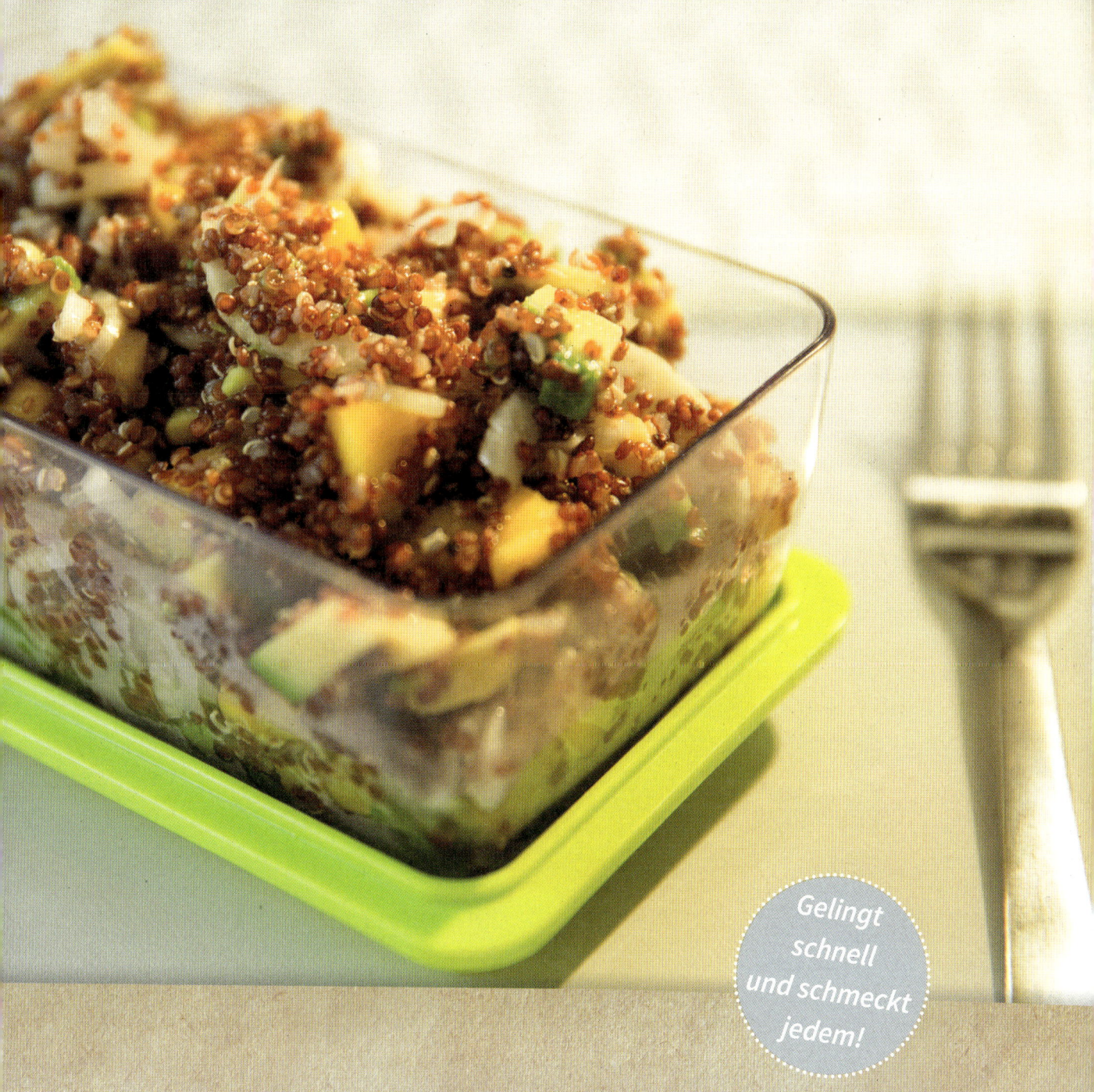

Gelingt schnell und schmeckt jedem!

Dieser absolut köstliche Quinoasalat ist die Kreation einer guten Freundin und wirklich praxiserprobt. Er wird zuhause vorbereitet und erhält im Büro sein glänzendes Finish.

TEX MEX SALAT

1 Mais und Kidneybohnen in ein Sieb abschütten und gut unter fließendem Wasser abwaschen.

2 Die Gurke waschen, in Würfel schneiden. Schafs- oder Ziegenkäse ebenso würfeln. Die Oliven halbieren.

3 Alles miteinander vermischen, mit Öl übergießen, mit Salz und Pfeffer abschmecken.

In zwei Mitnehm-Gefäße verteilen, für die Liebste (oder den Liebsten) noch ein Post-It mit Herzchen und Mittagsgruß draufkleben … und die Lorbeeren abends ernten.

Zutaten

1 Glas Mais
1 Glas Kidneybohnen
    oder gtrocknete Bohnen selber
    einweichen und kochen
1 Salatgurke
1 Ziegen- oder Schafsfeta
10 schwarze Oliven
Sonnenblumenöl
    oder Rapsöl
Pfeffer und Salz

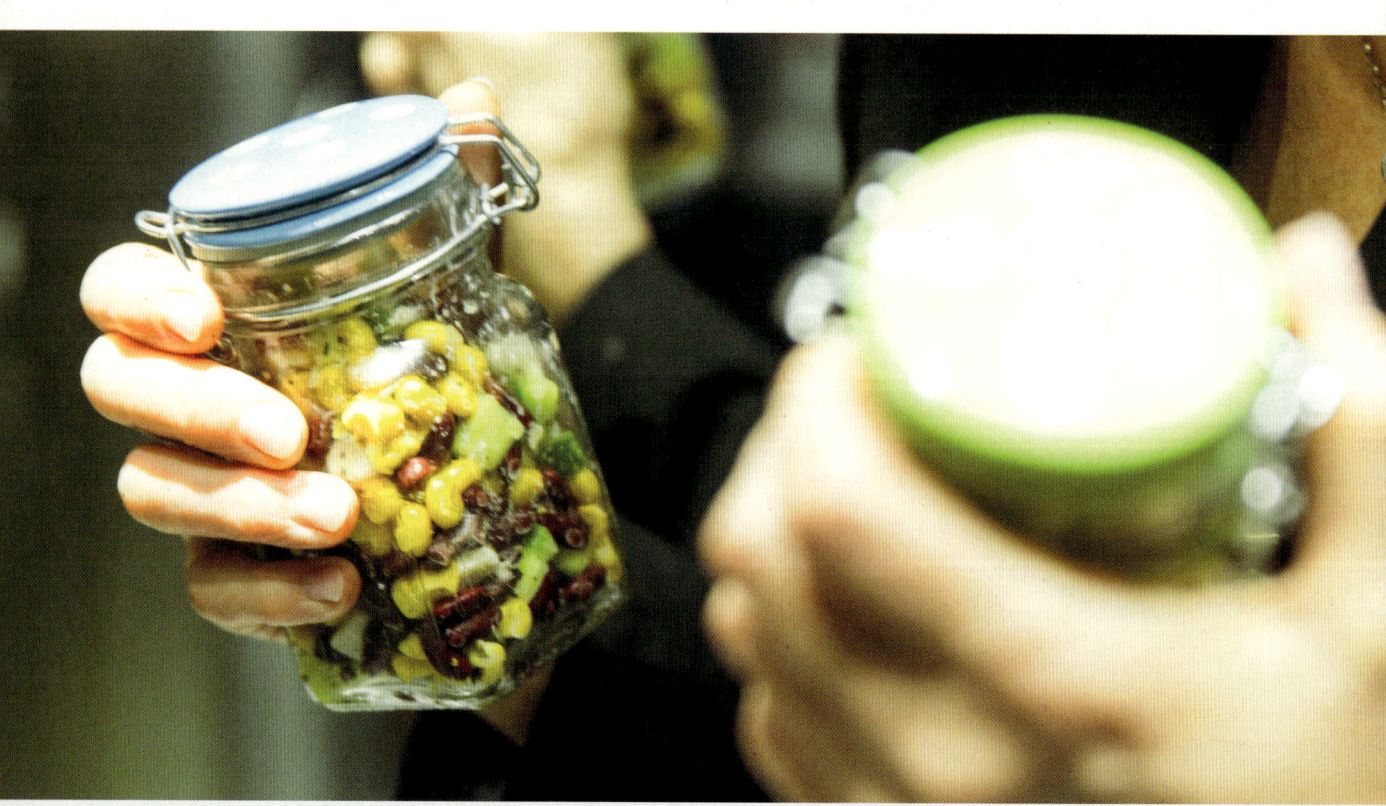

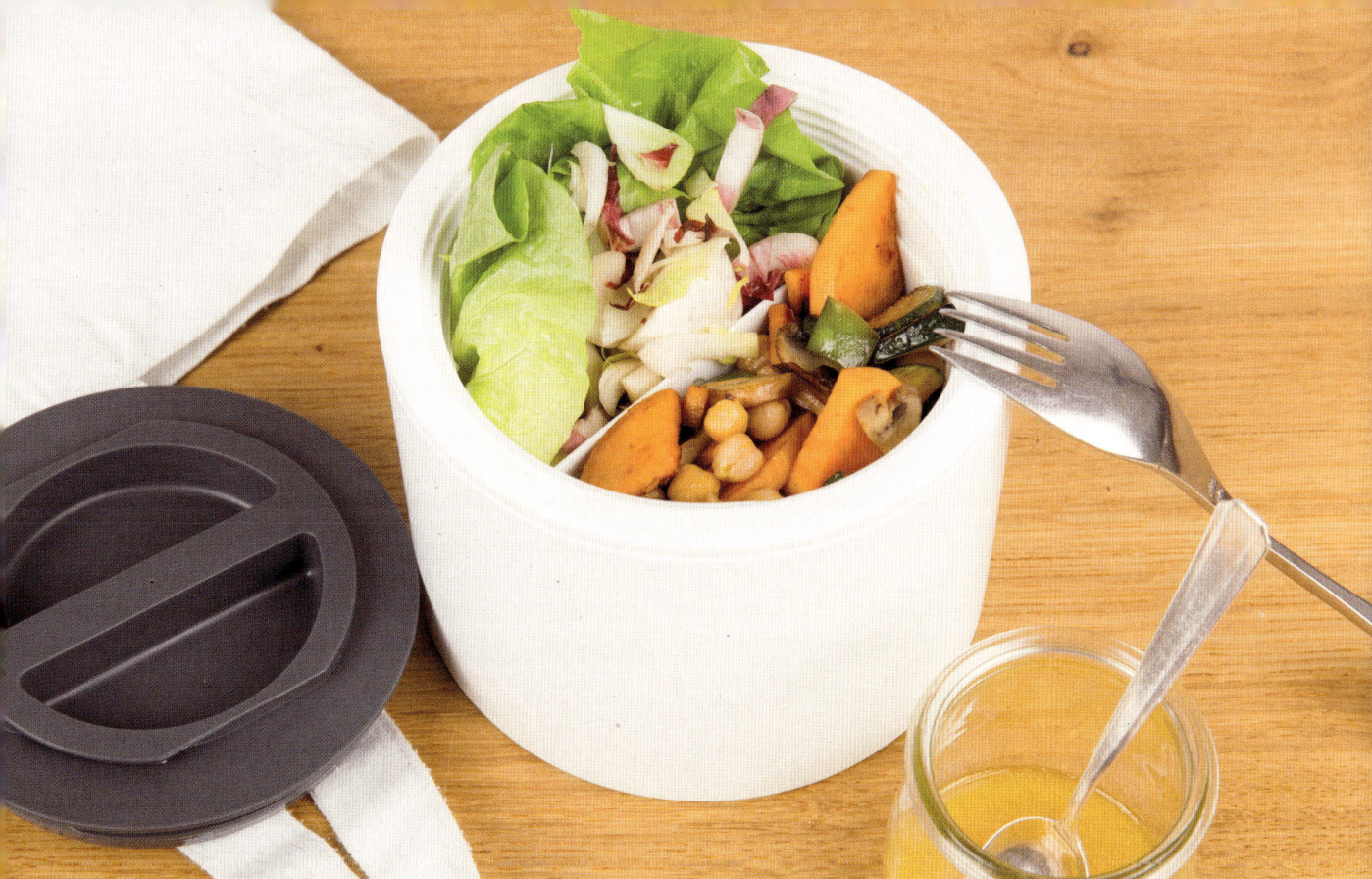

ENTSPANNTER GEMÜSE-SALAT MIT KICHERERBSEN

1 Süßkartoffel in kleine Würfel schneiden, Zucchini in Scheiben. Wenig Olivenöl in einer Pfanne heiß werden lassen, Süßkartoffelwürfel anbraten, dann Zucchini dazu geben und mitbraten. Das Gemüse sollte noch eine knackige Konsistenz haben. Salzen und pfeffern.

2 Kichererbsen in ein Sieb abgießen, gut waschen und abtropfen lassen (evtl. mit Küchenpapier trocken tupfen). Mit dem Gemüse vermischen und in einen Salat-to go-Behälter füllen.

3 In einem kleinen Schraubglas Marinade vorbereiten. Beides über Nacht in den Kühlschrank stellen. **Achtung:** Vergessen Sie morgens nicht, Ihre mittägliche Vitaminbombe einzupacken!

4 Zur Mittagszeit ein paar grüne Salatblätter (oder Chicoree) hinzufügen und die Marinade darüber gießen.

Zutaten

1 kleine Süßkartoffel
1 Zucchini
1/2 Tasse Kichererbsen
(vorgekocht aus dem Glas)
Grüne Salatblätter
Eine Handvoll Feldsalat
und/oder Chicoree
Marinade aus Leinöl/Hanföl/
Olivenöl, ein Schuss Ume Su *(oder
Essigessenz, verdünnt),* Salz, Pfeffer
und *(nach Belieben)*
ein paar Tropfen Stevia

LINSEN-KOKOSSUPPE

Zutaten

100g Rote Linsen
1 kleine Kartoffel
1 EL Kokosöl
300 ml Gemüsebrühe
300 ml Kokosmilch
Salz und Pfeffer
2 EL Kokosflocken
  als Garnitur

1 Kartoffel schälen und in kleine Würfel schneiden.

2 Kokosöl in einem Topf zerlassen und darin Linsen und Kartoffel glasig andünsten.

3 Mit der Gemüsebrühe ablöschen, aufkochen und bei mittlerer Hitze für 10 Min. sanft köcheln.

4 Die Kokosmilch angießen und weitere 5 Min. köcheln lassen. Mit Salz und Pfeffer fein abschmecken.

5 Mit dem Zauberstab pürieren und in Thermobecher füllen.

Eventuell Kokosflocken zum Drüberstreuen mitnehmen und die Suppe in der Mittagspause genießen.

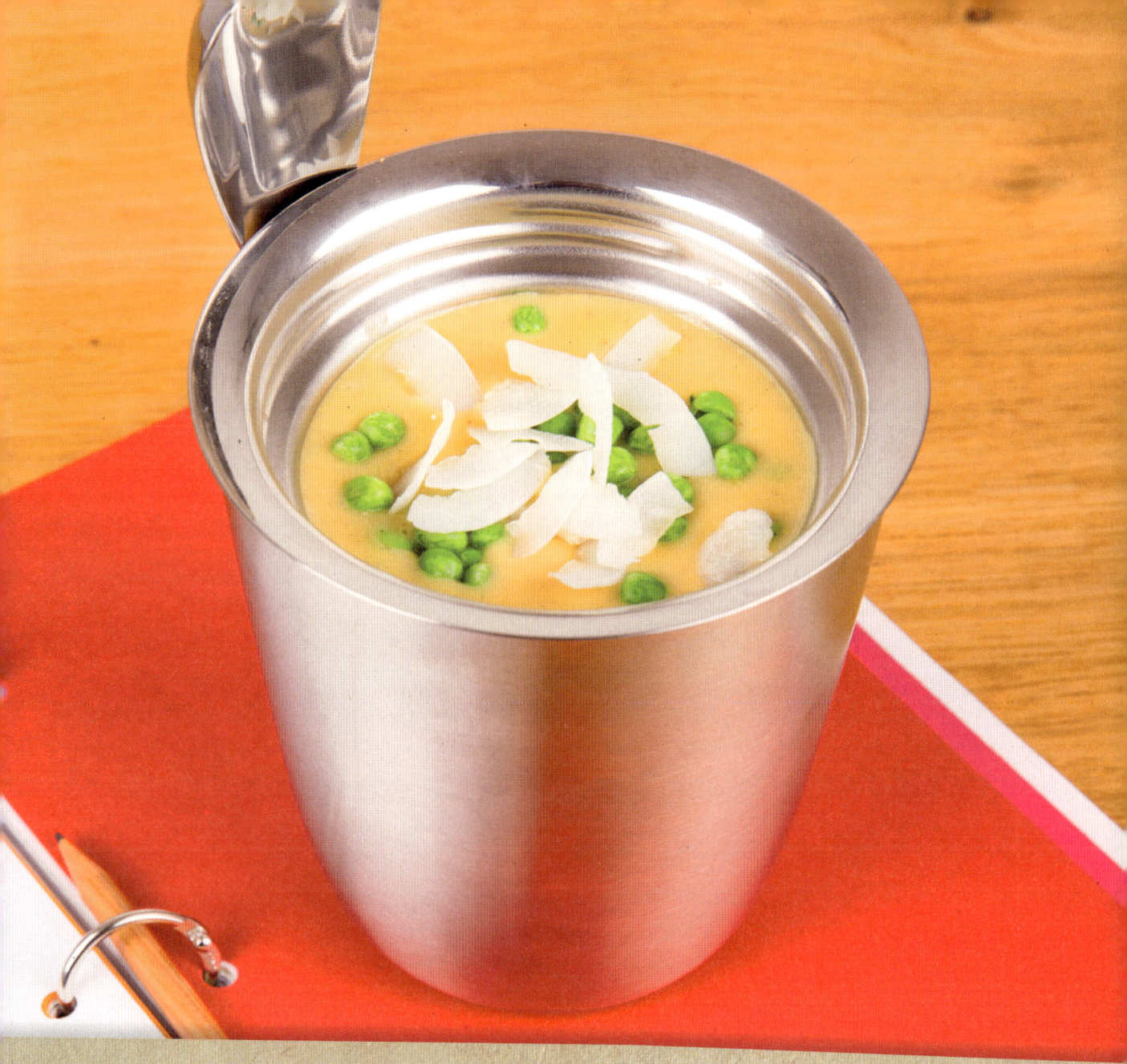

Eine Suppe, die sich wunderbar ins Büro mitnehmen lässt!
Am Vorabend zubereitet und in einen Thermobecher gefüllt,
sorgt sie für das mittägliche Suppenglück.

DESSERTS & KUCHEN

Je weniger Süßes Sie essen, desto besser!
Ganz darauf zu verzichten, ist für die meisten Menschen
jedoch keine Option. Wir stellen Ihnen Süßspeisen vor,
die Sie gelegentlich ohne Schuldgefühle genießen können.
Sie lösen keinen Zuckerrausch aus, denn sie bestehen aus
köstlich-vollwertigen Zutaten, die keinen plötzlichen
Blutzucker- und Insulinschub verursachen. Aber: auch
diese süßen Dessertträume sind nur in Maßen
zum Genuss freigegeben.

MOUSSE AU CHOCOLAT A LA TOFU

1 Den Tofu im Mixer oder mit dem Stabmixer pürieren. Schokolade in einem Topf schmelzen, mit den restlichen Zutaten zum Tofu geben und mixen. Nach Belieben einen Schuss Espresso dazu geben.

2 Die Mousse in eine Schüssel füllen und in den Kühlschrank stellen – am besten über Nacht, aber es genügen auch ein paar Stunden.

3 Mit einem Esslöffel kleine Portionen ausstechen und anrichten. Mit Kokosflocken garnieren, mit einer leuchtend roten Sauce aus pürierten Himbeeren farblich aufmotzen oder einfach pur genießen. Délicieux!

Zutaten

200 g Zartbitterschokolade
1 Packung Seidentofu
400g Agavendicksaft
  oder evtl. etwas Rohrzucker
Kokosflocken & Himbeeren
  zum Dekorieren

Hier das Ersatzrezept mit besonderem Gesundheitsbenefit:
2 Avocados aus der Schale lösen und zerdrücken, 150g Bitterschokolade im Wasserbad schmelzen und zu dem Avocadopüree geben. Eventuell noch einen EL reines Kakaopulver oder Carobpulver (pflanzlicher Kakaoersatz) – muss aber nicht sein. Für mehr Süße fügen Sie noch etwas Agavendicksaft dazu. Das Mark einer Vanilleschote gibt eine Extranote. Alles im Mixer oder mit dem Stabmixer pürieren.

Therapeutinnen-Tipp
Seidentofu ist in seiner Konsistenz viel weicher als normaler Tofu – er wird nicht gepresst, sondern nach dem Gerinnen lediglich geschlagen. Aufgrund seiner etwas schwabbeligen, quarkähnlichen Konsistenz eignet er sich nicht zum Braten. Er wird hauptsächlich als Suppeneinlage, für Saucen oder Süßspeisen verwendet. Erhältlich ist Seidentofu in Bioläden oder Reformhäusern.

Sollte Soja noch nicht auf Ihrem Speisezettel stehen dürfen, können Sie die Mousse auch mit **Avocado** zaubern. Ich weiß, das klingt sehr ungewöhnlich, aber die Avocado bietet viele Einsatzmöglichkeiten. Für die, die es noch nicht wissen: Avocado ist kein Gemüse, sondern eine Frucht! Und zwar eine besondere: gesegnet mit vielen hochwertigen ungesättigten Fettsäuren, B-Vitaminen und Mineralstoffen.

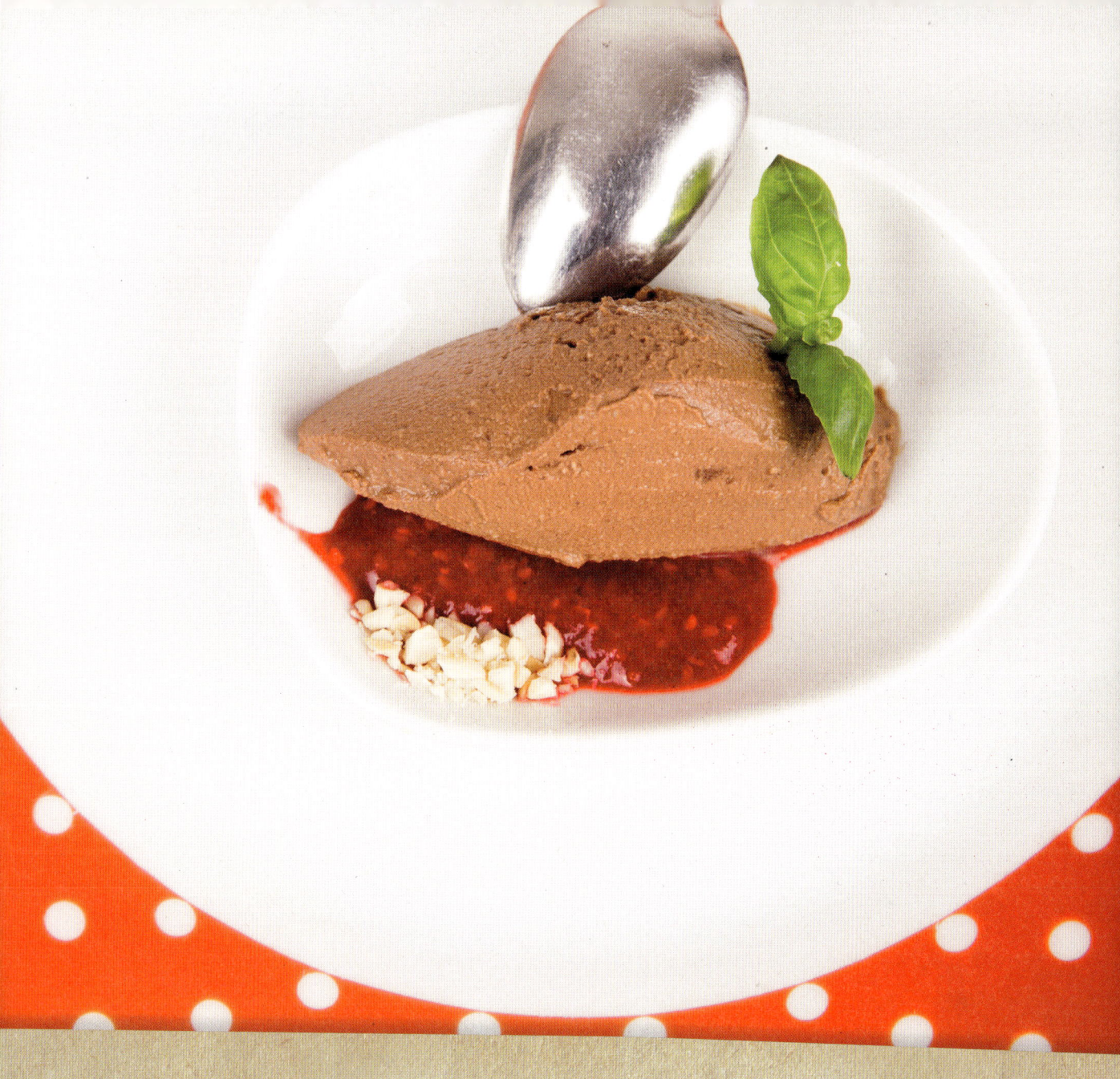

Auch wenn Sie Tofu hassen: Diese Mousse au Chocolat-Variante
ist eine kulinarische Offenbarung und braucht den Vergleich
mit dem klassischen Dessert nicht zu scheuen. Im Gegenteil!

KOKOS-WACKELPUDDING MIT PAPAYA

Zutaten

400ml Kokosmilch
Kokosöl
40g Kokosblütenzucker
1 Vanilleschote
1/2 TL Agar-Agar
200g Papaya
2 EL Ahornsirup
½ TL Thymianblättchen
Kokosflocken, Cashews,
Walnüsse, Erdmandelchips
 zum Verzieren

1 Das Mark aus der Vanilleschote kratzen. Mark und Schoten zusammen mit der Kokosmilch und dem Kokosblütenzucker bei schwacher Hitze 10 Min. köcheln und im Anschluss daran etwas abkühlen lassen.

2 Kokosmilch erneut aufkochen, Agar-Agar einrühren und 1 Min. köcheln lassen. Espressotassen mit Kokosöl einpinseln. Darin die Kokosmilch verteilen. Im Kühlschrank in 3-4 Std. fest werden lassen. *Kokoswasser und Kokosfett entmischen sich wieder und bilden zwei Schichten. Die Konsistenz ist nach dem Kühlen wackelpuddingartig.*

3 Die Papaya in kleine Stücke schneiden, mit Thymianblättchen und Ahornsirup vermischen. Anschließend 30 Min. durchziehen lassen.

4 Die Tassen mit dem Pudding vor dem Anrichten kurz in heißes Wasser tauchen und die Ränder vorsichtig mit einem Messer lösen. Den Wackelpudding auf Teller stürzen und die Papaya drum herum anrichten.

Wer mag, kann die gesunde Wackelpuddingversion noch mit Kokosflocken, Cashews, Walnüsse oder Erdmandelchips verfeinern.

Therapeutinnen-Tipp

Weitere gesunde, bunte Wackelpudding-Varianten, die das Kinderherz erfreuen, können Sie herstellen, indem Sie Himbeer-, Mango-, Holunder oder Johannisbeersaft als Basis nehmen. Fruchtsaft erwärmen und mit Agar-Agar, wie beschrieben vermischen. Meist reicht die Süße des Fruchtsaftes aus. Wenn nicht: Zusätzlich mit Stevia oder etwas Ahornsirup süßen. Nach der Zubereitung in den Kühlschrank stellen.

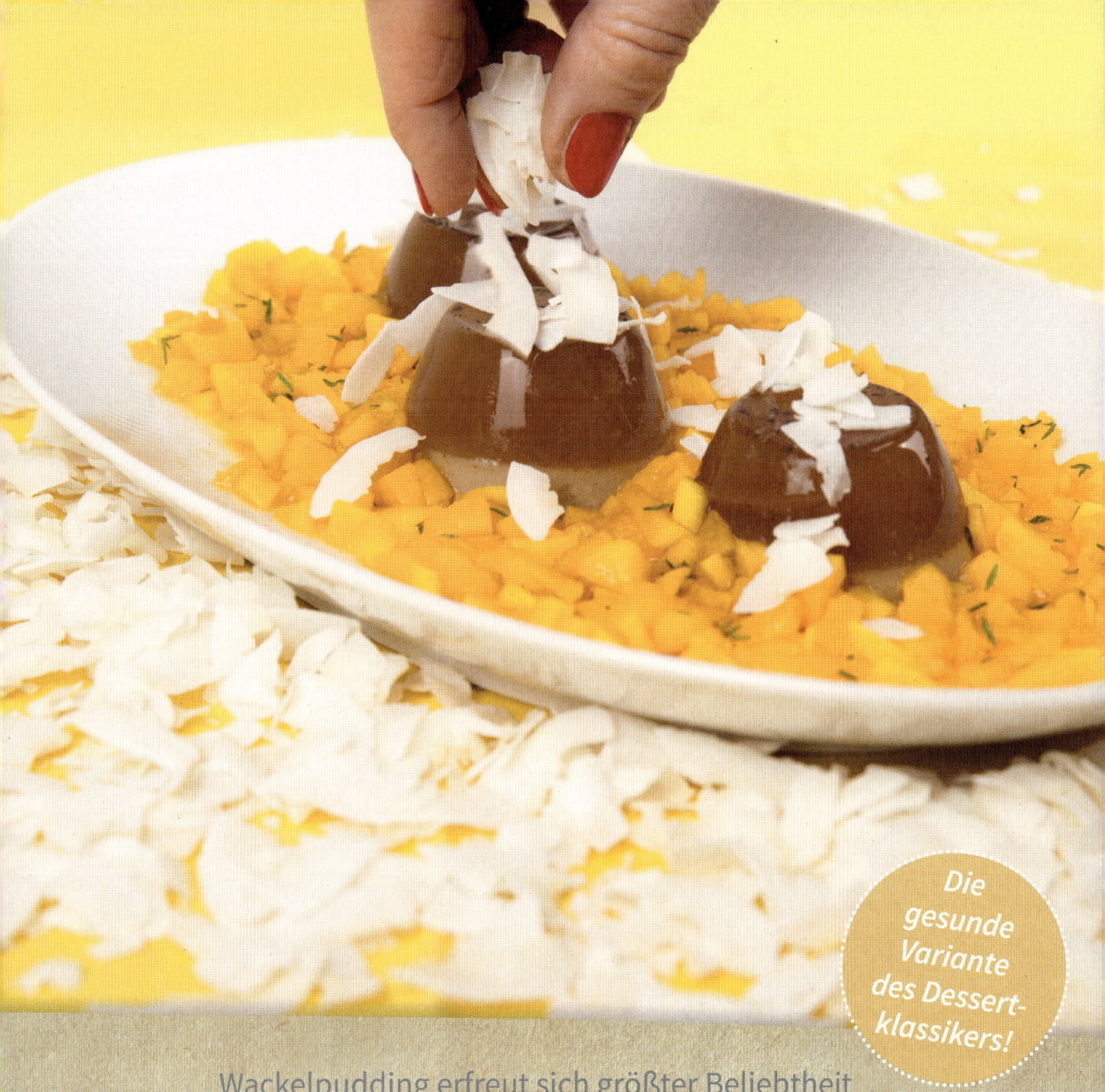

Wackelpudding erfreut sich größter Beliebtheit
bei Klein und Groß. Der industriell gefertigte Pudding jedoch
beinhaltet von ‚A wie Aromastoffe' bis ‚Z wie Zucker'
alles, was wir meiden wollen. Hier unsere Variante –
garantiert ohne künstliche Zusätze.

BANANENKUCHEN

Zutaten

250 g Buchweizenmehl
1 TL Natron
  oder Weinsteinbackpulver
100 g weiche Sauerrahmbutter
40g Kokosblütenzucker
  oder 3EL Agavendicksaft
4 überreife Bananen
2 Eier, verquirlt

1 Den Backofen auf 180 °C vorheizen. Eine Kastenform leicht mit Butter einfetten. Das Buchweizenmehl mit Natron in einer Schüssel mischen. Die Butter mit dem Zucker oder Agavendicksaft in einer anderen Schüssel gut miteinander verrühren, die Eier unterrühren und dann die zerdrückten Bananen untermischen.

2 Die Butter-Bananenmischung unter das Mehl heben, Teig in die vorbereitete Kastenform füllen und im vorgeheizten Backofen ca. 1 Stunde backen.

3 Den Kuchen mit einem Zahnstocher testen. Wenn kein Teig mehr haften bleibt, ist der Kuchen fertig. 10 Minuten in der Backform abkühlen lassen, dann auf ein Kuchengitter stürzen und auskühlen lassen.

Zucker oder Agavendicksaft können auch komplett weglassen werden. Dann ist der Kuchen zwar nicht sehr süß, schmeckt aber trotzdem recht lecker, da die reifen Bananen ihm eine ganz zarte Süße verleihen.

Therapeutinnen-Tipp

Sollten Sie keine Eier vertragen, lassen Sie sie einfach weg! Die Bananen sind bereits eine Art Eiersatz und haben gute Bindefähigkeit. Um den Teig in diesem Fall etwas geschmeidiger zu machen, fügen Sie ein wenig Getreidemilch oder Mandel- bzw. Kokosmilch zu. Und als Triebmittel besser Weinsteinbackpulver verwenden.
Die Ei-Ersatzprodukte, die im Reformhaus oder Bioladen erhältlich sind, bestehen meistens aus Lupinen- und Maisstärke. Bei Lupinen ist Vorsicht geboten, daher empfehle ich diese Produkte nicht gerne.

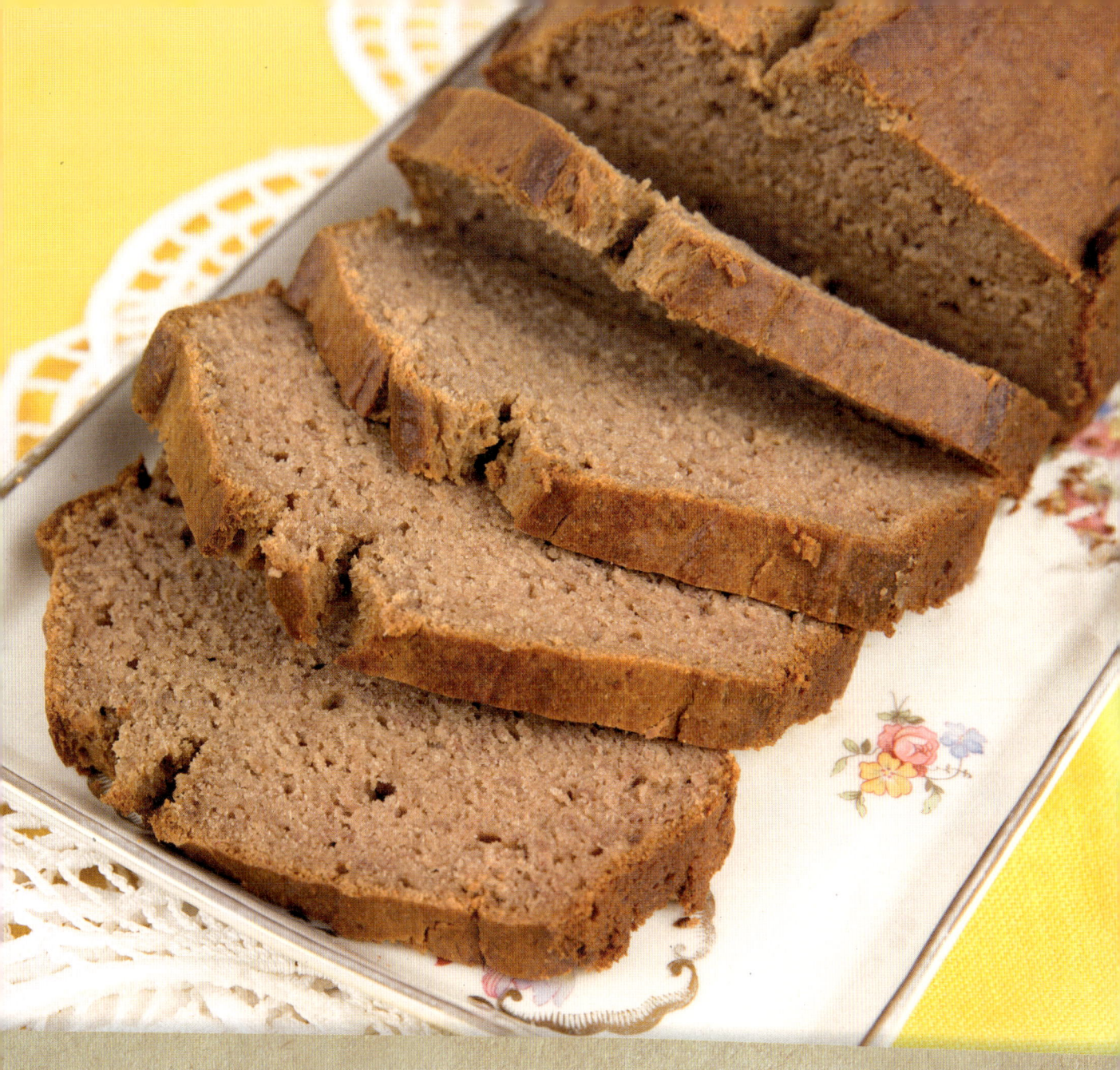

Auch im Verlauf der Rotationsdiät müssen Sie nicht
auf Kuchengenüsse verzichten. Hier ein Bananenkuchen,
der schnell gemacht ist und ohne Weizenmehl
und weißen Zucker auskommt.

TROPISCHER ENERGIEGENUSS

Zutaten

150 g frische Datteln
  oder eingeweichte,
  getrocknete Datteln
1/2 Mango
  klein gewürfelt
60 g gemahlene Leinsamen
90 g gekochte Quinoa
40 g Cashewnüsse
  oder Walnüsse
  oder Macadamianüsse
120 g Kokosraspeln
20 g Kokosraspeln
  zum Wälzen

1 Alle Zutaten – außer Kokosraspel – in einer Küchenmaschine oder mit dem Zauberstab vermischen.

2 Die Kokosraspel von Hand einarbeiten und gut miteinander verkneten. Je nachdem, ob die Masse zu weich oder zu fest ist: Leinsamen festigt sie, Wasser macht sie gescheidiger.

3 Die fertige Masse auf einer Frischhaltefolie ausbreiten, eine zweite Lage Frischhaltefolie darauf legen und nun mit einem Nudelholz ausrollen.

4 Die ausgerollte Masse zu portionsgerechten Kugeln formen (oder in Riegel schneiden), anschließend in feinen Kokosraspeln wälzen und trocknen lassen. *Die kugelige Variante erinnert an die weiße Sommerkugel einer bekannten Pralinenmarke, bekommt Ihrem Blutzuckerspiegel aber wesentlich besser.*

Therapeutinnen-Tipp

Dieses Kugel- bzw. Riegelrezept ist nicht nur eine süße Wohltat, sondern liefert durch Leinsamen und Quinoa auch eine Menge Eiweiß. Man benötigt zur Fertigung nicht so viele Nüsse oder Trockenfrüchte, wie in den handelsüblichen Riegeln zum Einsatz kommen. *Trockenfrüchte enthalten eine große Menge an Fructose, die für den Darm nicht wirklich bekömmlich ist.*

Wer gar keine Nüsse essen darf, kann sich mit den Erdmandeln (Chufas) behelfen, die wir auf Seite 41 beschrieben haben.

Statt Quinoa habe ich auch schon feinkörnige Hirse verwendet, was ebenfalls lecker schmeckt. Lassen Sie Ihrer Kreativität freien Lauf!

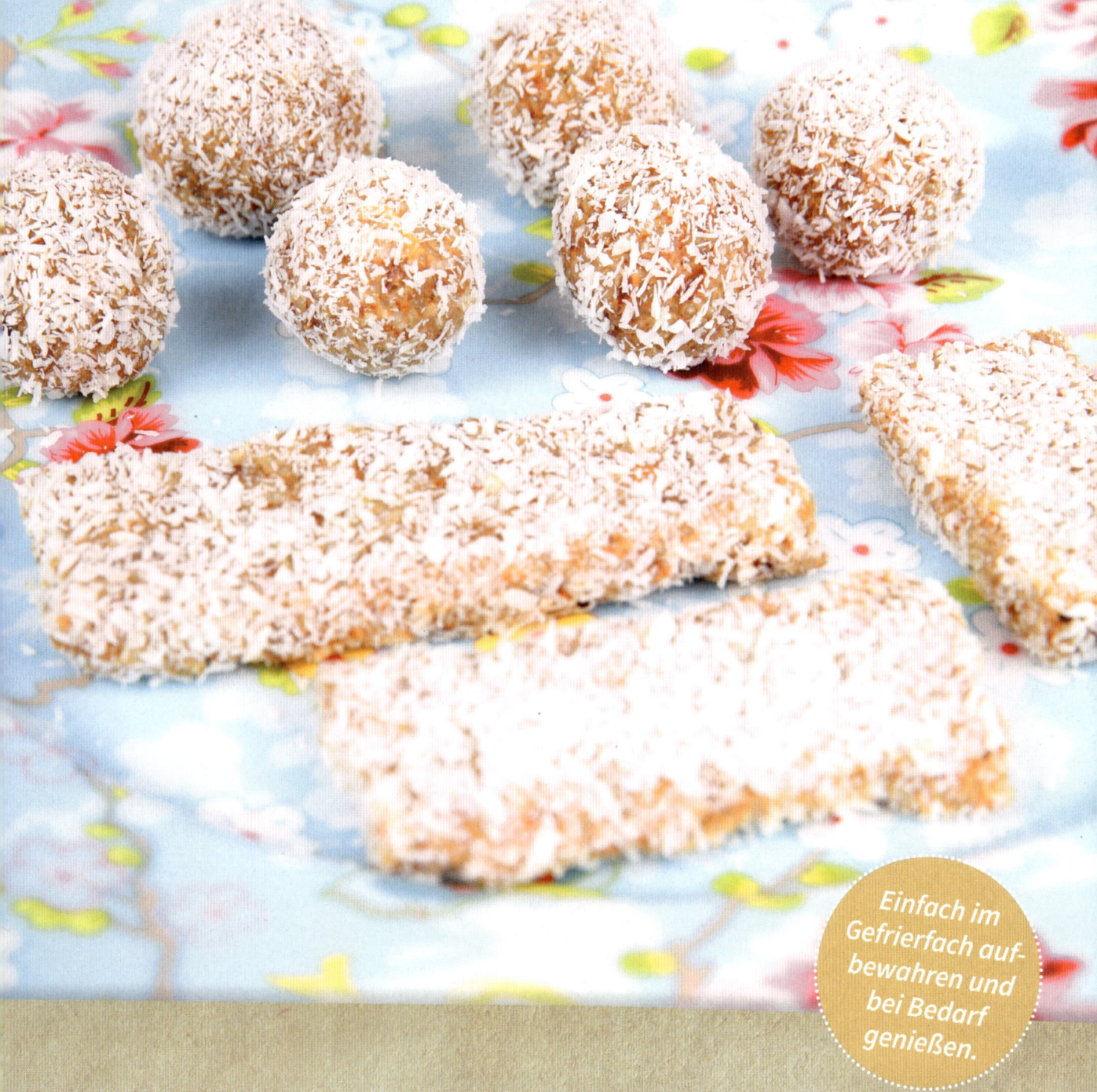

Einfach im Gefrierfach aufbewahren und bei Bedarf genießen.

Der Geschmack tropischer Früchte und die Energie der Kokosnuss machen dieses gesunde Naschwerk zu einem wahren Kraftspender – im Verlauf anstrengender Arbeitstage, beim Sport oder wenn nachmittags merklich die Sehnsucht nach dem Feierabend steigt.

MANGO TARTE TATIN

Zutaten

150g Roggenmehl
  oder Buchweizenmehl
100g kalte Sauerrahmbutter
50 ml Wasser
1 Prise Salz
3 - 4 Mangos

Das Original wird den Schwestern Caroline und Stéphanie Tatin aus dem Dorf Lamotte-Beuvron zuge-schrieben. Der Legende nach hat ein Gast Stéphanie so abgelenkt, dass sie vergaß, den Teig für den Dessert-kuchen aufs Blech zu legen. Als sie den Fehler bemerkte, schmurgelten die Äpfel schon im Ofen. Kurzerhand legte sie den Teig darüber und kam auf die geniale Idee, die fertige Tarte zu stürzen, so dass die Äpfel mit der Karamellschicht zu sehen waren. Die Idee der Demoiselles Tatin vom Beginn des 20. Jahrhunderts ist noch heute ein Rezeptklassiker.

1 Alle Teigzutaten in eine Rührschüssel geben und mit dem Rührgerät gut vermischen. Anschließend nochmal zügig mit den Händen durchkneten. Den Teig in Klarsichtfolie wickeln und 30 Min. im Kühlschrank rasten lassen.

2 Als Teigform eignet sich am besten eine runde Tarteform mit ca. 26 cm Durchmesser, die ausgebuttert wird. *Im Originalrezept wird diese zusätzlich noch mit Zucker ausgestreut, um die Früchte leicht karamellisieren zu lassen. Das tun wir aber nicht, denn es schmeckt auch ohne Zucker.*

3 Mangos mit einem Sparschäler schälen und am Kern entlang in dünne Spalten schneiden. Mangospalten in der Tarteform dachziegelartig auslegen.

4 Teig dünn ausrollen. *Er muss so groß werden, dass er sich im Ganzen über die Form decken lässt.* Den Rand der Form mit etwas Butter bestreichen und den Teig auf die Form legen. Mit der Teigrolle zwei- bis dreimal über den Rand rollen – so wird überschüssige Teig ganz leicht abgetrennt. Voilà! Die Tarte Tatin kommt in den auf 200 Grad vorgeheizten Ofen und ist in etwa 20 Minuten fertig.

5 Eine Tarte Tatin wird aus der Form gestürzt. Dafür ein Küchentuch nass machen und doppelt gefaltet auf die Arbeitsplatte legen. Die heiße Tarte-form kurz darauf abstellen. Dann auf ein Kuchengitter stürzen, unter das man einen Teller platziert hat, um den Fruchtjus aufzufangen.

Auf einem schönen Kuchenteller anrichten und, wenn man es noch saftiger möchte, den Fruchtjus drüber gießen. Eine wunderbar exotisch duftende Tarte, die man am besten mit Freunden genießt!

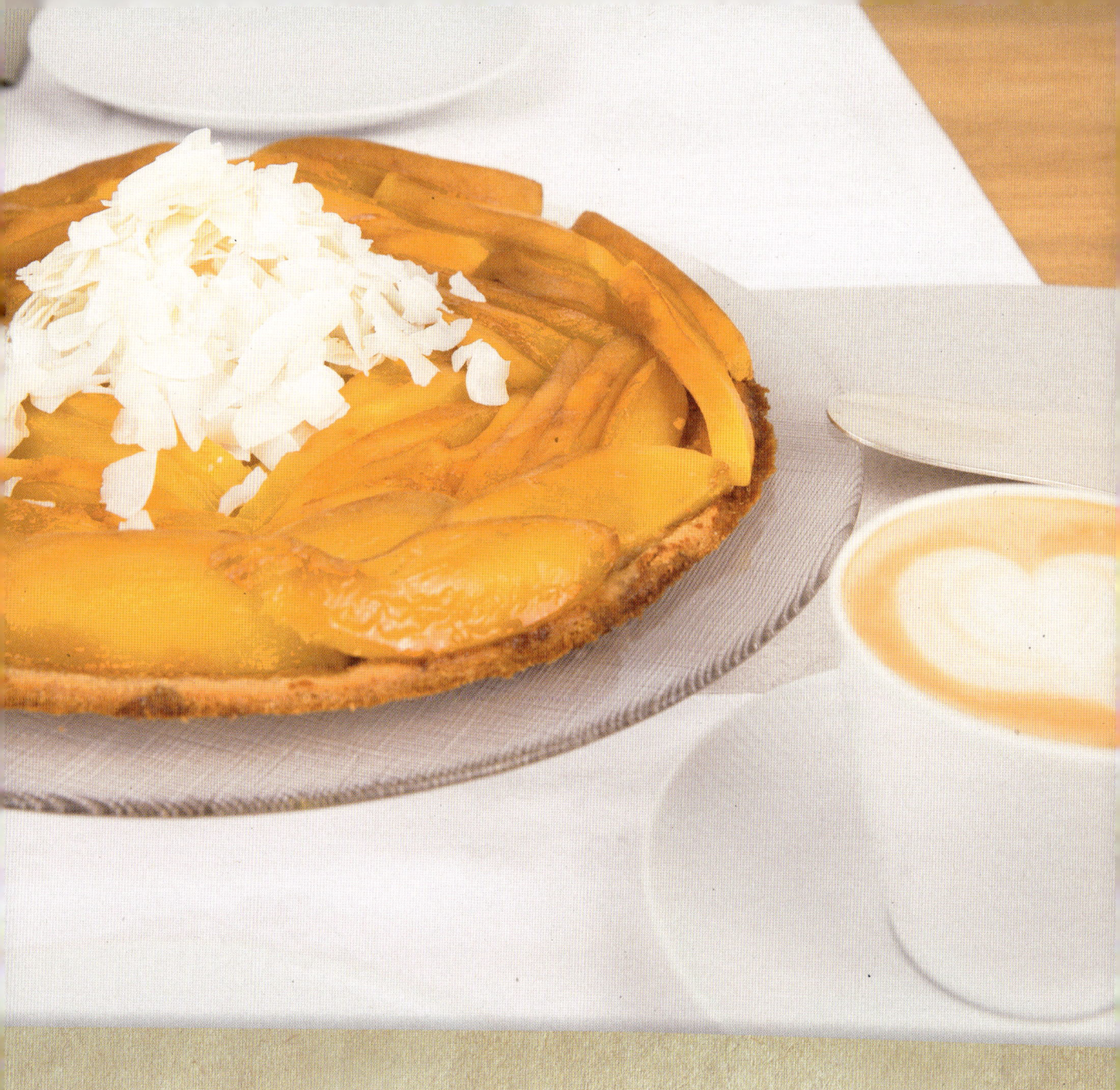

Der französische Klassiker wird mit Äpfeln zubereitet.
Da diese aber oft unverträglich sind, zeigen wir hier eine zwar exotische,
aber sehr verträgliche Variante. Sie eignet sich für eine Vielzahl
von Früchten – je nach Verträglichkeit und Jahreszeit.

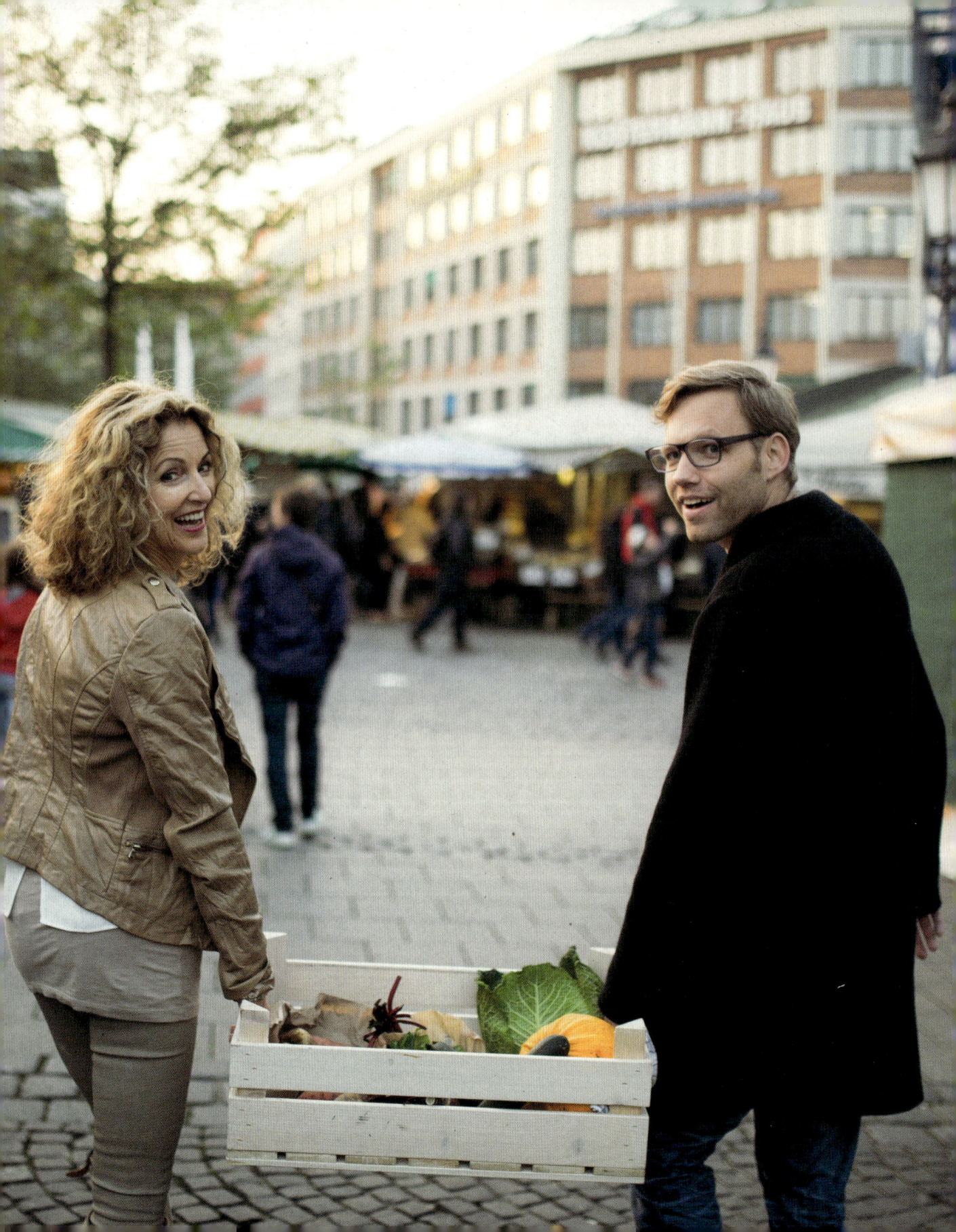

DANKE!

Ein Buch schreibt sich nicht mal eben und schon gar nicht allein. Im Januar 2014 haben wir uns kennengelernt – den Grundstein hierfür hat Constanze Hummelt gelegt, die schon lange bei Ulrike in Behandlung ist und meinte, dass ich, Gunnar, unbedingt mal austesten lassen solle, welche Lebensmittel ich gut und welche ich weniger gut vertragen würde. Wie es weiterging, haben Sie im Vorwort gelesen. Dass aber die Maroni-Krautfleckerl dabei eine nicht ganz unwichtige Rolle gespielt haben, sei an dieser Stelle noch kurz erwähnt. Krautfleckerl sind ein typisches und sehr beliebtes Gericht in Österreich und Ulrike ist Österreicherin. Diesen Klassiker habe ich leicht abgewandelt und sie zum ersten Ideenspinnen dazu eingeladen. Danach war Ulrike klar: „Ja, wir machen das Buch gemeinsam!"

Kein Buch ohne Verlag. Wir haben ein Exposé geschrieben und mit der J. Kamphausen Mediengruppe einen Verlag gefunden, dessen Schwerpunkt zwar nicht im Kochbuchsektor liegt, jedoch offen für unser Thema der Nahrungsmittelunverträglichkeit war, wofür wir sehr dankbar sind!

Mit Lina Loos haben wir eine Fotografin gefunden, die ihren Weihnachtsurlaub dafür geopfert hat, mit uns das Rezept-Shooting zu machen. Lina hatte viel Geduld mit uns, als wir die Teller immer wieder neu angerichtet haben, damit die Genuss-trotz-Verzicht-Köstlichkeiten von ihrer besten Seite fotografiert werden konnten – vielen Dank.

Das Shooting fand nicht in einem professionellen Kochfotostudio statt, sondern in einem Büro. Vielen Dank an die Grafik Agentur Neue Formation, die uns erlaubte, ihr Büro komplett auf den Kopf zu stellen. Eine ganze Woche lang klapperten nicht die Laptop-Tastaturen, sondern die Kochtöpfe.

Vielen Dank der Firma Riess, die uns so tolle Pfannen, Töpfe und Vorratsdosen zur Verfügung gestellt hat. Und der Ölmühle Fandler sind wir immer noch dankbar dafür, dass sie uns großzügig mit deliziös schmeckenden und hochwertigsten Ölsorten versorgt hat, an denen wir uns auch nach dem Shooting noch lange erfreuen konnten.

Tausend Dank an die vielen UnterstützerInnen, die bei der Rezeptfindung mitdiskutiert haben, die beim Shooting mitgeholfen haben, die die Texte gelesen und Rezepte nachgekocht haben, die uns mental unterstützt und gute Energie gesandt haben (Maren, Margarete, Sonja, Herbert, Beatrix, Susanne, Stefan, Christian, Gabriel, Elena, Verena, Martin, Nicola, Katharina).

Und last but not least möchte ich (Ulrike) mich bei der Person bedanken, die mich mit meiner Mentorin, der großartigen Frau Dr. Flade zusammengebracht hat. Jörg, du hast unsere Begegnung initiiert. Du warst überzeugt davon, dass sie und ich ein tolles Team sein würden. Du hattest so recht und dafür werde ich dir immer dankbar sein!

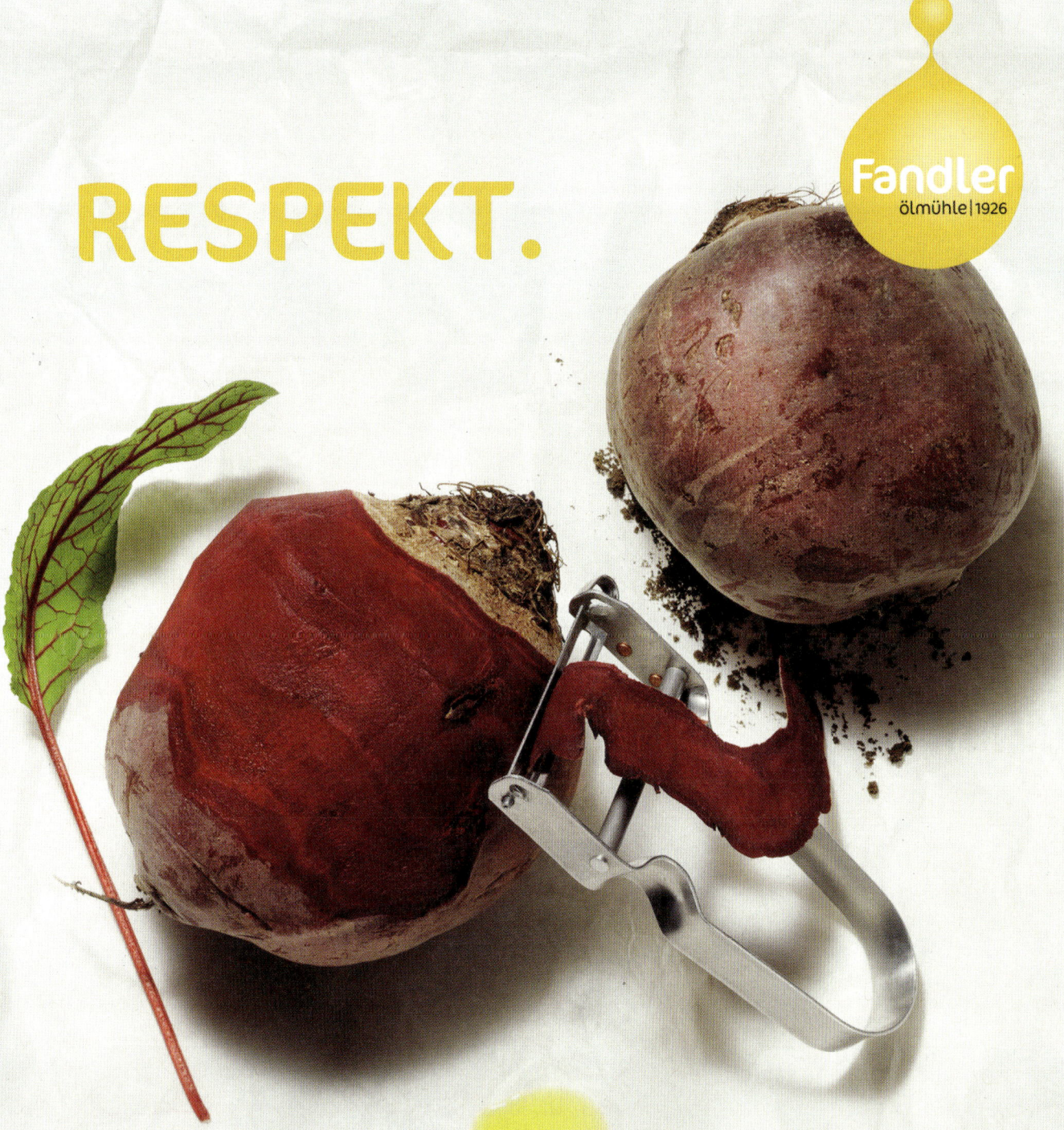

RESPEKT.

*Vor den Produkten, die uns die Natur schenkt und den Traditionen, denen wir uns seit 1926
verpflichtet fühlen. Und natürlich vor den Menschen, die unsere Öle in der Spitzengastronomie mit Talent
& Leidenschaft zu großen Gerichten veredeln.
Sie finden Fandler Öle finden im gut sortierten Fachhandel und auf* www.fandler.at

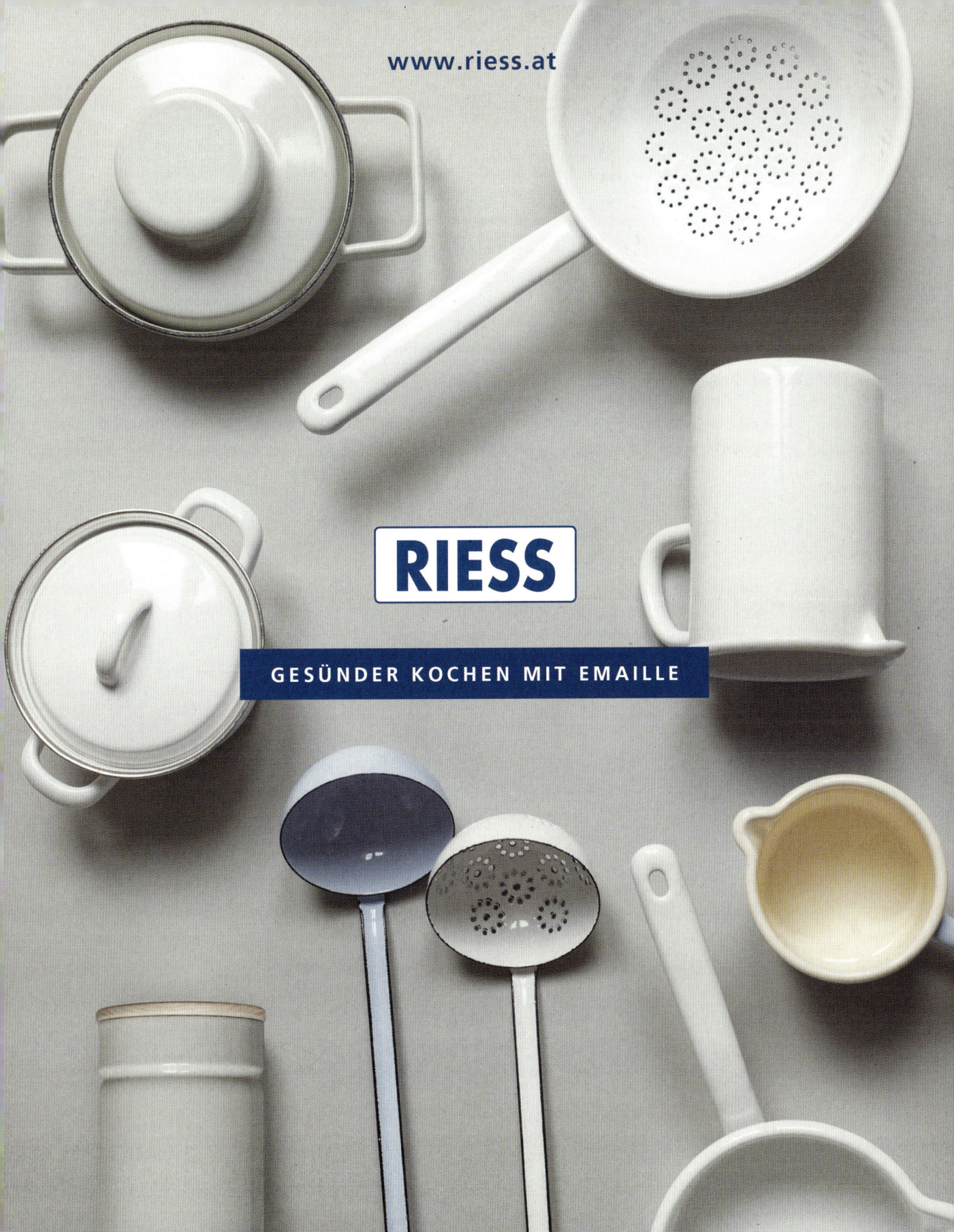

www.riess.at

RIESS

GESÜNDER KOCHEN MIT EMAILLE

Ursprüngliches Brot
backen und genießen

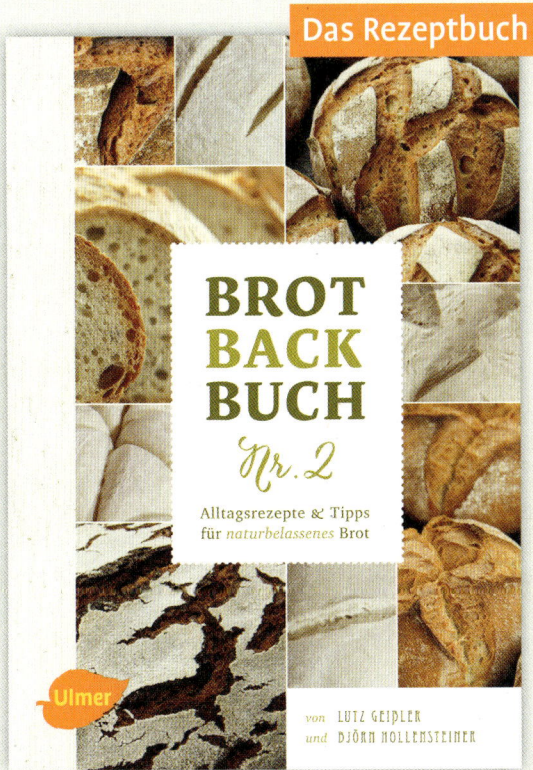

Das Rezeptbuch

- Deutschlands erfolgreichster Brot-Blogger Lutz Geißler verrät die Geheimnisse seiner Brot-backkunst

- Rezepte für unverfälschtes Aroma und hohe Qualität

- Alle Grundlagen zu Brot und Teig

- Von Vollkornbrot bis Feingebäck

Hier ist für jeden etwas dabei: Weizen-, Dinkel- und Roggenbrote und Brötchen mit Hefe oder nur mit Sauerteig, mit praktischer Übernacht-gare oder als No-knead-Brote. Die Grundteige werden durch kleine Änderungen an die gewünschte Teigführung und die eigenen Zeitvor-stellungen angepasst. Der Grundlagenteil zeigt, wie Sie mit wenigen Zutaten und einfachem Zubehör die leckersten Brote backen können. Alltagstaugliche Rezepte in je vier zeitlichen und geschmacklichen Varianten – mit 100 Rezepten und 800 Fotos gelingt Ihr Brot Schritt für Schritt. Backen, wenn's passt: So können Sie beliebige Brotrezepte an Ihr Zeitbudget anpassen.

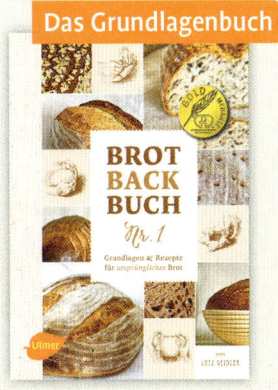

Das Grundlagenbuch

Brotbackbuch Nr. 2. Alltagsrezepte und Tipps für naturbelassenes Brot.
Lutz Geißler, Björn Hollensteiner. 2015. 272 Seiten, 815 Fotos, geb. ISBN 978-3-8001-8374-6.

Brotbackbuch Nr. 1. Grundlagen und Rezepte für ursprüngliches Brot. Lutz Geißler. 2. Auflage 2014. 272 Seiten, 118 Farbfotos, 114 Zeichnungen, unter Mitarbeit von Felix Remmele, geb. ISBN 978-3-8001-8277-0.

Ganz nah dran.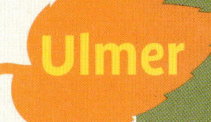